如何提高中医临床疗效

熟读经典勤临床，多拜名师悟性强

名医汇讲——

铿锵中医行

第二辑

赵进喜 贾海忠 张 磊 主编

全国百佳图书出版单位
中国中医药出版社
·北京·

图书在版编目（CIP）数据

铿锵中医行. 第二辑 / 赵进喜, 贾海忠, 张磊主编. -- 北京：中国中医药出版社, 2025.6
（名家汇讲）
ISBN 978-7-5132-6613-0

Ⅰ.①铿… Ⅱ.①赵… ②贾… ③张… Ⅲ.①中医学–临床医学–研究 Ⅳ.①R24

中国版本图书馆 CIP 数据核字（2020）第 267028 号

中国中医药出版社出版

北京经济技术开发区科创十三街 31 号院二区 8 号楼
邮政编码　100176
传真　010-64405721
河北省武强县画业有限责任公司印刷
各地新华书店经销

开本 880×1230　1/32　印张 10.5　字数 264 千字
2025 年 6 月第 1 版　2025 年 6 月第 1 次印刷
书号　ISBN 978 – 7 – 5132 – 6613 – 0

定价　89.00 元
网址　www.cptcm.com

服 务 热 线　010-64405510
购 书 热 线　010-89535836
维 权 打 假　010-64405753

微信服务号　zgzyycbs
微商城网址　https://kdt.im/LIdUGr
官 方 微 博　http://e.weibo.com/cptcm
天猫旗舰店网址　https://zgzyycbs.tmall.com

《名医汇讲——铿锵中医行》（第二辑）

编委会

主　编　　赵进喜　贾海忠

副主编　　刘　宁　肖永华　朱　立　孙慧怡　张　磊

编　委　　（以姓氏笔画为序）

王　昀　王若溪　王诗尧　王茗敏　王逗逗

申子龙　朱　立　刘　宁　刘轶凡　刘鑫源

关秋红　许继宗　孙瑞茜　孙慧怡　肖　遥

肖永华　吴　双　吴文静　汪伯川　张　华

张耀夫　岳　虹　庞　博　赵翘楚　姜　苗

宫　晴　贺忠宁　贾　冕　袁慧婵　唐　莹

倪博然　黄　锦　黄为钧　黄晓强　傅　强

储真真

王 序

　　清末民初，西学东渐，古老的中医学开始面临巨大挑战。前辈中医学人，勇敢面对挑战，或崇尚国故，或强调中西汇通，通过创办医院、学校，著书立说，经多方面努力，保证了中医学虽历经磨难，但能够以疗伤治病的共识疗效得以薪火相传。新中国成立之初，改造中医的错误路线、民族虚无主义，受到批判。毛主席制定中医政策提出中医是伟大的宝库，而后中医学受到重视。本世纪中医立法颁布，"中西医并重"方针逐渐深入人心，中医学界备受鼓舞。但应该指出的是，真正要落实"中西医并重"国策，大力发展中医药事业，仍然有很多工作要做。中医学如何适应时代的要求服务健康中国？如何发挥中医学特色优势以提高临床疗效？如何突出中医学原创思维以促进学术进步？如何通过中医院校教育与师承教育结合促进优秀临床人才培养？如何处理好传承经典与融汇新知的关系以使"中西医并重"方针落到实处？如此种种，都是我辈中医学人必须认真考虑的问题。

　　中医理论研究是中医药事业发展的根本。传承经典，突出中医学原创象思维，是促进中医学理论创新发展的重要举措。中医学界必须充分认识自己学科的优势，吸纳古今中外先进文明与技术，以充实中医学科理论，并基于此，在现代临床实践中，不断提高中医药防治多种现代难治病的疗效。"十年树木，百年树人。"中医学的未来，人才培养是关键。而要培养中医优秀临床人才，"读经典，做临床，参名师"，无疑是中医成才的必由途径。而多学科交叉，"医药圆融"，不仅有利于中医学术进步，也是时代对中医人才培养的实际要求。事实上，中医学起源于史前期中原黄河流域文化。而文化即寓科技文明的内涵。中医学的形成与不断发展，不仅曾受到同时代儒释道多方面思想的影响，实际上也吸纳了当时最先进的科学技术成果。所以，我们在强调突出中医学特色优势服务临床的同时，重视中医学文化建设与科学研究，促进多学科交叉人才培养，对中医学学术进步、中医药事业振兴都具有十分重要的意义。

令人欣喜的是，新一代中医学人开始自觉担当起传承创新中医学术、服务现代临床与中医人才培养的重任，并主动通过多种方式开展学术交流，经验分享，集思广益，服务临床。我的学生，北京中医药大学东直门医院赵进喜教授等主持的"铿锵中医行"学术沙龙，以提高中医临床疗效、促进中医人才培养为宗旨，强调理论与实践结合、经典与临床融通、中西医融通、人文学科与医学融通、医药融通、线上与线下结合，每月一期，每期确定一个主题，组织京津冀以至国内外相关领域专家，展开深入讨论，百家争鸣，《环球中医药杂志》特设专栏，在中医学术界产生了很大影响。春秋十度，集腋成裘，逐渐成为北京中医药大学临床教学的重要品牌。《环球中医药》杂志"铿锵中医行"专栏，曾荣获国家卫生健康委员会（以下简称"卫健委"）优秀宣传栏目奖，中国中医药出版社出版的《名医汇讲——铿锵中医行》（第一辑），更被"医师报"评为2018年度医界好书第五名。而今围绕着"铿锵中医行"学术沙龙，赵进喜教授等又带领团队整理出《名医汇讲——

铿锵中医行》（第一辑）文稿，涉及中医经典传承、理论创新、临床实践、人才培养，方方面面，其中不乏真知灼见，可为中医学人"读经典，做临床，参名师"提供重要借鉴，相信读者展卷之余一定会受到启发，而从中获益。仁德和合，无朴纯素，创造性继承，创新性发展。值得期许！谨致数语，是为序。

中央文史研究馆馆员　中国工程院院士

甲辰九月　时年八十六岁　王永炎

徐　序

我们所处的时代是中医药事业发展的好时代、新时代，也是机遇与挑战并存的时代。面对中医药事业发展中前所未有的机遇，以及来自国内外的各种挑战，我们应该如何积极应对？如何更好地传承中医学经典，创新中医学术？如何进一步提高临床疗效，培养高水平中医药人才？如何深入探索中医学乃至生命科学的奥秘，让古老的中医学能更好地为全中国及全世界人民服务，让古老的中医学能在科技昌明的今天为人类文明贡献更多中华智慧？这是我们每一位中医人都应该思考的。

北京中医药大学倡导"人心向学、传承创新"的办学理念，实际上就是要求全校教职员工人人关心、爱护学生，师生们人人心系学术，教师言传身教，学生孜孜以求，人人都关注中医药学术的传承与创新。因为只有这样，我们的中医药事业才能后继有人，我们的中医药学科才能不断壮大，我们的中医药学术才能不断进步，我们北中医才能真正担当起中医药事业发展领头羊的责任，为中医学传承与创新发展，为中医药走向世界，做出我们无愧于时代的应有的贡献。

"勤求博采，厚德济生"是我们北京中医药大学的校训。秉承的是医圣张仲景"勤求古训，博采众方"的思想，融合了中华民族"厚德载物"的"仁爱"精神。从20世纪五六十年代的"五老上书"，到现在的国医大师群体，北中医形成了丰厚的学术积淀。我们一贯重视传承经典学术，在全国中医药院校中率先开展经典考级；我们也非常重视现代科学技术的学习，在全国中医药院校中首创中医生命科学学院。目的就在于希望在年轻中医学子的心中，种下中医的良好种子，为培养学生的中医原创思维奠定基础；目的就在于借助高科技阐释中医学科学内涵，揭示中医学生命科学的本质，促进中医药学术创新与理论发展。为了更好地服务社会，我们在山东枣庄、广东深圳、福建厦门、陕西铜川等地建立了多家附属医院，不仅为我们临床教学创造了更好的条件，也为全国各地患者送去了优质的中医药服务。为了更好地推动中医药国际传播，我们在德国的魁斯汀小镇、美国华盛顿附近的马里兰洛克威尔、澳大利亚的悉尼、俄罗斯的圣彼得堡等多地建立了集临床、教学、科研与文化传播于一体的海外中医中心，在为各国民众提供中医药服务的同时，也为中医药走向世界起到了示范引领的作用。

"铁肩担道义，妙手著文章。"北中医自1956年建校至今，与新中国高等中医药教育一路同行，培养了一大批优秀的中医药行业领军人才和中医药实践优秀人才。我们北中医东直门医院，即第一临床医学院，中医内科学是教育部重点学科，中医内科学教研室是国家级教学团队，中医内科学课程为国家级精品课程和教育部首批国家级本科生"金课"课程。从创校到今天，北中医的中医内科学一直是大师云集和名医辈出的学术园地，如秦伯未教授、胡希恕教授、董建华院士、印会河教授、焦树德教授、王永炎院士、吕仁和教授、田德禄教授等，更是全国中医内科学的学术高地。

现任第一临床医学院中医内科学教研室主任、首都名中医、北京市高校教学名师赵进喜教授与我校临床特聘专家贾海忠教授，长期扎根临床一线，重视经典传承，热心中医人才培养，积极探索中医第二课堂等临床教学实践活动，自筹经费创办纯公益的"铿锵中医行"学术沙龙，并在《环球中医药》开辟专栏，紧紧围绕如何提高中医临床疗效这个主题，每一期针对一个中医药临床科研与人才培养的热点问题，组织业内学有所长的专家，进行热烈讨论，极大地开拓了我校本科生、研究生和进修生的视野，创造了一个与课堂教学互为补充的独特的人才培养范式，在学术界产生了良好影响。《环球中医药》"铿锵中医行"专栏荣获国家卫生健康委优秀宣传栏目奖，中国中医药出版社出版的《名医汇讲——铿锵中医行》（第一辑）荣获2018年度医界好书第五名，《健康报》《中国中医药报》《医师报》等权威媒体都曾给予报道。

春秋五度，风雨无阻，分享经验，交流学术，既有不同学术观点的争鸣，更有中西理论的碰撞，充分展现了北京中医药大学"从容自信的办学定力，宁静致远的育人态度，海纳百川的包容胸怀，独立涛头的举旗意识"。有感其诚，略陈其事，爰为之序。期望中医后学者能够不忘初心、努力学习，为中医药事业复兴作出无愧于这个时代的贡献！

教育部中西医结合教育指导委员会主委

北京中医药大学原校长　　徐安龙

2022年7月7日

前　言

　　中医生生不息几千年，在科学昌明的今天仍能傲立医林，继续发扬光大，日益受到全世界人民的瞩目和喜爱，最关键的原因还是疗效确切。如何提高中医临床疗效？优秀中医临床人才的培养是基础。中医如何成才？熟读经典勤临床，多拜名师悟性强，可以说是中医成才的必由之路。但具体如何读经典？如何做临床？如何拜名师？如何提高悟性？如何适应现代社会发展与疾病谱改变，更好地服务现代临床？许多问题在中医界实际还是存在很多争论的。

　　面对社会经济发展与疾病谱的改变，几千年前的中医经典理法对临床是否还有实际指导价值？中医重视辨证论治，如何解决所谓临床"无症可辨"的尴尬？如何认识中药药性理论？如何传承中医治则治法理论？如何理解中西医临床思维的区别与融合？如何理解西药对中医证候的影响？如何合理利用中药丸、散、膏、丹不同剂型？如何应用中药注射剂？如何认识中医流派与各家学说？如何向李东垣、王清任、张锡纯等中医名家学习以提高临床疗效？所有这些问题，都直接影响着我们对中医临床医学体系的理解与优秀中医临床人才的成长，非常值得深入思考。

　　北京中医药大学东直门医院中医内科是教育部重点学科，中医内科学是国家级精品课程，中医内科教研室是国家级及北京市级教学团队，先后有秦伯未、董建华、胡希恕、宋孝志、廖家祯、印会河、焦树德、王永炎、吕仁和、田德禄等名师云集，具有深厚的学术积淀。秦伯未重视《黄帝内经》，倡导脏腑气血辨证；董建华融合伤寒与温病之学，倡导脾胃病"通降论"；胡希恕擅用经方，重视辨方证；宋孝志学遵汉唐，擅长治疗杂病；廖家祯治疗心脏病倡导益气活血；印会河提倡中西医结合，主张抓主症选方；焦树德强调合理选方用药，提出尪痹温肾通督治法；王永炎提出"毒损脑络"学说，倡导中风病化痰通腑思路；吕仁和治疗糖尿病与肾病主张分期辨证，提出糖尿病肾病"微型癥瘕"论与散结消聚治法；田德禄治疗脾胃病重视脏腑辨证与气机升降，各具特色，丰富多彩。作为唯一进入"211工程"建设的高等中医药院校附属医院，最早的博士、硕士学科点与博士后流动站，多年来坚持实践中医高等教育与师承相结合的教育理念，在中医临床人才培养方面积累了丰富经验。针对如何提高中医临床疗效这个中心议题，组织长期在临床一线工作的学有所长的专家，对中医药临床与临床人才培养的经验进行充分讨论，系统总结，以集思广益，取得共识，具有十分重要的意义。

基于此，经贾海忠教授提议，北京中医药大学东直门医院内科教研室积极组织专家，筹办"铿锵中医行"专家论坛，并在《环球中医药》杂志主编张伯礼院士、社长李宏亮先生、编辑部张磊主任支持之下，在该刊开设专栏，以充分展示京畿中医名家风采。栏目受到医界前辈与专家的高度评价，并荣获国家卫生健康委优秀宣传栏目奖。春秋九度，成果斐然。周平安、刘景源、姜良铎、赵志付、毛嘉陵、陈明、王暴魁、肖相如、樊永平、黄金昶、冯学功、李海松、杨桢、马淑然、肖延龄、王玉光、田元祥、王世东、张洪钧、刘宝利、姜苗、牟新、李友山、刘宁、庞博、孙晓光等，先后应邀参加讨论，无私分享临床经验，并提出了许多先进理念，足可启发中医临床思维，并对中医优秀临床人才培养具有重要的借鉴意义。

幸蒙中国中医药出版社领导支持，王利广编辑督促，《名医汇讲——铿锵中医行》（第一辑）顺利出版，受到读者高度评价，2018年荣获医界好书第五名。而今，经诸位硕士、博士研究生共同努力，《名医汇讲——铿锵中医行》（第二辑）也将结集出版，其中更有周平安先生毕生经验总结，相信一定会对中医学术传承与临床疗效提高起到重要指导作用。

在此，谨向把生命献给中医药事业的周平安先生以及所有对本书出版付出过心血的朋友，包括热情为本书作序的恩师王永炎院士与徐安龙校长，还有参加书籍编纂的诸位年轻研究生同学，一并致以衷心的感谢！

赵进喜

2022年4月17日　于北京尊仁居

《铿锵中医行》论坛专家简介

　　赵进喜：医学博士，主任医师，教授，博士生导师，博士后合作导师。国医大师吕仁和教授学术继承人。北京中医药大学东直门医院中医内科教研室主任。首届全国优秀中医临床人才。师从王永炎院士、吕仁和教授和黄文政教授等。国家中医药管理局内分泌高水平重点学科带头人与优势重点专科学术带头人，国家第七批与北京市第六批名老中医药专家学术传承指导老师，首都名中医，北京市高等学校教学名师。世界中医药学会联合会糖尿病专业委员会会长。

　　贾海忠：主任医师，教授，硕士生导师，全国第二批优秀中医临床人才，全国第三批名老中医史载祥教授学术继承人。北京慈方医院管理公司董事长。曾任职中日友好医院心血管中心，荣获北京市"群众最喜爱的中医"称号。

　　李海松：医学博士，主任医师，教授，博士生导师，博士后合作导师，国家中医药管理局重点学科中医男科学学科带头人。中华中医药学会男科分会主任委员。北京中医药大学东直门医院男科研究所所长。

　　刘宝利：医学博士，博士后，主任医师，教授，博士生导师。首都医科大学附属北京中医医院常务副院长。首都中青年名中医，第五批全国中医临床优秀人才。"十四五"科技部重点研发计划项目负责人。

赵虎康：医学硕士，北京中医药大学东直门医院肾病中心主治医师，主要从事血液净化、肾病的中西医结合治疗临床与科研工作。

朱立：医学博士，主任医师。北京中医药大学东直门医院中医内科教研室教授。先后师从河北名医赵玉庸、北京中医药大学王新月教授、国医大师王庆国教授等。

肖永华：医学博士，主任医师，博士生导师，北京中医药大学东直门医院中医内科教研室教授，国医大师吕仁和教授学术继承人。

周平安：北京中医药大学首届师承博士后合作导师，主任医师，著名呼吸病、热病、疑难病专家，第四批全国名老中医药专家学术经验继承工作指导老师，北京市中医管理局薪火传承名医工作站名医，中央保健局专家，享受国务院政府特殊津贴专家。

张立山：医学博士，主任医师，教授，博士生导师。北京中医药大学东直门医院大内科副主任，呼吸病中心副主任。首都中青年名中医，第六批北京市级中医药专家学术经验继承工作指导老师。世界中医药联合会呼吸病专业委员会常务理事，中国民族医药学会呼吸病专业委员会常务理事，北京中医药学会仲景学说专业委员会主任委员，中国中医药信息研究会经方分会副会长，中华中医药学会肺系病分会常委。

马淑然：医学博士，教授，博士研究生导师。北京中医药大学中医基础系副主任。国家中医药管理局中医基础理论重点学科"五脏应时"研究方向学术带头人，国家第三批名老中医刘燕池教授学术继承人。世界中医药学会联合会浮针专业委员会副会长，中国中医药研究促进会仲景医学分会副会长，世界中医药联合会美容专业委员会理事。中华中医药学会中医基础理论专业委员会副会长，北京市中医药协会特色疗法专业委员会主任委员，世界中医药联合会教育教学指导委员会理事。

刘宁：医学博士，主任医师。北京中医药大学东直门医院针灸二区主任，刘景源工作室疑难病诊疗中心主任。通州区政协常委，北京市政协委员。第五批国家级名老中医刘景源教授学术传承人，刘景源名医工作室负责人。世界中医药学会联合会温病专业委员会副会长，中国中医药信息学会中医药人才信息分会副会长，中国中医药信息学会温病分会副秘书长，第五批全国中医临床优秀人才。

许继宗：医学硕士，主任医师。曾任职中国人民解放军306医院中医科。主要从事道医与《黄帝内经》五音疗法复原工作，创立患者—平人—真人的阶梯式生命提升疗法。

王暴魁：北京中医药大学东方医院肾内科主任医师、教授，博士生导师。第二批全国优秀中医临床人才。中华中医药学会理事、中华中医药学会肾病委员会常委、北京市中医药学会肾病委员会主任委员、北京市中西医结合学会肾病常委。曾任北京中医药大学东方医院肾病科主任，国家中医药管理局肾病重点专科负责人。师从国医大师张琪、李辅仁教授等。

王亚红：医学博士，博士生导师，北京中医药大学东直门医院心内科主任医师，教授。国家第四批名老中医郭维琴教授学术继承人，北京中医药大学东直门医院心血管病研究所名家学术研究室主任，国家中医药管理局"郭维琴名医传承工作站"负责人,北京中医药薪火传承"3+3"工程郭维琴名医传承工作站负责人。

关秋红:医学博士,北京中医药大学东直门医院呼吸科主任医师,北京中医药大学首届师承博士后。国家中医药管理局重点学科中医肺病科业务骨干,师从武维屏、田秀英教授等。

刘晓峰:北京中医药大学中医学院中医信息学研究中心主任、副研究员,主要研究中医智能模型设计、中医药数据平台设计、数据处理与分析,参与国家自然科学基金项目研究工作等。

王玉光:医学博士,主任医师,教授,博士生导师。首都医科大学附属北京中医医院呼吸科主任。首都医科大学附属北京中医医院首席专家,先后从师于李恩复、周平安、李发枝、李士懋教授等。第六批北京市中医药专家学术经验传承指导老师,北京市优秀名中医。兼任科技部"十三五"传染病重大专项中医专家组副组长,国家卫健委新冠应急专家组成员,中华中医药学会感染分会副主委,北京中西医结合学会呼吸内科分会主委,北京中西医结合学会罕见病分会副主委,北京预防医学会感染分会副主委,中华中医药学会肺系病分会常务委员。

于智敏:医学博士,中国中医科学院中医基础理论研究所病因病机研究室研究员,博士生导师,王永炎院士学术思想传承博士后。中国保健协会专家委员会委员,中国抗衰老促进会专家委员会委员,第三届中医药学名词审定委员会委员。

姜苗:中西医结合临床博士,北京中医药大学首届师承博士后。北京中医药大学东直门医院血液肿瘤科主任医师,博士生导师,博士后合作导师先后师从陈信义教授,周平安教授。北京中医药大学生命科学学院学术委员会、学位委员会委员。

田元祥：教授，主任医师，医学博士，硕士生导师。中国中医科学院中医临床基础医学研究所生命全周期健康研究中心主任。中国医疗保健国际交流促进会中医药临床研究分会主任委员，中华中医药学会中医诊断学分会副主任委员，国家卫健委脑卒中专家委员会血管性认知障碍专业委员会常务委员。全国第三批名老中医药专家优秀学术经验继承人，全国首届百名中医药科普专家。中央和国家机关、中央企业第七批援疆干部人才。

张苍：医学博士，主任医师，硕士生导师，首都医科大学附属北京中医医院皮肤科副主任，燕京赵氏皮科流派第三代传人。第四批全国优秀中医临床人才，北京市中青年名中医。中华中医药学会皮科分会副主任委员。

庞博：医学博士，博士后，主任医师，特聘研究员，博士研究生导师，博士后合作导师。中国中医科学院西苑医院副院长。九三学社广安门医院支社支委。曾任中国中医科学院广安门医院院长特聘助理、医古文教研室主任、中医药肿瘤科学数据系统多学科交叉创新团队负责人，为中国中医科学院研究生院临床思维课程负责人，全国中医临床优秀人才，全国中医药创新骨干人才，全国老中医药专家学术经验继承工作继承人，国家中医药传承创新团队骨干成员，中华中医药学会中青年创新人才奖获得者。先后师从祝肇刚、王晓莲、赵进喜、吕仁和、朴炳奎、花宝金、贺思圣、冯建春等，私淑冉雪峰先生，为施今墨学派第四代传人。

章红英：原首都医科大学中医药学院中医基础学系主任，

教授，博士生导师。中医医史文献学科带头人。北京市中医药管理局首届"125工程"临床专家人才。博鳌一龄生命养护中心内八科二线医生。

黄金昶：医学博士，主任医师，教授，博士生导师，博士后合作导师。北京中医药大学第三附属医院针灸微创肿瘤科主任。师从国医大师李士懋、国医名师聂惠民与张代钊教授等。兼任北京中医药大学学术委员会委员、针灸肿瘤研究所所长、首都中青年名中医、首都中医榜样人物、中华中医药学会肿瘤创新共同体主席、世界中医药联合会肿瘤外治专业委员会副会长、经皮给药专业委员会副会长等。

李军祥：北京中医药大学消化病研究院院长，国家消化病临床重点专科和国家中医药管理局中西医结合（消化病学）学术带头人。医学博士，主任医师，教授，博士生导师。首届岐黄学者，第七批全国老中医药专家学术经验继承工作指导老师，首都名中医，中国中西医结合学会消化专业委员会主任委员。

林芳冰：医学博士，北京中医药大学东直门医院消化内科副主任医师，北京市双百工程继承人，师从杜怀棠教授等。

梁腾霄：医学博士，主任医师，博士生导师，北京中医药大学东直门医院发热门诊主任。师从著名中医内科专家姜良铎教授。北京市第四批名老中医经验继承工作继承人，北京市先进工作者，第五批全国中医临床优才。现任世界中医药学会联合会急症专业委员会第一届理事会常务理事兼副秘书长、中华中医药学会感染分会常委、北京中医药学会青年工作委员会秘书长、北京中医药学会急诊专业委员会委员、世界中联温病专业委员会理事会常务理事。

黄茂：北京中医药大学东直门医院呼吸科副主任医师，北京中医药学会仲景学说专业委员会常务委员兼副秘书长，中华中医药学会感染病分会青年委员，中国中药协会呼吸病药物研究专业委员会青年委员，北京中医药学会肺系病专业委员会青年委员，亚洲冷冻学会青年委员。

李友山：医学博士，主任医师，博士生导师，北京中医药大学东直门医院周围血管科主任。长期从事周围血管疾病临床与科研工作。曾获中国中西医结合学会科学技术一等奖。

张洪钧：中西医结合博士，副主任医师，北京中医药大学东直门医院体质医学门诊创建者，清华大学博士后。

张昱：医学博士，博士后，主任医师，教授，博士生导师，科室副主任。长期致力于中医药治疗慢性肾脏病的临床和作用机制研究。兼任中国中医药信息学会肾病分会会长、中华中医药学会肾病分会常委等职。

赵志付：医学博士，主任医师，教授，博士生导师，中国中医科学院广安门医院心身医学科首任主任。亚洲心身医学会副会长，中华中医药学会心身医学分会首任主委、世界中联心身医学专委会首任会长，第24届世界心身医学大会主席。率先在国内成立中医心身医学科，创新性提出中医刚柔辨证理论。

孙晓光：医学博士，硕士生导师。北京中医药大学中医各家学说教研室教授。赵绍琴名家研究室成员，彭建中名医工作室负责人。

孙晓峰：医学博士，中国中医科学院中医药信息研究所中医养生保健技术研究室负责人，助理研究员，中国武术六段，传统八卦掌第五代传人，赵氏擒拿第二代传人。

李忠：医学博士，教授，博士生导师，北京中医药大学东直门医院血液肿瘤科主任医师。世界中医药学会联合会肿瘤外治法专业委员会会长，北京整合医学学会中医肿瘤分会主任委员。

任传云：医学博士，副教授，北京中医药大学东直门医院呼吸科主任医师。全国名老中医传承学术继承人，师从首都国医名师武维屏教授。

申子龙：医学博士，首都医科大学附属北京中医医院肾病科副主任医师。北京中医药新时代"125工程"托举人才，第六批北京市级中医药专家学术经验继承人。先后师从王世东教授、赵进喜教授、杨国旺教授等，曾长期侍诊国医大师吕仁和教授、全国名中医张炳厚教授。

目 录

十三、抓病机，识体质，应对无症可辨，察舌脉，重微观，丰富中医诊法

引言：目前临床上不少疾病主要根据理化检查明确诊断，未必存在典型的症状与体征。这种情况常被称为"无症可辨"。针对这种情况，中医应该如何辨证治疗？临床上真的存在"无症可辨"吗？"铿锵中医行"第十三期特别邀请临床有得的著名中医专家与中青年医师，针对"无症可辨"及其处理思路、应对措施，展开了热烈讨论，具体内容如下。

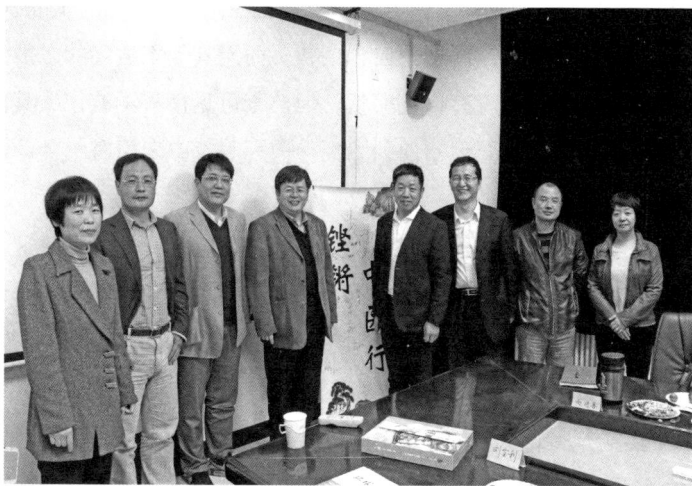

本期部分嘉宾（左起）：关秋红　张磊　刘宝利　贾海忠　王暴魁　赵进喜　赵虎康　肖永华

赵进喜： 今天我们重点讨论临床上常见的所谓"无症可辨"的情况。当今社会的疾病谱在变化，很多疾病的发病率和以前不同。以前临床上以感染性疾病、传染病居多，现在以慢性病、非传染性疾病居多。而且这些病往往不像以前常常见到典型症状，比如说糖尿病典型的"三多一少"的症状并不多见，高血压病没有头痛、眩晕，肾炎患者没有水肿，这样的情况也很多。临床各科都存在"无症可辨"的情况。那我们该如何认识"无症可辨"？是不是真就没有症可辨呢？我们需要用什么方法来解决"无症可辨"的问题？今天来了很多临床上非常有经验的专家教授，大家集思广益，畅所欲言，都来谈谈自己的经验和想法。首先有请李海松教授分享他的经验。

李海松： 今天的主题是讨论"无症可辨"的问题，这种情况在临床各科都能遇到。我们男科也很多，甚至有一半左右的患者是没有症状的。比如"阳痿"，书上都把"阳痿"作为一个症状，但患者可仅有勃起障碍这一自觉症状，而无其他不适症状。很多前列腺炎的患者也没有自觉症状，但检查可见精液不液化或其他问题，这时我们也要诊断前列腺炎。前列腺炎中专门有一种，就叫无症状型前列腺炎。

所以在临床各科，没有症状的疾病是广泛存在的。那么这就出现了一个问题，中医讲辨证论治，没有症状的时候怎么辨证呢？我认为辨证论治实际上主要是一个宏观的辨证，通过症状、舌象、脉象来确定是什么证候，进而在辨证的基础上进行论治。所以证要辨，治要论，这是中医的特色。

随着时代变化，疾病谱发生改变，临床如何认识这些"没有症状"的疾病呢？首先，没有出现症状可能有几种情况：第一，患者的体质较为特异，对不适症状不敏感，比如有无痛性的前列腺炎、无痛性心肌梗死等。第二，病情还没有发展到有症状的程度。第三，病情发展到了一定程度，但患者因为其他的原因忽视了这些症状，这就需要医生仔细询问。我们宏观辨证，既要了解有症状的，同时对"无症可辨"的情况也要仔细检查，很多情况下还是可以查到蛛丝马迹的。

我们把有症状的辨证叫作"宏观辨证"。"微观辨证"是指在患者无任何症状时，通过实验室检查、影像学检查的结果来确定患者的异常情况，并将辅助检查的异常情况与中医治疗反应相联系，进而确定这些检查异常所对应的中医病证和证候类型。"微观辨证"是通过长期摸索实践出来的，可用来探索中医证候与治疗反应之间的关系。

当临床中出现"无症可辨"时，还可通过辨别患者的体质特点来协助辨证。根据患者的体质，针对性地询问病情、病史，从而得到一些患者自己没有重视，但对辨证有意义的症状。若患者确定完全没有症状，也可根据疾病的病机特点，推断患者体质的虚实，从而进一步指导辨证论治。

以男性不育为例。男性不育多发于30岁左右的青年男性，其中50%以上无症状，仅仅通过检查明确诊断。临床观察与研究发现，男性不育以肾虚为核心，其中以肾阴虚和肾精亏虚为主，肾阳虚者较少。肾虚的基础上又多见湿热、血瘀两种病理因素。掌握男性不育这种证候特点与演变规律，即使没有典型症状，也可以通过"病"来进行辨证，明确治疗方向。有些患者自述无明显症状，但检查时可发现一些异常改变。比如有的患者可能没有精子，或是先天输精管异常，甚至输精管缺如。所以检查患者精液是首要工作，精液的异常改变也是临床辨证的一个重要依据。基于此，"辨精论治"也可作为微观辨证的内容之一。

辨病、辨证、辨体、辨精、辨微观、辨无症，可合称为"六辨"，其中微观辨证可以对患者的疾病有更为深入的了解，作为辨证依据，可使辨证更为准确，进而确定更为恰当的诊疗方案。如治疗男性不育时，除了"辨精论治"外，还可将性激素检查、阴囊 B 超、睾丸情况等作为辨证依据，在"无症可辨"时，临床常可以通过微观辨证来论治。

另外，我们还可以通过了解人体的生理病理，结合疾病辨证论治的规律，确定宏观上的治疗原则，从而提高临床疗效。比如男性不育的基本病机是阴阳失调，这是宏观的。因为精子对温度十分敏感，所以补阳不能过温，以防精液不液化；清热不能太凉，以防出现精子数量、质量、存活率的降低。据此，临床治疗男性不育的原则是微调阴阳，以补肾为核心，兼以活血清热，从湿热和血瘀论治，并随证加减。具体的治疗方法有八个字，叫作"左右中和，六五四二"。"左右中和"是张景岳的左归丸、右归丸和岳甫嘉《妙一斋医学正印编》的中和种子丸；"六五四二"是六味地黄丸、五子衍宗丸、四物汤、二至丸。针对脾虚的情况，"六"还可用六君子汤，"四"还可用四君子汤；针对湿热的情况，"四"还可用四妙丸；针对阳虚的情况，"二"还可用二仙汤。所以"六五四二"涵盖了临床常见证型和常用方剂。如此即使"无症可辨"，也可根据其辨证论治规律，制定出正确治疗方案，从而提高临床疗效。

我讲这些，旨在抛砖引玉，谢谢大家！

赵进喜：李海松教授以男科的男性不育为例，从一个非常高的高度，给大家提出了"六辨"，针对"无症可辨"提出了一些非常有意义的临床辨治思路。其实，"无症可辨"只是缺少疾病的典型症状，并不意味着没有任何症状。如糖尿病可见乏力、咽干、口苦、皮肤瘙痒等不典型症状，一样可为临床辨证提供依据。

即使实在没有症状，还可通过舌苔与脉象获取辨证的一些依据，舌红苔黄可辨别是否有火热，舌暗红可辨别是否有瘀热。中医辨证论治看似容易，实践起来还是存在一定的困难，需要不断积累经验。

中医重视辨证，但也非常重视辨病。因为疾病具有其独特的发生、发展规律，有其贯穿始终的核心病机。《素问·至真要大论》所谓"谨守病机，各司其属，有者求之，无者求之，盛者责之，虚者责之"，强调具有典型症状要抓住其病机，无症状者或缺少典型症状也要抓住其病机。其实临床辨证的困难就在于，没有典型症状，还要抓住其病机。当然，对同一疾病的病机，医家常有不同认识，这大多是由于认识角度或侧重点不同所致。例如，有医家认为糖尿病的病机是郁热虚损，而郁热虚损强调的是由郁化热，由热伤阴，然后伤阴耗气导致虚损，强调的是不同阶段的病机特点各异。而我们常说的"热伤气阴"，强调的是糖尿病的核心病机。医者对疾病核心病机的认识，往往反映其临床水平的高低。当"无症可辨"之时，针对疾病核心病机选方用药，常可取得良好疗效。

贾海忠：一般讲的"无症可辨"是无症状、无痛苦可辨，并不是说没有四诊信息可以采集。很多患者化验结果不正常，无自觉症状，但舌苔、脉象还是存在异常。此外，无症本身也要辩证地看待，有时无症就是症。举一个极端的例子来说明，如果针刺患者，患者自身没有痛苦，提示反应迟钝、麻木不仁，医生就应对此进行辨证。再比如痛觉感受阈值较低、终日昏昏欲睡，患者不觉得是病，但依据阴阳辨证则属于阴证，这里的无症本身就是症。如果纯粹地把无症当成一个无意义的现象，临床可能会损失掉重要的诊断依据。

临床上遇到"无症可辨"的情况，可根据其症状、疾病的来历和未来的发展综合考虑。对于初期无症状而仅有检验、检查异常者，首先可以根据实验室检查结果寻找化验指标与脏腑的关系，进而确定病位之所在。比如说 X 线检查胸片有异常，可以优先考虑肺的问题；化验发现尿蛋白增多，优先考虑肾的问题。虽然有时没办法辨寒热虚实，但可以先从脏腑辨证出发，根据病位所在的脏腑之功能特点，进行试探性治疗。如病位在肺时，选择理肺宣发、肃降气机之药物进行治疗。此外，还可以根据症状及疾病的转归来确定病变脏腑，进而辨证论治。如蛋白尿进一步可发展成为水肿，在蛋白尿阶段就可以从与水肿相关的脏腑入手，通过调理脏腑功能解决临床问题。对于经治疗后无症状仅有检验异常的情况，可继续按原法治疗，无需重新辨证。若按前法治疗无效者，可以再进行治疗方案的调整。

总而言之，要结合疾病的来源和未来的发展综合考虑。另外，我们一般很重视人的具体表现，有时候容易忽略人与环境的关系。"天人相应"的整体观是中医学的基本理念，"无症可辨"之时，应重视人与环境之间的关系。如某些患者在某些季节疾病会加重，某些季节会减轻，这时可以将脏腑与季节相联系，通过阴阳、五行辨证，根据季节的寒热关系来调理与之相关的脏腑。如无症状蛋白尿，冬季加重、夏季减轻，提示病位在肾，病性属虚。结合患者的病史、体质、居住地、发病节气等综合信息，对于临床上解决"无症可辨"常有重要帮助。

赵进喜：贾教授每次都给大家分享很多实用的临床经验，这些我也非常认同。下面请王暴魁教授介绍肾病治疗方面的经验。

王暴魁：临床首先要明确"无症可辨"真的是"无症"，还是因为"症"不显著，没有被注意到。不能否认的是，有些患者确实没有症状，因为"症"是患者主观感受到的症状。临床上询问患者有什么症状，患者经常说没有，特别是疾病早期，有时候确实没有明显症状。我们都是从学校毕业的，总想着望、闻、问、切，但实际上在临床中却不能死抠着望、闻、问、切去看病。有时候说起理论来好像头头是道，但临床效果往往不好。书本和教材的理论是规律总结和集中示范，对后学者来说，不能仅仅拘泥于理论，还要着眼于临床实际，钻进去，再走出来，才是正确的思维。

"无症可辨"的"症"，广义应该指证据和临床表现，包括自觉症状和他觉症状。所以从这个角度上来说，"无症"是不存在的，或者只是说"症"难以发现。我想"症"主要是指患者自己感受到的不适，"证"是证据。临床上许多疾病都是在体检时发现的，确实缺少典型症状。比如一个患者除了蛋白尿，没有其他不适症状，舌象和正常人没有明显差异，那应如何治疗呢？我认为有一种思路是回忆其他患者，参照有症状的蛋白尿患者来进行治疗。当然，除外糖尿病肾病这种特殊的疾病。如果不是糖尿病肾病，其他肾病多是正虚邪实，或虚实夹杂，那么根据我的治疗习惯，扶正方面我认为补气、补肾的效果比较好，祛邪方面我则更强调祛风和祛湿，而活血化瘀用得比较少。对于没有症状的肾病蛋白尿患者，运用这种思路治疗，也有很高的命中率。这便是"以有测无"的思路。

刚才大家提到还有一种"无症"的情况，实际上是"少症"，或者叫"寡症"。比如蛋白尿患者有的人只出现乏力，有的人只出现水肿，又应如何辨证？我认为"少症""寡症"同样可以参考"有症"和"显症"的情况进行辨证治疗。因为疾病症状都是由无到有、由寡到显的发展过程。

赵教授刚刚强调抓住疾病的基本病机，我非常赞同这一点。掌握疾病基本病机很重要，可以节省临床诊疗的时间。就比如青蒿素，对于疟疾疗效肯定，无论怎么辨证，青蒿素都是有效的。辨证的前提是辨病，病对证有规律性，病有其基本病机。当然这个病主要是指西医的病。另外，每一种疾病虽然都有许多证候分类，但往往有出现频率高占主体的证候。因此在临床"无症可辨"时，可针对临床主体证候遣方用药。比如腰痛，一般可用川断、独活、桃仁等，因为腰痛不都是肾虚。腰痛合并风湿、类风湿时，它的主体证候是寒，或兼湿兼瘀，症状不典型时就可采取散寒除湿、活血化瘀的方法试探性治疗，多可取效。任何病都有其主体证候，否则漫无目的地问半天，把自己都问糊涂了。治疗任何疾病都是这个规律。

赵进喜：王教授"以有测无"的概括非常到位。王教授刚刚说在辨西医"病"的基础上再进行辨证，但肾病的范围很广，也非常复杂，西医强调病理诊断，病理诊断不同，治疗肯定不一样。那对于肾病常见的病理类型，比如 IgA 肾病、膜性肾病，还请王教授再介绍一下临床经验。

王暴魁：IgA 肾病从病性来说是属于偏热的病。我们不能看到患者舌淡，就认为是气虚或偏寒。疾病的发生多与患者的体质有较强的相关性，但也有相关性不强的情况存在。通过将中医辨证理论与病理学相结合，可明确患者证候的特点。当病理诊断明确，且与舌脉、体质不符时，可排除舌脉所提示的体质、证候，根据病理诊断结果来辨证论治。所以对于 IgA 肾病，我基本定为偏热性的病。从病理上来看，因为 IgA 肾病以新月体快速增生、系膜基质弥漫性增生为主要病理特点，患者病情恶化很快。

"火曰炎上""风者，善行而数变"，故其发病多与风、热有关，为阳证。临床上，即使舌脉以虚、寒为主要表现，也应从风、从热论治。此外，IgA肾病中，系膜增生较为常见，系膜主要为间质细胞，与中医的筋膜类似。《素问·六节藏象论》指出："肝者，罢极之本……其充在筋。"因而亦应从肝论治。早期重视清肝，如用丹栀逍遥散；如果偏阴虚，可用滋水清肝饮。总的来说，治疗时以清气分、血分之热为主，可以考虑清营汤，辅以祛风除湿及清肝泻火的药物。至于祛风除湿药可以参考治疗风湿病的用药。

糖尿病肾病伴有基底膜增厚、K-W结节形成，早期有高灌注、高滤过等表现，根据中医证候特点可以辨为阳热亢盛，属阳证。治疗时可用清热药抑制阳亢所致的增生和快速生长。对于已形成的病理产物，则采取化痰散结、化瘀散结等方式治疗。在糖尿病肾病的早期，清热效果还是非常好的。即使疾病发展至第V期，出现了阳虚表现，也可采用清热温阳的方法，往往能取得显著疗效。因为本病的热是病理表现所决定的，是自始至终存在的。清热是个大方向，得先明确热在哪儿，个人认为在本病早期多属心经血热。曾诊治一患者，形体壮实，说话声音很大，但说话慢条斯理，尿蛋白1个加号，西医诊断为早期糖尿病肾病。患者只有轻微的口干症状，无其他明显不适，脉略洪。《素问·玉机真脏论》指出："夏脉者心也，南方火也，万物之所以盛长也，故其气来盛去衰，故曰钩，反此者病。"钩脉，即洪脉。时值秋日，非心之主气，而其脉洪，故辨为心经血热，重用生地黄、栀子清心火，生地黄用了100g。1个月后尿蛋白基本恢复正常。

临床上除将中医辨证理论与病理学相结合外，还可将中医辨证理论与组织学相联系。如肾病微小病变及膜性肾病，病变细胞为上皮细胞，与口唇、皮肤的上皮细胞类似。《素问·痿论》指出："肺主身之皮毛。"故上皮细胞病变可从肺论治。同样的还有肾小球内皮细胞的病变，可从心论治。

赵进喜：下面请刘宝利老师给大家谈谈。

刘宝利：实事求是来讲，开始学习西医，最早我是否定中医的，直到我患心肌炎被中医治好以后，才开始相信中医。初入临床时，我也是不相信脉，尤其是以脉辨病。但是随着近些年跟随李士懋先生临床学习的深入，才逐渐认识到脉诊的重要意义。临床上除了"无症可辨"，也需要重视"无证可辨"的问题。临床最常用的中医脏腑辨证思路，辨病因、病机，立法、处方，随症加减，实际上与西医的诊治思路很相似。但在病因、病机都不明朗的情况下，使用脏腑辨证方法，常会出现"无证可辨"的情况。这时可以考虑选择其他的辨证思路，如六经辨证、八纲辨证等。

比如肾病综合征，我常应用六经辨证来治疗。有人可能会质疑六经辨证能否治疗肾病，质疑胡希恕先生根据六经辨证，应用五苓散、猪苓汤、苓桂术甘汤等经方，是否就能治疗肾脏病蛋白尿。其实中、西医都有治本和治标的思路。如肾病综合征，西医采用呋塞米、螺内酯利尿是治标，应用免疫抑制剂是治本。中医也有治本和治标。治病求本，本于阴阳。对肾病综合征，我是先辨其阴阳虚实，再辨其三阴三阳之归属，阴病治阳，阳病治阴，调和阴阳治其本。针对标实证则采用五苓散、猪苓汤、苓桂术甘汤等，是为治标之剂。针对阴证我用四逆汤，调和阴阳以治本，取四逆汤中附子、干姜是为解决阴证。个人临床体会，肾病综合征85%以上属阴证，常从少阴和太阴论治。少阴则肺肾同治，麻黄附子甘草汤主之，麻黄宣肺，附子温肾；太阴则四逆汤主之，药物主要是附子、干姜。两个处方配伍就是麻黄附子配干姜。所以针对阴证我就常以这三个药为主药，然后配合使用五苓散、苓桂术甘汤等。

赵进喜：总的来说，"微观辨证"还是非常有意义。国医大师李玉奇先生多年前就提出萎缩性胃炎"从痈论治"。北京中医药大学东直门医院田德禄教授也提出治溃疡病"从痈论治"，并且明确将胃镜作为望诊的延伸，即为"微观辨证"。早年我曾师从天津名医黄文政教授，黄老师治疗糜烂性胃炎从疮疡论治，方用仙方活命饮，若热毒壅盛大便干结者加蒲公英。我曾亲眼看到两例经过这样治疗的患者，其中有一例做胃镜复查发现糜烂炎症灶已然消失，让人大为震惊。后来在东直门医院曾诊治一例患者，胃镜提示慢性糜烂性胃炎，寻访多家名医均效果不佳。依黄文政教授之法，予仙方活命饮原方加蒲公英清热消痈，服药数日后消化道反应消失，病归痊愈。当然，对于微观辨证不能简单化，应通过深入研究，探寻实验室检查指标与证候的相关性，从而更好地指导临床应用。对于某些疾病，通过微观辨证指导选方用药的对证治疗，往往可收获更好的疗效。

对于微观辨证，不能只局限于表现，还要深究其产生的原因。疾病的病理表现可能是一个结果，不一定是病因。比如系膜基质增生、基底膜增厚等病理表现，临床可理解为"结"，但散结治法多种多样，简单地说散结临床指导意义不大。吕仁和教授治疗糖尿病肾病，实际上也是强调清热散结、化痰散结、行气散结、活血散结，关键得在明确"结"形成的病因上下功夫。

贾海忠：对于微观辨证应重视明确病因，我也深有同感。以"结"的形成为例，大多跟一定病因相关联。如果是热结，应清热散结；如果是寒结，则应温阳散结，才能使"结"消散。单纯散结还是很表浅的说法，没有从根本上解决问题。所以说无论是散结还是化痰，都是治标，虽然比单纯治疗咳嗽、呕吐等一类的症状稍微深入一些，但依然没有治疗疾病的根本，根本上的治疗还是要纠正脏腑功能失调及外邪侵袭。因此，辨证最终必须辨到是何种病邪，脏腑功能是如何失调的。

王暴魁：中医最早在宏观方面做得比较好，但细节方面确实有发展空间。

贾海忠：其实中医在细节方面也是很重视的。比如临床脉诊中的细节就非常多，实际也非常重要。脉诊有利于明确脏腑定位和寒热虚实。明确整体的寒热虚实后再具体分析热在何处，寒在何处，虚在何处，实在何处。此时不应拘泥于寸口脉法，而是应该通过遍身诊法来判断，尤其是当舌象与寸口脉象不符之时。曾遇到一位患者，双手一边没有脉，一边脉短弱，舌象却是舌紫红苔黄腻，患者脉象一派虚象，但从舌象看又属热象。到底患者是热还是寒，是虚还是实呢？对患者进行跌阳脉诊发现脉弦滑数，可以印证属于实证。但为什么寸口脉象微弱呢？因为这个患者是因热致瘀，造成了桡动脉的瘀堵。这种情况单纯依靠寸口脉法判断病情显然存在局限性，还需使用遍身诊法。深入研究中医的脉诊，可以体会到里面的大学问。

王暴魁：虽然舌象比较真实，容易掌握，但我觉得脉象在临床上的重要性高于舌象。当然，二者有机结合反映的证候就更为准确。通过脉诊也可以较为准确地诊断出一些特定的疾病。如子宫肌瘤患者的脉象多沉、细、涩并见，寸、关、尺皆沉，尺脉尤甚，且仅见于女性。月经来潮初期多脉滑，而后期脉滑不显，经行前一两天，或月经第1天、第2天脉滑明显，到第3天脉滑就不如之前显著。但是脉象是很难学的，有时也有误差，因为脉象受其他因素影响较大，饱食后、饮水后都会引起脉象的改变，如表现为弦滑的脉象，而且不同时间脉象也略有不同。因此实际应用时，应结合其他症状再行辨证论治，要排除干扰脉象的多种因素。

赵进喜：脉理精微，千真万确。我们作为中医人，从一开始就应该相信脉诊。信中医，是学好中医、用好中医的基础。从最初开始学习，我就认为脉诊都是真的，到现在我也坚信脉诊的真实客观。所以我经常教育学生，一开始学习一些知识应该暂且认为它是真的，然后结合临床体悟进行甄别。别一开始就不信，最后都没实践过，又怎么能证明它的正确性与独特优势？

贾海忠：我不是不相信脉诊，只是有时不相信很多人写的太过神奇的脉，最基本的如脉的快慢、有力无力当然要相信。脉诊的脏腑定位在临床上常与书本对不上，我也是最近才体会到脉的脏腑定位。这几年我对心梗的脉象有一个较为准确的体会，即大多数是寸脉弱、尺脉强。那么应该怎么理解呢？我个人的体悟是：心脏缺血的时候就像一个人虚弱的时候，人们在虚弱时行走或跑步起步较缓慢，但是一旦跑起来，以一定的速度再前进就不慢了。比如在临床上经常遇到描述自己行走50米、100米或200米就疼痛难忍，休息后好转的多支病变的冠心病心绞痛患者，中医怎么辨证呢？我把这些症状联系起来想象，可以把脉当成每一次心搏推挤出血流形成的现象，把它当成相对软的、非连续的一节一节的物体，刚开始向外搏出的时候力量是弱的，但是再往后它的力量就跟上来了，所以说紧跟着后边的力量是强的。这样联系起来想象，寸脉弱、尺脉强的脉象就可以理解了。除了像甲亢和高血压等疾病导致的一些特殊的心衰与脉象不符合外，冠心病的心衰确实是这样。其他疾病的脉象还需要慢慢体会。

赵进喜：朱立老师曾经参加寿氏脉学的学习，请朱老师分享一下学习心得。

朱立：因为学习时间较短，所以认识还不太深刻，简单介绍一下它的理论。它的摸脉不止寸、关、尺三部，在这三部之下还有尺下一和尺下二，需要切五部脉。而每部脉管又分左、中、右三带，所以整个脉共分为十五个部分。在左、中、右三个带之外，两边还有两个外带。除此之外，切脉时又分为浮、中、沉三部。通过将脉划分为不同部位，可将整个人的五脏六腑，包括脑在内，都在脉管里进行了定位。

贾海忠：定位的原理或依据是什么呢？

朱立：这一理论认为，人体所有的脏器和部位都有其特定的振动频率，据此可以定位。

贾海忠：频率可以理解，具体位置怎么确定呢？

朱立：基本理论和我们中医传统寸、关、尺与重要脏器的位置对应关系基本一致。但是具体定位区分得更加细致，而且还包括其他更多的脏器。比如说寸部除了对应传统的肺，还包括气管、食管、鼻、咽喉、脑等。诊脉时不是像传统脉法一样去体会脉搏的搏动，甚至要求屏蔽掉脉搏搏动的信息。强调去触摸结缔组织、皮下组织等血管外的解剖部位，去感受比如像一些细紧或者结节的东西。

赵进喜：我还听说过有人切脉能知道身上是否有疤痕。北京市还有位针灸老师，据说循经寻找反应点，就可知道有什么病。所以在没有症可辨的时候，还可以通过切诊等发现蛛丝马迹。

贾海忠：其实脉也是症。但我还是觉得有些东西不能神化，还是要客观地理解。比如患者脉细弱并不能诊断为阳虚，还需要结合其他脉位做出判断，不能根据一个脉位的表现就定下来是什么病。理论依据是什么？事实依据又是什么？没有理论依据，也没有概率统计的事实依据，想要建立一套理论体系很难，传播这一理论体系同样很难。

肖永华：想请教一下贾老师，您认为手诊与这个有没有相似的地方呢？

贾海忠：我认为手诊的规律还是有的。因为它是基于观察总结出来的，所以我们不能否认，需要进一步去探索。但如果既不能拿出事实，又不能阐明其背后的道理，只是讲自己的一些想法，就无法让人信服。

肖永华：从手诊全息原理来看，如果要认为部分代表全身各个系统，也是有可能呀！

贾海忠：如果从相似性上来看，我们可以说有可能，但可能并不等于事实。比如以前看耳朵上有冠状沟就认为有冠心病，但是我在心血管科观察了很多冠心病患者都没有，所以说以前得出的某些结论极不严谨。中医行业里确实有很多东西未经科学证明，我们不能说都是好的，中医的优势在于认识境界和水平，但是在细节方面确实需要更多令人信服的证据来支持。

赵进喜：实际上，人体在不同年龄段都有一些生理常数，有的人参照这些大概率发生的常数来讨论疾病，常使人不得不信。比如颈椎、腰椎第几节容易增生，不同年龄段的前列腺一般是多大等。本来都是一般性知识，说中了就显得很了不起。关秋红大夫是呼吸科的主任医师，武维屏教授的门生，传承博士后。她第一次参加"铿锵中医行"，有请关大夫发表意见。

关秋红：我在临床上也遇到很多"无症可辨"的患者。比如有几个 GGO（肺部磨玻璃样变）的患者拿着胸片来就诊，我就告诉他们预后很难确定，文献资料说这类疾病恶变的概率只有10%。一部分患者就去胸外科复查，发现早的话，一般预后很好；但还有一部分患者，也没有什么症状，拍胸片、做 CT、高分辨 CT 都提示肺间质病变，没有其他任何异常。间质病变有三种发展趋势：一部分发展得很慢，一部分经过一个缓慢发展的阶段然后情况可急转直下，还有一部分一开始就会进展得很快。那么我们临床应该如何处理这些问题？个人觉得应该密切地关注他们的影像学资料。西医的发展给中医提供了一个很好的机会，以往只有出现症状时才发现疾病，现在即使患者没有症状也可以发现疾病。因此，临床中不仅要辨证论治，还应该强调辨病论治。

贾海忠：关老师提到的这个 "证"，其实就是证据，"症"和 "病"都是证据，所以辨症状和辨病都是辨证据论治，都应该说是辨证的内涵。

赵进喜：辨证还分整体辨证和局部辨证。比如患者口疮或口腔溃疡，舌象不红，脉象不数，也未见口渴、大便干或小便黄等实热症状，这时候就得根据局部表现来进行辨证。外科疮疡常可根据局部红肿热痛而辨证为热毒或火毒壅滞。

关秋红：刚才贾老师提到对于没有任何症状的蛋白尿，临床可以根据它的发展趋势来制定一个治疗方向。而赵老师说每位大夫对每个病的病机把握认识都不可能一样。所以想请教两位老师，这种无症状的蛋白尿，我们应该根据什么来认识不同分期的病机而辨证用药呢？

贾海忠：中医辨证很重要，不用管西医分期。

关秋红：但在疾病不同的发展阶段，不同的老师所强调的病机是不是会有区别呢？

贾海忠：我认为每一位大夫都会按照自己的习惯去治疗"无症可辨"的疾病，怎么认识疾病的发展规律就怎么去治。当然，这只是一家之见。

赵进喜：实际上对同一种病同一阶段病机的认识，每位医家可能都不一样。特定慢性疾病的不同阶段，病机特点也常有区别。所以分期辨证及分阶段、分层次认识病机有其临床价值。

关秋红：中医内科学教材论疾病的病机都是统一的，考试也都有一个标准答案。

王暴魁：因为不同的人对病机有不同的认识，但主编只有一位，而且教材也不能说完全正确、完美无缺。曾有人请教我师带徒的考核方式，我提出不应该统一出题进行考核或进行第三方评价，因为考核的目的是要看这个徒弟对师父临床经验学习、掌握得怎么样，如果用其他老师出的题考这位老师带的学生肯定不及格，应该让带徒的老师直接出题来考察徒弟是否已经切实掌握。

贾海忠：我也认为不应该那么死板。比如赵老师讲了糖尿病肾病诊治经验后，学生要考赵老师的研究生，就应该拿赵老师的学术思想、临床经验来考查，看你学会了没有。而且不管赵老师思路的对错，你学的是赵老师，就应该学到家。

赵进喜：师带徒出师就是要求这样考，叫"跟师像师"。老师和学生各出一个处方，看看学生的跟老师的是否一样。实际上，我对这种考试方法持保留态度。学生应该继承老师的学术，但不妨碍你学习其他人的经验，兼收并蓄，才能卓然成家。

关秋红：那各位老师如何看待很多研究生所做的"某某分子生物学指标和某个病的某证候的相关性分析"此类课题的意义？如果按照"无症可辨"的思路来讲，如果总结归纳后能出结果，可能有临床意义，也是非常好的一件事。比如探索某些指标与糖尿病肾病某个证候的相关性，并用来指导临床。老师们认为这类研究能对临床产生很大的价值吗？

赵进喜：个人觉得对临床的价值还是需要商榷。关键是不知道研究出的结论是不是符合临床实际情况。

王暴魁：我同意赵教授的观点。我认为很难做出有用的结果，因为有的研究太脱离临床实际，这是影响很不好的一种现象。

贾海忠：我说说我的看法。我认为理论上讲是可行的，但实际当中还要看做出的数据是否真实，如果做出来的结果是实事求是，与理论不一致也没关系，关键是应重视数据的真实性。

刘宝利：我在上海读博士时，毕业需要做出小鼠肾炎模型，后来查到很多文献报告大鼠蛋白尿与人一样多，每日尿蛋白定量 3g 以上，所以有些东西的真实性可能真是值得商榷。

贾海忠：探索事物之间的相关性没有问题，但是重点是要保证研究的真实性。

赵进喜：因为有很多研究工作并不是前瞻性的研究。回过头来再看临床病历，咱们才发现远远没有达到临床科研一体化的水平。如口苦咽干，按照陈明老师的说法都应该用柴胡汤，但是这么有鉴别意义的口苦症状，很多病例却根本没有提及。如果症状不明显、不严重，患者可能不会主动地说口苦。但是口苦这一症状在中医辨证选方时却常是非常重要的依据。许多病案经常是复制了其他病案，然后再录入表格里，实际上根本不能反映出临床真实情况。

贾海忠：但也有的病案是"诱供"。医生觉得患者应该有口苦，就问"有没有口苦？"患者一想："有时候有。"那是否还需要记录在病例中呢？

赵进喜：所以前瞻性的研究很重要，应注意避免"诱供"的问题。但回顾性的研究就会有很多症状丢失，记录不全，只有客观指标相对比较可靠。关键是主观因素造成缺失很多信息，所以得出来的结论可靠性就令人怀疑。我临床上比较喜欢用升陷汤，升陷汤的脉象特点类似贾海忠教授所说的情况，脉象有时候是短脉，有时候表现为寸脉弱，所以医生就可以问患者是不是有气短，或者是不是有动则气喘等症状。不理解这层意思，往往就不会关注这些症状。

贾海忠：我们需要强调脉学的科学性。每一件事都可能会导致心脏节律改变，就像刚才讲的饮水都会影响到心脏。不同的脏腑对心脏会产生不同的影响，抓住了这些规律，脉诊就能辨别出某个脏腑存在问题，脉学的科学性就在这里。脉搏的波动是来源于心脏，脏腑病变对心脏产生一定的影响，然后影响到脉搏的波动，于是就会产生一定的脉象规律性改变，包括脉的硬度、微循环状态等。把这些因素都考虑进来，分析脉象就比较全面了。

赵进喜：有请赵虎康大夫分享一下自己的体会！

赵虎康：临床做科研，总的原则就是千方百计地找各种数据，可以是症状、指标，也可以是其他的数据。中医讲三因制宜，因人、因地、因时，这些对辨证都有提示意义。再有就是现在这些化验指标怎么转化成中医证据的问题。我们在临床上要将西医的实验室检查、影像学检查与中医的证候相关联，如将胃镜所示溃疡、糜烂性胃炎与湿、热进行联系，但这些数据尚不能与中医证候一一对应，还需通过进一步的研究发现其中的规律。通过临床证候学研究，尤其是中医证候与理化指标的相关性研究，有利于进一步丰富中医"微观辨证"的内涵。通过微观辨证可以为疾病的辨证治疗提供更明确的指导。当然，辨证论治还是中医最基本、最关键的原则。

赵进喜：赵大夫提出"微观辨证"不能简单化，还需要深入研究。刚才贾教授也说要拿出数据来，看看指标与辨证是否真的有相关性。实际上，我临床上还遇到过相反的情况。曾治疗一位变应性血管炎的患者，表现为慢性荨麻疹的症状，睑结膜变红。按照症状辨证为有风热、血分有热，予疏风清热止痒、养血活血，但疗效不明显。后来患者找了一位西医皮科大夫，诊断为"变应性血管炎"，按《实用皮肤病学》所附治疗方法开了四妙勇安汤，结果应手而瘥。这就说明，有证可辨，辨证准确，按照疏风清热、凉血活血去治，却不如辨病选用四妙勇安汤疗效好。其实，四妙勇安汤治疗血管炎就是抗免疫，按照这个治疗思路血管炎是病机本质。中医学辨证实际上本身就有辨病因、辨体质与辨病的复杂内涵。

王暴魁：说到"证"和"病"的关联性，有时候辨病要高于辨证，有时候辨证会高于辨病。传统的辨证，我觉得它有自己的生命力和合理性，但也有一定的局限性。辨证很重要，但我们还是要给辨证赋予新的内容，创新辨证理论。辨病和辨证相结合，就会开拓另外一个思路，从而提高临床疗效。

结语："无症可辨"是许多临床医生经常遇到的问题。通过对疾病的深入理解，掌握其核心病机，推定病位，可以明确疾病诊治的基本方向，有利于解决"无症可辨"这一复杂问题。其次，详细询问患者病史、发病节气、患者体质特点等，根据患者舌脉推定病位，对于辨证论治也具有十分重要的价值。另外，随着科技的发展，实验室检查与影像学检查对于疾病诊断的作用越来越显得重要，通过将理化检查指标与中医理论相结合，西医诊断辅助中医进行"微观辨证"，对处理"无症可辨"这一临床现象，同样具有重要意义。

（整理者：汪伯川　贾冕　吴双）

十四、中医流派，精彩纷呈，
融合百家，繁荣学术

引言：中医学术的发展历程中，流派涌现，百家争鸣。在当今新形势下，面对疾病谱的变化，中医面临着新的机遇和挑战。如何看待不同流派的观点差异，如何融合各家之长，以提高临床疗效，是我们亟待探讨的重要问题。现代中医学者如何看待流派，又如何从中医各流派中汲取精华并实践于临床。本期"铿锵中医行"将围绕这个主题开展热烈的讨论。

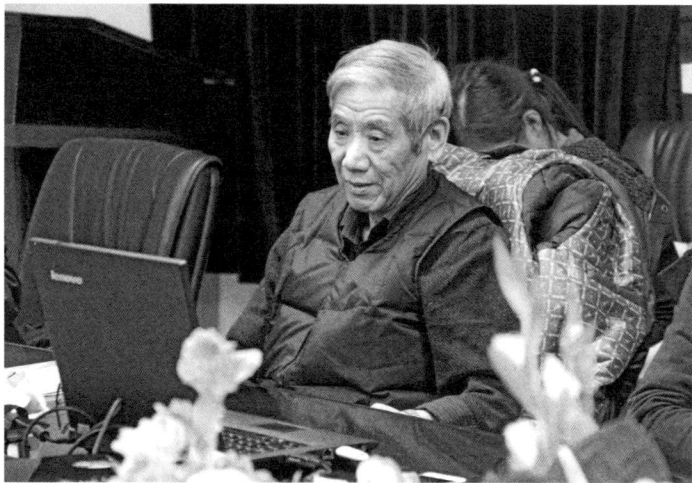

本期主要嘉宾：姜苗　周平安　贾海忠　赵进喜　张立山　马淑然　刘宁　许继宗

赵进喜：今天很荣幸请到了首都国医名师周平安教授来参加这次讨论，有请周老师给大家讲讲对中医学术流派的看法。

周平安：首先，我认为我不属于任何流派，我就是强调以提高临床疗效为目标。为了达到这个目的，我认为中医必须有很深厚的功底，对于疾病一看就应该知道怎么治疗，并且必须要懂西医，否则没法与西医沟通。懂西医不是为了用西医治病，而是为了用西医的知识、技术为中医服务，提高临床疗效，这叫"西为中用"。我们这一代的中医比单纯的西医要辛苦得多，既要有过硬的中医基本功，西医知识又必须得懂。很多的疑难病想要提高疗效，就得使用中医的辨病论治、辨证论治。然而西医也有对疾病的认识，掌握西医对疾病的认识，比如病理、病程等，就比单纯用中医的辨证论治的理解要深入很多。对疾病的认识清晰了，在遣方用药时，目的就更明确。

举一个最简单的例子——结缔组织病，大家都认为难以取得理想疗效。根据中医理论，应该区分寒热虚实。热有虚热有实热，寒有虚寒有实寒，在开具处方时就要认真考虑了。比如类风湿关节炎，中医分为热痹和寒痹，但从西医免疫学理论来说，它的核心病机是血管炎。这些病看着是寒象，实际上有热的病机在里面，在用药的时候不应该单纯地认为它是寒证而用很多的温热药，比方说附子、肉桂、干姜等，临床也证明这样用药的疗效并不理想。这时候结合西医对这个病核心的病理认识，把西医的理论拿过来为中医所用，就会有立竿见影的效果。再如系统性红斑狼疮，按中医理论是血分有热毒，就清热凉血，这时中医和西医的理论矛盾就很少。有矛盾的那些病，一定要把西医的病理和中医的病理综合起来应用。我认为这些就是超出了辨证论治的范畴，比那个单纯的辨证要高一个档次，这样的疗效应该是最好的。

中医是科学，就得发展，要发展就得创新，而创新就要接受现代科学知识来充实武装中医固有的知识，这样的话才能在原来的基础上更进一步。现代中医医生处理问题的方法就比古代要高明，要科学，所以疗效要好。

《伤寒论》大家都很熟悉，但由于没有现代医学知识作为支撑，真正应用起来还是有一定的难度。例如《伤寒论》所说的死证不治、难治，分了很多类型，是不是张仲景说死证就必死无疑呢？实际随着医疗技术发展，很多是能治的。比如《伤寒论》大承气汤，三个急下证，急下证属于"死马当活马医"的治疗，可能行也可能不行，不行就死掉了。可是现如今，临床医生都有新的办法能够解决。

再一个例子就是我2009年治流感时候体会的。在地坛医院会诊多个患者，涉及《温病条辨》上焦篇说的"太阴温病，血从上溢，犀角地黄汤合银翘散主之。其中焦病者，以中焦法治之。若吐粉红血水者，死不治；血从上溢，脉七八至以上，面反黑者，死不治，可用清络育阴法。"这一条文是说银翘散合犀角地黄汤加减治疗太阴温病。原文紧接着就说了，如果"吐粉红血水者"，很多就属"死不治"。接着又说这个疾病本来是高热，人应该是"火性"的。如果患者脉象七八至以上，嘴唇发黑，黑色五行属水，即所谓火变成水了，也是"死不治"。我在地坛医院会诊的多名患者就属于咳血性泡沫样痰。对于咳血性痰，首先应该区别是急性左心衰引起咳吐血性泡沫样痰，还是肺脏病变引起的咳吐血痰，两者预后不同。如果是急性左心衰引起的，咳吐血性痰是一口接着一口的，发作时患者不能平卧，必须半卧位。而这些患者可以平卧，平卧的时候气喘并不严重，由此可以确定不是左心衰，因此不必强心利尿，而应直接治肺。怎么治肺？吴又可《瘟疫论》里说得非常明确："毒为本，热为标，结粪又其标也。"治疗上，首先要治病，把毒邪去掉，"热"就没有根据了，自然也不会产生大便干结。这句话给我们治疗流感重症提示了一个方法。根据吴又可的这一思想，流感重症是以毒为本——流感病毒。流感病毒感染后直接进入肺泡，进入血液，引发高热及一系列肺部的症状，这就是病毒性肺炎。本病的根本在于流感病毒，这就是所谓"毒为本，热为标"，没有毒就没有热，没有热就不会扰乱肺部毛细血管而造成炎性渗出，就不会导致咳吐血性痰。因此治疗的基本方针应该是解毒清热，应该把解毒放在第一位。上述患者采取了内服配合灌肠治疗后，疗效明显。用直肠滴灌的办法治疗这种危重的患者，效果也很好。

曾有一位患者是在医院行剖宫产过程中患上了重症流感，到了地坛医院以后腹部膨满，咳血性泡沫样痰，还出现了吴鞠通所说的嘴唇发绀，并且脉一息八至以上，实际上就是心衰，存在严重的缺氧，出现了发绀。这个患者是肺部感染，有临床经验的医生都知道，肺部感染最怕出现肠麻痹，就是所谓的麻痹性肠梗阻，用现代最时髦的话叫肠功能衰竭，这个预后最差。肠功能衰竭怎么治？早在20世纪80年代，我治疗一个急性肾功能衰竭，就用过高位结肠滴入法，像输液一样。这个患者抢救过来了，因此我以后就开始推广这种方法了。

对于重症感染引起的麻痹性肠梗阻，就是肠功能衰竭，多脏衰的一种，可用灌肠的办法治疗。现在西北干旱地区浇水使用的农业节水工程叫"滴灌"，我们学习农业先进的语言，也给这种灌肠的方法起个名字叫"高位直肠滴注"。它的操作方法和平常灌肠不同。普通灌肠是把100或200mL的灌肠剂推入肠道，1个小时或40分钟后"哗"地又泻出来了，这种灌肠的方法意义不是太大。高位直肠滴注，用现代时髦的话叫"结肠滴灌"，不是"大满灌"，而是像浇水一样，将200或400mL的灌肠剂一滴一滴地滴注进肠道。这样的直肠高位滴入以后，第2天早晨的大便还是正常的，中药被完全吸收了，因而药效发挥理想。而且通过结肠滴灌吸收以后，药物不经过肝脏，直接由黏膜入血，对于脓毒血症的治疗效果也很不错。所以说要用科学的观念不断创新发展，同样是灌肠治疗，通过改进和创新，吸收效率及疗效都得到了显著的提升。

治疗这样的患者，原来我也有很多失败的教训。1965年我去延庆巡回医疗，当时医疗水平很低，两种流行病很多，一个是流脑，一个是麻疹。麻疹顺证的七天准好，逆证叫麻疹肺炎。麻疹肺炎患者的肚子一鼓起来，就很难治愈，死亡率特别高。在当时我就没有想起来用高位结肠滴注的办法解决患者的毒素问题。如果当时应用这种方法，成活率还是会很高的。当时很多的药都没有，患者都是两三岁的孩子，高热、抽搐、呕吐，第1天收的患者，很多第2天就死了。后来慢慢从临床实践当中有一些技术改进、创新，类似的病例就解决了。

临床应用内服药有困难时，可用结肠滴灌的办法治疗，效果还是不错的。当然也要配合一些西医的现代方法，实行中西医结合治疗。对于古人说的"死症"，现今医疗条件下部分还是可以救治的。这说明要理解传统的中医基本理论，必须拿到临床上应用，才能知道是什么道理。要把中医和西医学进行联系，用现代的观念正确地认识它，这样对疾病的认识才能是全面的、深刻的，治疗的办法也就更可靠些，疗效肯定要高一些。

我们这一代的医生，应该比张仲景，比明清时代的大医家更高明一些，因为我们的时代不一样了。不管是张仲景说的"死不治"，还是吴鞠通说的"死不治"，都不一定是真的"死不治"。科学在创新、发展，得有新的治疗措施。治疗方式上去了，临床疗效自然就提高了。这就要求我们不仅中医的基本功要好，中药方剂要熟练，对西医基本的病因病理也得懂，不懂就联系不到一块。张锡纯是用中医为主，他参照西医，用石膏加阿司匹林治疗感冒发热，处在一个中西医结合得非常初期的阶段。以后还有一些中西医汇通的大家，但是都没有特别突出的疗效，结合得还是很有限。科学就是科学，就是要创新、发展。前辈医家有很多优秀的东西，我们要学过来；但是也有不足的地方，我们也要了解。比如我们东直门医院的中医泰斗董建华老师，他在西医方面的理论知识水平也很深，我们得把董老优秀的东西继承下来，一些不足的地方进行补充，这样就全面了，就深化了一个层次。

我觉得，谁的知识先进，谁的优秀，谁的方法对患者有好处，能提高疗效，我们都要拿来学习。学习是为了应用，应用最终是看疗效。我对中医事业的发展是这样看的，疗效是中医的生命。中医之所以能够几千年不衰，是因为它有疗效。因此要做一个好的中医大夫，一定要有好的疗效，这是根本。

疾病是怎么治疗的，不是一句话两句话能说明白的，也不是单靠什么伤寒学派、温病学派所能解决的。最核心的是要用现在的理论武装我们的临床，用创新发展的观念来对待中医。以腹胀为例，腹胀有寒有热、有虚有实，对于痉挛性的腹胀，应该用缓解痉挛的药物治疗。痉挛缓解了，肠子蠕动才能恢复，疼痛也才能好转。相对的是麻痹性的腹胀，肠道蠕动减弱，应选用能促进胃肠蠕动的药物治疗。这就要求医生必须熟悉现代西医对中医药理论研究的最新成果。腹胀按西医分类，一种是痉挛性的，一种是麻痹性的，中医的治法也绝对不一样，这都需要我们很好地学习。

中医和西医的道理，把两方面放在一起，哪个最合理，我们就选择哪一个。最近我治疗了好几位老年便秘患者，西医没有办法，灌石蜡油、香油都不能正常排便。这种情况实际上是肠蠕动无力造成的。有一位86岁的男性患者不能行走，只能坐轮椅，原来一星期都不排大便，治疗到现在能够从轮椅上走下来，并能每天排一次大便。这种情况实际上属于虚弱性的，肠蠕动不好。如果使用苦寒的泻下药，短期内可能大便通畅了，但这种治法不可能长期有效，因为越泻下越损伤正气。中医既要有辨证论治，也要和西医的病理结合起来，这样采用的治法，从理论到实践都是科学的，疗效自然就好。其中基本功最关键，既要有中医的基本功，也要懂西医的病理生理，这样结合起来应用，肯定临床疗效好。

我们最近治疗了几例热病，都是80岁以上，甚至是90多岁的发热患者。西医治疗了一两个月，抗生素用到3天，患者仍高热不退。按照以上思路进行治疗，效果很好。还有一个年轻人在东方医院监护室住了一个月，北大、协和、朝阳医院的专家都过来会诊，体温就是下不来。我就按中医的理论结合西医知识，还考虑有感染的因素，这个病看两次体温就到37℃以内了。这一方面应用中药治疗高热获效的临床病例非常多。

我希望我们中青年一代从长远考虑，用发展的眼光对待中医事业。中医的基本功要扎实，四大经典要熟悉，不熟悉就不会应用。曾治一位患者感冒、痰多、头痛一年余。《伤寒论》说："干呕，吐涎沫，头痛者，吴茱萸汤主之。"这位患者头痛、呕吐、恶心，条文中的几个症状都占了，应该使用吴茱萸汤。但吴茱萸汤太单薄了，《伤寒论》又说："大病瘥后，喜唾，久不了了，宜用理中丸。"有病了以后，唾液分泌过多，属于脾阳虚证，宜用理中丸。因此合用吴茱萸汤与理中丸治疗，取得了很好的疗效。根据中医理论，厥阴头痛属于寒证，结合西医的认识就是血管神经痛，西医没有好的办法，中医就能解决，西医觉得很惊讶，实际上中医治病是符合科学道理的。希望大家把中医的基础打扎实，把西医的病理、生理和药理也学会，一方面不掌握就像瘸腿一样存在缺陷，而把两者很自然地融会贯通，应用在处方里面，疗效肯定比只懂西医或中医的要提高。

赵进喜：周老师谦虚地说自己没什么门派，其实这本身就是一种对门派的认识。只有博采众家之长，才能更加有效地提高临床疗效。除了不局限在中医的门派，包括西医的一些知识，比如生理、病理、现代药理的一些研究成果等，学习以后，应用于临床，最终都会有利于患者。在我成长过程当中，虽然说没有亲身跟周老师抄过方，但是周老师的治学经验、高尚的道德品质和治学思路等都对我产生了巨大的影响。

看看大家有什么问题，珍惜此次机会，可请教周老。

同学：周老您好！请教您一个问题，关于您刚才说的胃肠功能，您说如果是肠麻痹造成的腹胀、腹痛，借用中药的现代药理研究成果，用促进肠蠕动的中药治疗，这种思维方式是否脱离了中医理论？

周平安：不是那个道理。今年12月20日北京市中西医结合学会年会上，我准备了一篇发言稿叫"和解表里法治疗外感热病的应用体会"，介绍了我应用"滴灌"的灌肠方法，也融合了西医学的研究成果。我所用的直肠滴灌的方法很简单，但是它的来源也很曲折，是由20世纪80年代成都中医学院附属医院治疗急性肾功能衰竭的"降氮汤"演变而来的。这就说明了要善于学习他人经验，为自己所用。他们用降氮汤灌肠，使用大黄配伍桂枝，并配合生黄芪、蒲公英、龙骨、牡蛎等，其中的道理也值得深入学习。感染性病变造成的肠麻痹、肠功能衰竭、多脏衰，还是以感染作为最主要的因素，因此灌肠的处方一定要以抗感染为主。肠麻痹以后，肝功能、肾功能都会受到影响，一般来说肾小管都处于酸中毒的状态。因此，这个灌肠处方的药物包括生黄芪、生大黄、蒲公英、桂枝，再加煅龙骨、牡蛎。如果不用煅龙骨、牡蛎，也可以用5%碳酸氢钠注射液10mL代替。因为煅龙骨、牡蛎是碱性的，可以改善肾小管的酸中毒状态。黄芪抗感染，并且可以产生类似于干扰素的作用；此外黄芪有很好的扶正效果，可以提高人体的免疫功能，是抗感染的重要药物。蒲公英是清热解毒的，可以治痈，对抑制细菌、病毒都有比较好的效果，并且蒲公英既可利小便，又能通大便，临床上我比较常用。生大黄既能凉血活血，又有抗感染的作用，可以刺激和促进胃肠蠕动。热病本身有发热，用桂枝可能不好理解。但是不论是从中医的道理讲，还是西药的药理研究来说，它都是一个温通血脉的药。在感染的情况下，胃肠黏膜是处于一种瘀滞的状态，通过桂枝温通血脉，对肠黏膜微循环可以起到一个很好的改善作用，同样也能够改善肾小球、肾动脉的供血，增加尿量。解毒主要还是通过排大便、利小便实现的。方中的这些主要成分，都有它的道理。

北京友谊医院的王宝恩院长，在治疗多脏衰方面很有研究。他有一个方子叫"促动合剂"，治疗多脏衰中出现的肠功能衰竭，也就是麻痹性肠梗阻的。他的这个"促动合剂"，实际上就是小承气汤加莱菔子。在《神农本草经》中只有两个药具有"推墙倒壁之功"，那就是大黄和莱菔子，这两味药都有促进胃肠蠕动的功能。我们借鉴这个经验，遇到腹胀就可加用莱菔子。这个我觉得是属于辅佐的药，主要的药是黄芪、生大黄、蒲公英、桂枝，再加煅龙骨、牡蛎，或者使用5%碳酸氢钠注射液10mL。这个方法我在临床应用了很多年，后来东直门医院药房的郝青春主任去日本研究的时候，把我这个处方带去日本，利用那里的条件，进行了动物实验。结果证实了它对肠蠕动无力、排泄功能障碍的模型动物，都有很明显的疗效。这个实验一直没有发表过，只是作为内部的资料保留下来了。

肠道和全身的感染有非常密切的关系。中医理论认为肺和大肠相表里。所有肠腔的血液通过心脏都会进入肺脏，肺脏是全身唯一接受心脏排出的全部血量的器官，应该是多气多血之脏。《黄帝内经》说肺是多气少血之脏，我觉得不太全面。所有的血都要经过肺进行氧代谢，排出二氧化碳，换入氧气，因此全身的血都要通过肺吐旧纳新。血通过肠黏膜之后，也要通过心脏进入肺脏。如果把肠道中的有害物质排除了，那么进入肺里的有害物质就减少了，这就是清腑保脏。结肠滴灌疗法实际上是比较科学的，它比直接灌肠要好得多。灌肠法可以治疗很多病，特别是肠麻痹，它既能够解毒、消炎，还能够促进胃肠的蠕动，可以更好地排出毒性物质，其中的原理是由于大肠的吸收功能非常强大。中医说："大肠者，传导之官，变化出焉。"一般来说，大肠一天能够吸收 $4\sim6L$ 的水分。通过直肠滴灌，药物直接吸收进入血液，不必通过肝脏，也就避开了肝脏的解毒作用，可以保证更好的疗效。大家以后临床可以去实践一下。

申子龙：周老师，您好！赵老师平常经常跟我们讲您使用"三两三"很有心得，今天想听您亲自讲解一下。

周平安：这个"三两三"也是一个大题，是我继承了宋孝志宋老的经验。宋老是一位临床大家，治疗疑难病的经验很多。宋老从三岁开始发蒙，先学《三字经》，学习的第一课就是"昔在黄帝，生而神明"。宋老认字是从《素问》开始的，他对《素问》《灵枢》《伤寒论》还有温病学名著，都背得滚瓜烂熟。如孙思邈的《备急千金要方》《千金翼方》都从头到尾背过，我们跟宋老没法比。

宋老的"三两三"用药经验发表于1962年的《广东中医》杂志，是他从一位老师那儿学到的。"三两三"一共有四个，其中对我影响最大的是"芪银三两三"，就是黄芪、当归、金银花、生甘草，再加蜈蚣，我认为有四两拨千斤的效果，十分灵验。因为我不喜欢用毒药，所以作了变动，很少应用蜈蚣或全蝎。"芪银三两三"，按照宋老的观念，是治疗过敏性皮肤病、关节病的。现在临床变态反应性疾病很多，我把它作为治疗过敏反应的基本方，不管是哮喘还是皮肤病。第一，宋老虽然没说它的作用是抗过敏，但我们用今天的观念这样来认识，可以扩大它的适用范围。第二，总结认为，黄芪配金银花，不热不凉、抗感染、抗病毒，作用广泛，效果很强，再加上当归通血脉，甘草调和诸药。

实际上甘草也有治疗作用，甘草的有效成分是甘草乙酸，具有类肾上腺皮质激素的作用，小剂量可以抗炎、抗过敏，大剂量应用有水钠潴留的副作用。所以，一般用于抗过敏和清热解毒消炎时，甘草要用小剂量。但是治疗尿崩症、席汉综合征等就可以用到30g甚至50g，可利用甘草乙酸的抗利尿作用。此外，对低血压的患者，用炙甘草的量可以大一些，利用它的水钠潴留作用来提高血压。因此大家要善于掌握药物的正面和负面作用，只有了解清楚，才能灵活应用。我用"芪银三两三"抗感染、抗过敏，甘草很少超过6g，一般都是5g或6g的小剂量。很多人对甘草的认识就停留在调和诸药，实际上像充血性心力衰竭的患者，甘草就应该慎用，因为它的水钠潴留作用可以导致血流量增加而加重心衰；相反，血压低的用甘草有升血压的作用。比如血压低、中气虚的患者，应用补中益气汤时应该重用甘草。同样一味药，它的作用有正面的，有反面的，有时具有很好的功效，但往往还有很明显的副作用。这是一把"双刃剑",就看如何合理应用了。

宋孝志宋老治疗很多疑难杂症久负盛名。他退休的时候,国家中医药管理局把他请过来重新出山。我也跟宋老学习了一段时间,在病房的时候遇到疑难病,经常请宋老指导。但宋老的东西我继承的不多,"芪银三两三"算其中一个。这个方子现在应用非常广泛。曾治疗一位中医院的患者,胃肿瘤术后化脓,高热不退,一天抽脓几百毫升,我们就用"芪银三两三"作为基础方,治疗了不到三周,临床痊愈。现在治疗很多肺纤维化的患者,我用的前四味药就是这个,可益气解毒、活血通脉。早在宋老发表该经验之前,《江西中医药》上也有一个"三两三"的医案,讲金银花可增加氧代谢,可以使难治的溃疡面更好地愈合。我们拿现代的观点来解释,黄芪配金银花是扶正祛邪,具有增加局部溃疡面血液循环的作用,能改善溃疡面局部的氧代谢,使溃疡面的愈合加快。这样理解有助于拓宽这个处方的临床应用场景。

"三两三"种类很多,"芪银三两三"只是其中一个。我治疗胃溃疡会应用"芪英三两三",把金银花换成蒲公英。蒲公英治疗胃溃疡疗效不错,配上生黄芪效果非常好。蒲公英不仅是治乳痈的,按照现代药学研究的观点,对幽门螺杆菌有很强的杀菌作用。此外,中药里面蒲公英治疗胃溃疡是首选,因为它本身也是很好的健胃药。

孔子说:"学而不思则罔。"活学活用,最关键的是要思考,把自己的思想融入进去,再发展,这样就能学有所成。

赵进喜:下面有请姜苗博士给大家介绍分享周老师有关流派、传承的一些认识!

姜苗:周老总说他自己不属于任何流派,如果硬要分的话,他算是一个衷中参西的创新派，这是他对自己的一个定义。在周老师的成长道路上，有几位老师对他的影响比较深，其中一位就是董建华老师。周老在热病及脾胃病的治疗上受董老的影响非常之深。另外一位就是宋孝志宋老。宋老师是周老真正在人民大会堂行拜师礼的老师。宋孝志宋老是一位不世出的奇才，从3岁就开始熟读经典。他用的很多是《备急千金要方》的方子。《千金方》的方子非常庞杂，涉及的药味特别多。我这次去铜川开会，到了药王的故里，特意去瞻仰药王山，那里到处都能看到孙思邈的痕迹，路边的很多商品都是他的食疗方，也随处可见《千金翼方》中的口诀。

　　还有一位就是颜正华颜老，也是国医大师。周老是颜老的硕士研究生，是1978年最早的一批中药药理学硕士研究生，所以周老在中药药理方面做了很多的探索研究。后来，周老在西藏阿里支边期间，专门写了一本《阿里中药志》，这本书前段时间也出版了。从那时候开始，他就很注重把中药药理与中医传统本草学相结合。时至今日，我在整理周老的经验的时候，觉得这是周老很重要的一个学术特色。周老平时特别强调让我们多看中药药理学的书，包括刚才提到的颜正华颜老编的书，还有裘沛然编的书，包括《中华本草》等。只要一有新的中药学的书籍出版，周老都会在第一时间收集、阅读。直到现在，对许多经典周老也都是非常熟悉，尤其是对温病学的系列著作，周老有很深的研究。

　　近年来，周老的工作重点是研究《黄帝内经》。他现在对"和"的思想，"和"的理论，有比较深的感悟，最近接连做的几次访谈中多次提到"和"的理论。当然"和"的理论并不是他最先提出的，但是他在这一方面有很多不同的感悟，有很多研究和新的阐发。最近焦扬老师出版了一本周老的临床经验集，另外之前还有王玉光教授编著过一个周平安老师的临证经验集，还有我现在正在做的博士后阶段的经验传承工作，希望把周老的经验做一个全方位总结。

下面谈一下中医流派。所谓中医流派，指的是源于或成熟于某一地区，在一定经济文化背景下形成的，具有一定影响力的，有明确的传承脉络，目前仍拥有传承人，具有独特的学术思想、独到的诊疗经验的中医文化和学术现象。关于它的划分标准，国家有一个"十一五"科技支撑计划项目，题目是"当代名老中医学术流派分析整理研究"，对中医学术流派划分提出了六个标准：第一，就是必须有一个或几个学术上的代表人物，是其鲜明的学术思想的提出者。第二，要有一群学术上的拥戴和传播者，传承和发展他的学说，即要有传人。第三，要在学术上有所创新，在理论和方法上标新立异，旗帜鲜明，或者在一门学问中创立了新的学说，或者提出了该学说中不同的学术观点，或者在治学上有独特的学术风格，或者在临床上有独特的技术和方法。第四，要有代表著作，这些著作可以记载和反映这个学术流派的学术思想和方法。第五，要有相当的临床实践和医案记录，并产生较大的影响，使得一大批临床患者受惠于其学术主张。第六，能够绘制出学术流派的分布图，包括他的学术传承体系的分布图、地域分布图等。

关于中医流派的学术研究，最早应该从清代的纪晓岚开始。然后到任应秋任老创建"中医各家学说"，标志着中医学术流派研究取得了一定的成果，并且同时掀起了中医学术流派研究的一个热潮。任老在四版教材的《中医各家学说》中总结了7个主要的学术流派，包括医经派、经方派、河间派、易水派、伤寒派、温热派和中西汇通学派，同时也涉及了其他的基础理论和临床的各科。《中医各家学说》涵盖了先秦到民国的不同朝代，载录了中医史上著名的4个历史时期、11个朝代的105位著名医家。

统观现在所有的文献，对流派的划分方法大概有以下四种。一个是按照传统意义来划分，最著名的就是以下几个：第一个是河间学派，河间学派又衍生出了攻邪流派和丹溪流派；第二个是易水学派，又衍生出了补土学派、温补学派；第三个是医经学派，包括考据学派、分类研究流派、专题发挥流派；第四个是伤寒学派；第五个是温病学派。第二种是按照地域划分，像大家所熟知的岭南医学流派、新安医学流派及吴中、孟河、永嘉、钱塘、燕京、齐鲁、川蜀等这样的一些医学流派。众所周知，最近北京市中医管理局很注重燕京医学流派的研究。第三个是按照临床分科划分，我个人不是太赞同这种划分方法。第四个是基于文化、宗教或者特殊的学术生活背景的划分，分为儒医、道医、佛医等。

对一些著名的学术流派，我简单地说一下。河间学派，又称为寒凉派，创始人是刘完素，主张"六气皆从火化"，传承人包括穆大黄等。河间学派为进一步产生攻邪学派和丹溪学派（滋阴学派）奠定了基础，同时也是温病学派产生的先导。河间学派衍生的流派包括攻邪派和滋阴派，攻邪派的代表人物是张从正，滋阴派或者叫养阴派的著名代表人物是朱丹溪。

易水学派的创始人是张元素，又叫张洁古。这一派的代表医家包括李东垣、张介宾、薛立斋、赵献可，衍生出了温补派和扶阳派。温补派包括孙一奎、赵献可、张介宾等，明清的温补学家认为"凡阳虚多寒者应补以甘温"，像赵献可、张景岳用的八味丸、左归丸、右归丸等。扶阳学派是清末名医郑钦安创建的，虽然时间还比较短，但是传人很多，比如云南的名医吴佩衡、上海的祝味菊等，这一流派也具有较为清晰的传承脉络。

伤寒学派大家都很熟悉，我就不多介绍，衍生的学派也比较多，也有不同的划分方法，其中的火神派近期比较受关注。

第四大学派是温病学派，研究范畴主要是外感热病，与伤寒学派有比较大的区别。所以温病学派崛起的时候，就有学术上的争论。产生的派别公认的有两大家——瘟疫学派、温热学派，有很多代表性著作。

按地域划分有岭南医学流派等。岭南医学流派的特点：一是重视体质，慎辨寒热；二是顾护脾胃，忌汗吐下；三是强调阴阳错杂，寒温各异。代表人物如近代的邓铁涛等。新安医学流派的主要特点：一个是重温补，重视益气；另一个是治疗疫病打破传统，率先提出新感温病；第三个就是强调寒温统一，辨证论治。还有比较知名的孟河医学流派，也有很多咱们所熟知的当代大家，像刚刚前文提到的秦伯未等。

关于流派的研究有利于各家各派之间的互补，对于推动中医学发展具有重要意义。但我们不可拘泥于流派，不能执迷于一家之言。

关于流派传承的方式，大概有这么几种：一是家族传承，这一方式在以前是最直接有效的；二是师带徒的传承；三是函授，特别是在民国期间，没有正规的学院教育，有一段时间函授十分盛行，包括中医函授学校等。新中国成立之后，这种父子相传、师承授受的方式已经不能完全适应现代社会发展，所以院校教育开始兴起并成为主体。从最早的五所中医学院到现代数十家院校，大家越来越认识到院校教育具有统一规范的优势，但也有其缺陷，比如说流派学术的淡化。因此现在又有一些新的做法，比如名老中医传承工作室，我们在座的多位专家都是名老中医工作室的负责人。再一个就是通过项目化的方式来进行传承。

目前来说，流派传承实际上还是存在很多问题。一个是流派特色逐渐淡化，第二就是学术传承的危机。尽管我们现在建设了不少名老中医学术传承工作站，但是以名老中医为核心的学术团队并不等于流派，与传统意义上的流派还是有差别的。

所以传承什么，怎样传承，应该是咱们今天探讨的一个重点。对于这个问题，大家常有不同的争论，甚至有一些相互背离的看法。但就整体而言，现在中国教育以关注人才发展为特点，积极创造人才的成长环境，以流派教育和师承教育作为院校教育的补充，可作为学科建设、专科建设人才培养的重要内容。其次就是以培养名家代表性人物为重点，重视传承体系的建立和传承质量的评价，探索科学合理的流派传承人培养模式，建立具有时代特点的新的中医学术流派，推动中医药事业的发展。谢谢大家！

赵进喜： 姜老师对流派的系统梳理，应该说比较全面。实际上，近代还有中西医汇通学派，而且早在20世纪30年代就已经有先辈开始创办中医药学校与国医学院。总之，流派的存在是客观的，之所以如此，与中医的学术特点有关系。参照著名中医文化传播学者毛嘉陵的意见，我们对中医有如下定义：中医学是中华民族先人创造的，在"天人相应"的整体观指导下，采用"司外揣内""象思维"思维方式，采用天然药物和自然手段，对人体各科疾病进行"个体化"综合防治的知识体系。其中"象思维"模式，决定了对于同一个问题，从不同的角度看待可产生不同的认识，这就为流派的形成创造了条件。

不同学术流派的产生在客观上也促进了中医的发展。虽然任应秋提出，在金元四大家以前有医经派、经方派之分，但我同意纪晓岚所说，医之门户分于金元。金元时期医家基于临床对《黄帝内经》从不同的角度进行发挥，形成了各自的理论。不论观点的对错，这一现象确实促进了中医的发展，因此流派的正面意义必须肯定。但各流派之间也确实存在一些争论，比如伤寒学派与温病学派。温病学家说温病要独立门户，异于伤寒；温病教材里也明确说，温病与伤寒是两个病，伤寒是伤于寒邪的，容易伤阳气；温病是伤于温邪，易伤阴津。而《伤寒论》教材也没有明说伤寒主要是狭义伤寒，一边说是讨论广义伤寒，但接着又提出伤寒是"详于寒而略于温"，诸如此类。

针对这些问题，我认为应该在还原真实历史的基础上来探讨流派之争。《伤寒论》所论"伤寒"应为广义伤寒，包括感染性疾病和传染性疾病。《伤寒论·序》指出："余宗族素多……犹未十稔，其死亡者，三分有二，伤寒十居其七。"《小品方》曾批评当时的一种说法说："伤寒是雅士之辞，云天行温疫田舍间号耳。"这都可以证明这一观点。"伤寒，表有热，里有寒，白虎汤主之"中的"伤寒"就可能是风寒化热，亦可能是直接伤于温热之邪，后世就有用白虎汤来治疗乙脑而取得成功者。故伤寒理法适用于温病，只是尚显粗糙；而温病学家在此基础上发展出的理论及治法，则更为细致具体，并具有实际可操作性。如《伤寒论》曾提及"太阳温病"和"太阳风温"，但治法未明，吴鞠通创制银翘散，正是补《伤寒论》之未备。因此伤寒与温病实为"源""流"关系，而并非一横一纵的并列关系。事实上，伤寒温病之争并不存在于任应秋先生所提出的错简重订、维持原论、辨证论治伤寒三派与温病学家之间，而实指通俗伤寒派与温病学派之间存在的分歧。温病学派提出用卫气营血和三焦辨证来治疗温病，而通俗伤寒派则认为六经辨证已然是详备之法，无需另立他说。通俗伤寒派的代表人物如陆九芝、俞根初等人，代表著作如《世补斋医书》《通俗伤寒论》等书，很值得深入研究。

在我看来，将伤寒和温病学派融会贯通使用的典范是丁甘仁。从学派上来说，丁甘仁是孟河学派。他在治疗外感病时，不论是伤寒，还是后世的温病，该用伤寒的理法就使用六经辨证，该用温病的理法就使用卫气营血辨证，信手拈来，屡有佳效。他融合寒温，不受门派的拘束，其选方用药能将伤寒和温病的方药完美结合，因此我也强烈地向各位推荐《丁甘仁医案》。就像刚才周老师提到的，要着眼于临床，以提高临床疗效为目的。其实我们现在也有不少人做得很好，比如刘景源老师，虽然是搞温病的，但是伤寒的方子也用得很好。下面咱们就请刘景源教授的学术传承人刘宁老师给大家分享其经验。

刘宁：刘景源老师临床应用伤寒的经方很多，甚至多于使用温病学的方剂，有的时候还同时使用。从我个人的认识来讲，中医学术流派应该是互补，互相交流，而不应该互相攻击。就像师徒传承，传承来自同一个老师，但每个徒弟却学得都不一样，但是总是有能沟通的地方。因此各家学派虽有各自的特色，但是归根结底还是一样的。

提到伤寒与温病之争，《难经》里已经说了："伤寒有五，有中风，有伤寒，有湿温，有热病，有温病。"也就是说广义伤寒是包括温病的。但《伤寒论》与《金匮要略》又的确是"详于寒而略于温"，没详细写温病怎么治疗。也正是这个原因，才有后来的刘完素、叶天士、吴鞠通等医家，也才有温病学派的兴起。比如一个外感风热的表证，用麻黄汤和桂枝汤来治疗的话，那肯定是起到反作用，是要加重的，所以我感觉应该辩证统一地来看待伤寒和温病。比如，伤寒的太阳表证主要是以恶寒发热为主，有一分表证便有一分恶寒。伤寒主要是寒邪闭表，以恶寒为主，阳气郁表，奋起抗争，所以后期也会发热，但肯定是恶寒在先，发热在后。温病学派讲肺主气属卫，那卫分证的病位实际在哪儿呢？其实《伤寒论》里讲的太阳表证就是温病讲的卫分证，即肺系在外感初期的一个表证。温病学派本身就是在继承

《伤寒论》的基础上的一个发展。这是我粗浅的理解，请各位老师指导。

赵进喜：伤寒与温病之间应该还有一个继承和创新的关系。比如说温病里面的瘟疫、春温、暑温、湿温这些病种，的确是在温病的学说中更具体、更实际，但是温病学说的认识肯定是在《伤寒论》的基础上形成的。伤寒当然包括后世的温热病和瘟疫病，即感染性疾病和传染性疾病。也就是说伤寒和温病是一个父子关系，而不是兄弟关系，所以吴鞠通说的"一纵一横"存在问题。比如刚才周老师提到的在《伤寒论》里面是治不好的死症，还有少阴病三急下症，在温病学里就有了治法，而且还有增液承气汤、新加黄龙汤等一系列承气汤治疗，这就是发展。

我曾治过一例震颤麻痹合并肠梗阻的男患者，当时已处于低血压状态，无法进行手术。六经辨证属少阴病，又出现胃肠腑实的症状，《伤寒论》就明确指出要急下之。具体到治疗上，按《伤寒论》的原意应该用大承气汤，但实际上我用的是增液承气汤加炒莱菔子和天花粉，是温病的处方。这就是温病学派在《伤寒论》理法的基础上又增添了"增液"的治法，更为稳妥实用。我还嘱咐患者在通大便之前，先准备熬好的西洋参水，大便一通立刻就喝西洋参水，这也是学习了温病的思路。结果这个患者临床治愈，之后又活了十年。所以我自称是"经验方派"，这"经验方"包括经方、时方，也包括民间验方，只要是有效的方子，我们就应该学习。我不建议采用"气虚就黄芪、党参，阴虚就麦冬、沙参，血虚就当归、阿胶"的这种用药思路。与之相比，我更推荐应用成方。因为方剂学的成就是中医学术成果的最高表现形式。

下面有请东直门医院呼吸科的张立山教授发言！

张立山：其实涉及流派，我想主要有两个方面的问题。首先是要明确"源""流"的关系问题。《黄帝内经》和《伤寒论》是公认的"源"，对于流派的传承与学习应该从"源"开始，具体到方药，就是要宗仲景。后世各家，从金元四大家，到张景岳，再到清代温病大家，无不推崇《伤寒论》。经方历经千年而疗效卓著，这是"源"。后人学习《伤寒论》，"识其法，不泥其方"，这是"流"。叶天士善用经方，从《伤寒论》的苓桂剂中发展出苓桂杏苡汤；吴瑭的三仁汤是对厚朴半夏汤的发展，也是对《伤寒论》承气法的传承。争论"温病"和"伤寒"孰高孰低是不必要的，要从"源"和"流"的角度上来理解这个问题。

有些后世的医家、学者，对"源"和"流"甚至提出了非常大胆的说法，认为汉唐以后中医是没落的。这个可能有些偏激，但不是完全没有道理。那么现在的中医到底是进步了还是落后了？我个人的观点，认为是落后了。我们通常有一种认识，认为我们比我们的上一辈要高明。如果有这种认识，就应该想想"源"和"流"的问题。我们现在的名老中医的传承，一味地在某一位老中医身上挖尽心思，甚至建立多少数据库去挖掘这个东西，仅仅这样是成不了高明的医生的。当然，老中医的东西肯定必须得整理，但是我们要认清"源""流"。

第二个方面是传承的问题。胡希恕老师是东直门医院的临床大家，但是我们重视不够。多亏冯世纶老师的传承发扬，才有现在的影响。最可惜的像刚才提到的宋孝志宋老，也是我们医院最有名的内科大家，《伤寒论》基础非常好，可惜我们没有一个人能继承下来，非常遗憾。因此"传承"涉及两方面："传"，为师者要能授业传道；"承"，为徒者要有能力去承接。两方面共同努力，才能做好传承工作。

赵进喜：张教授说的也很有道理。当然，咱们现代人还是应该有周老师所说的"高于古人，继承创新"的精神。张仲景的治学思路就是"勤求古训，博采众方"，概括一下就是：继承、学习、实践、创新。《伤寒杂病论》的产生本身就是一个创新的结果。但是现代人是不是就一定比古人强？这也不一定，要想达到古代的一些名医的水平，并非易事。以前没有西医，所有的疑难重症都由中医治疗。现在很多危重、急症的患者都寻求西医救治，所以中医的实践机会在减少，导致许多中医在危重症处理方面经验欠缺。但我们也不要妄自菲薄，总的来讲医学在不断发展，还是要寻求创新，应该是一代更比一代强。不管是金元四大家也好，还是温病学派也好，都是在继承古人思想的基础上不断创新形成的。

下面再请《中国中医药报》社常宇主任谈谈。

常宇：关于流派的问题，我作为一名编辑，曾经采访过五运六气学派的代表人物顾植山。对于流派的形成，他用五运六气的理论作出了解释，我觉得是可以接受的。所以我在这里给大家介绍一下，只是提供一个认识角度，供大家参考。顾植山老师认为，流派的形成跟时间存在关系，不同的时代会产生不同的传染病或流行病，即所谓疫情。不同的流行病适合的治疗方法不同，而不同的方法就会形成不同的流派。顾植山老师举了两个例子，第一个就是李东垣的年代之所以产生《脾胃论》，是因为那个年代从运气角度来解释是土疫，是一种流行病，而不是一种虚弱的常见病，那种流行病使用补脾的方法可以取效。而吴又可的年代流行的是火疫，用补土的方法就不行，用滋阴的方法也不行，所以清泄火毒的方法才比较流行。顾植山老师有一篇论文专门论述运气和流派产生的关系，有关中医基础理论方面的杂志曾经发表过。另外，从运气的角度用药，会让人选用方药时的眼光更加长远，而不是说一见某个疾病就用某种药物。具体治病时，比较重视分阶段治疗，根据人的脏腑功能恢复的不同阶段来用药，这样就可以把疾病的矛盾逐渐解决。

赵进喜：说的还是很有道理，学派的形成可能确实存在一个时间点的问题。但金元医家既有易水学派又有河间学派，几乎同一个时代，相近的地域，不好解释。所以对此还是应该进一步深入思考。

下面咱们有请马淑然老师发言。

马淑然：流派的问题，我从三个方面来谈谈。第一个方面，谈谈流派传承的现状问题。流派传承有很多，但是目前存在四个问题：第一，各个流派的传承有减弱的趋势，在医院用中药立马见效的领军人物数量在减少。第二，各个流派的特色常存在地域性，比如扶阳、寒凉、攻邪，换一个地方可能疗效就不好。第三，各个流派之间发展不平衡，还没能够齐头并进、共同繁荣和发展。第四，各个流派的传承、发展和建设，成效比较明显，但还有尚待提高的空间。

第二个方面就是流派之争。其原因在哪里？我从三个方面来考虑：第一个原因，从外因的角度来看，各个流派的产生与地域、气候差异有关，由于容易得的病种不一样，医疗人员思考角度不一样，所以可产生不同流派。第二个原因，从内因上来看，不同的地域和不同的气候，决定人体质的差异，体质不同，容易得的病种就会有差异，继而在治疗上也会因人而异，辨证治疗的重点也不一样，所以就可产生不同的学术流派。第三点原因，我觉得最关键的还在于不同的医生，在面对不同地域、不同的人、不同的时间、不同的地点的时候，他的思维的方式不一样、思维角度不同，决定了学术观点不同，用药的特点不一样。

那么，怎么解决这些不同医家辨证思路不一样的问题呢？辨证的方法有卫气营血、三焦、六经、八纲辨证等，在指导临床方面，非常地庞杂，初学的人面对患者用哪种辨证方法往往摸不着头脑。所以我们觉得当代人需要做的就是，怎么样简化临床的辨证思路，用很简单的方法，把各种疾病都解决掉。

我现在通过临床实践，也参考别人的经验，提出了一个"辨病理因素进行辨证的方法"。这种辨证方法，我觉得应该是融合了所有辨证思路在里面，但又非常简要。实际上，各种辨证方法的中心词就是"辨证"。六经、三焦、六淫等都是辨证。那么辨证就是辨病因、病位、病性、邪正盛衰这几点。临床上来了一个患者，从正气方面来看，他的气血阴阳有什么变化，包括气虚、血虚、阴虚、阳虚等。比如你看到舌头胖大，就是阳虚；舌质红少苔，这就是阴虚，这是从舌头上看出气血阴阳的虚。正气方面，无非气血阴阳不足。邪气方面，辨所有因素，不外乎就是内生五邪、外感六淫（风寒暑湿燥火）。邪正两方面相结合，里面的病因、病性、邪正盛衰就都知道了。病位方面，我们先看在哪条经，再看在哪个脏腑就可以了。如果出现恶心呕吐，那就是胃；如果臂内中线痛，很可能是手少阴心包经的问题。结合病位，以及哪个脏腑寒、哪个脏腑热，这就容易明白了！然后根据这些病理因素，对证选药，根据情况再组成一个新的方法、新的方，就是临床处方方法学的思路。这种处方方法学的思路，弥补了我们临床以方为主的辨证思路。因为现在很多疾病是复杂病理因素所导致的，绝对不是单一的寒、热邪气，很多患者都是虚实夹杂、寒热错杂。应对这种复杂病证就必须用这种复杂的思维去考虑。这样的方子病理因素都对上了，病位也知道了，组方就能够多靶点地调节失衡的机体。所以我觉得这样是简化临床各种辨证思维的一个尝试。

许继宗： 每个流派都有自己独立的体系，各有特色和擅长，但本质上是有共同的根源。就像电脑可选择的操作系统很多，且每个系统都各有特色，但程序经过解码之后，就都归于一阴一阳的二进制语言。

我们在学习的过程中，需要做好如下几个方面：第一，要了解各个流派的特点和擅长的地方。第二，做好引导程序，就是要知道我们所学的不同流派的知识在什么位置上，即碰到一个患者知道该用哪个流派的学术思想去治疗。这个引导程序非常重要。第三，各个流派之间思维不要混乱。比如说将 Windows 系统中的一个程序拿到苹果系统上去运行的话，就运行不了，中间还需要一个转化。

贾海忠： 现在的中医人认真对待流派是非常重要的。"流派"这个词非常有意思，你看"流"字肯定是水流，首先它肯定是活动的、连续不断的，具备这些特征才能称之为"流"。那么什么是"派"？实际上就是分支的意思。长江主流的源头绝对不是一个，是雪山融化形成一条条小溪流，然后慢慢汇聚而成的。所以说中医一定不是只从《黄帝内经》开始的，在《黄帝内经》之前一定是有流派的，只不过相关的文字记载没有保留下来。《黄帝内经》把之前的流派总结形成相对系统的一个中医理论体系，因此后世看到的流派大多跟《黄帝内经》有关。而当上游的小支流汇合成长江以后，到下游又开始逐渐出现分支，就像由支流汇合再分出支流的过程，学术体系的发展也就是这样一个动态的过程。

面对这样一个动态的过程，我们就要用历史的观点来看待它，而不要评价谁高谁低。流派的本质是什么呢？具体到我们中医里面，其实流派的本质就两个：一个是传承，一个是在传承过程中的创新，这样才形成了一个流派。在各流派里，后面的医家不断补充前人所未及。形成过程中各个流派的作用，就像《黄帝内经》形成中医理论构架之前各个流派的作用一样，每一个流派在最终全面梳理、整理、提高的过程中，都是素材和营养。所以我们不去批评，因为每一个流派都丰富了前人的一些东西。比如说《黄帝内经》提出一个观点，后面就把它系统化，这就是一个发展。所以说我们不需要去比较流派谁长谁短，这才是对待流派的比较合适的态度。

流派最终的归途在于汇合。总会有中医大家出来，把各种意见归纳在一起。曾经我也思考如何简化各个流派的内容，然后在统一的指导思想下，把所有内容整合运用。但后来在临床中发现，这样做的疗效常会大打折扣。举一个例子，伐树的时候有人拿着锯，有人拿着斧子，锯和斧子各自能发挥用处，但把这些工具组合成一个东西，那么每个工具的优势可能就都丧失了，组合在一起还不一定好用。所以，不要去努力将各流派合为一体，而是应该去分别学习古人各自的东西。个人的体会是，在学习任何流派或者医家经验时，一定把你大脑中既往的经验清空，排除干扰。不清空就学习，总想把新学的内容和已知的知识联系起来，这就将所学流派本身的系统性、完整性破坏掉了。佛教就有个观点叫"所知障"，我们每个人都要认识到自己的局限性，因此不要轻易否定别人。

《脾胃论》是很难读懂的一本书，临床能灵活应用的医家并不多。《脾胃论》这种水平的著作，实在是太少了。如果不在临床上验证它，难以理解其理论的奥妙，所以要慢慢消化。比如周老师讲黄芪配蒲公英治疗溃疡，实际应用过才能体会其疗效。如果不通过实践来验证他人的经验，只是去思索《神农本草经》里有没有记载，或者某位医家有没有发表过见解，那你就会认为周老师是不可信的。如果我们今后读书还是不能避免这一问题，那今天这个讨论就白听了。我们学习流派，就像遍历长江黄河，要从源头出发，观看整个源流及两旁的风景，而不是去批判它的长短宽窄。所以对待中医流派，要明白流派是具有片段性的，不要去比较流派的高低，要以欣赏的态度去学习，让它们互为补充。不同流派的知识都是中医学的一部分，我们要做的是尽力去学习、尽量地消化。

至于是按照地区划分，还是按学术观点划分中医学术流派的问题，个人认为按地域划分中医学术流派确实存在一定局限。我们时常会看到一个地域范围内，两位甚至两位以上医家的学术观点是对立的。实际上是不能按照这种方式进行划分的，因为他们之间根本不能形成连续的"流"。

医学流派始终都存在着"主流"与"支流"的问题，比如中国江河的主流是长江、黄河，而其他分支江河也有很多。今天讲的重点是中医的学术流派，但我们作为医生来讲，尽量不要按这种方式划分流派。我们今天中西医结合的专家，可把西医学的内容与中医传统观念进行融合，不管与哪种学术流派融合，都会有一定发展，所以不要把自己仅局限于什么流派。在临床实践上，我们作为临床医师的胸怀，还可以更宽广。如果有精力，所有的民族医学，都可以去学习，体会它们的精彩之处。几年前，我曾去西宁参观藏医博物馆，赞叹于藏医发明的手术器械之精致，而中医还没有达到藏医那样的境界，比如说眼科手术。后来我从西宁旅游到西藏，走到"天葬台"的时候，我就明白了，其实藏医的解剖手法非常娴熟，藏医比传统中医更加懂得人体的某一部分在手术中应如何操作，因而就会制作与之对应的手术工具。此外，有的藏药疗效也很灵验。有一次我咳嗽，正好有药商给的十味龙胆花颗粒。我喝了几袋后，效果特别好。因此所有的医学都有其精彩的内容，不要认为自己所学的才是最好的，固执己见不利于我们个人的成长。

赵进喜：学术流派其实并不是非统一不可，正所谓"春兰秋菊，各领一枝独秀"，不同流派各有各的优势，才有存在的价值。如果都是一样的，就无所谓"流派"，也就失去了其存在的价值。就像某一位专家讲的，在医学流派的形成过程中，特别是在同一地域，有人爱用热药，有人偏好寒凉，其中还存在患者选择医生的问题，这种情况在小村镇更是突出。在这种情况下，跟师学习的时候，看到这位老师处方中开的药，就认为这种病的患者都是寒证，看到另一位老师处方中用的药，就认为这种病的患者都是热证，就会形成片面的认识。因此系统的中医基础教育，中医基本知识结构的建立，是深入学习研究某一学术流派的基础。

另外，我们要全面地了解临床学术流派。例如我们片面地认为扶阳派就都用附子、肉桂、干姜，补土派就不用黄连、知母、黄芩，这实际上是错误的。李东垣就很喜欢而且非常善于灵活使用黄连、知母这些药物。扶阳派中郑钦安在其著作里提到"真热假寒证""真寒假热证"，其原著中也明确提出，当用热药则用热药，当用寒药则用寒药，都是以具体病情为基础。有些人在学习的过程中，没有深刻理解某一学派的精神内涵，或者仅仅通过某位教授某一次讲座的只言片语，加上自己理解得不深刻，就对每一种观点深信不疑，甚至还向他人讲解自己错误的观点，如此反而会误导他人。

近代最伟大的医家之一祝味菊有一则医案：徐小圃的儿子得了肺炎，虽然他自己是儿科名医，但按照他自己的方法一直治不好。后来他想到现在能治好自己孩子的只有祝味菊，请祝味菊来肯定要用附子，现在孩子罹患温病，用了附子百无一生。但是用自己的方法又没有疗效，考虑再三还是请祝味菊来诊治。结果第2天患儿就痊愈。实际上这个孩子患急性肺炎合并急性心衰，祝味菊的方子是麻杏石甘汤加红参、附子。这个方子的意思并不是仅仅用人参、附子，其实还用到了石膏清热。徐小圃之孙女，上海龙华医院的徐蓉娟教授曾说，她祖父徐小圃不但善用附子、麻黄，还善用石膏、龟甲，真正临床时并不禁用凉药。一般人治疗肺炎大多用麻杏石甘汤、银翘散这一类方剂，徐氏却用麻杏石甘汤加用人参、附子。她经常强调祖父也很善用龟甲，经常把人参、附子与龟甲同用。温阳益气的同时，常配合收敛固摄的药物，还常会用镇潜敛阳的药物。实际上，就和以前我们说"学习毛泽东著作就要系统学会毛泽东思想体系"一样，对各个流派的源流你必须全面地理解，不能仅看某几篇文献，或者仅学某几次讲话，甚至就记住医家的只言片语。

张磊：我说一说和写作有关的。第一，流派方面，我们发过几篇文章。比如有一篇是写治疗湿疹，文章谈到有从气阴论治湿疹的，有从热毒论治湿疹的，还有根据赵炳南老师的经验从湿论治的，这篇文章就很有看点。大家讲流派讲了很多的东西，大多讲的是继承。但对年轻人来说，学习还是要比较其差异，这个差异是这篇文章能够发表的核心价值所在。还有刚才姜苗教授提及的数据挖掘问题，从我做杂志来讲，你做的是"工作"，而不是创新。什么叫"工作"？国内有好几个软件，把这个东西数据化了，填塞数据形成一篇文章，这样用软件做出来的文章，在我们这里不能刊登。这是我做这个杂志的一个想法，我认为你做的是"工作"，而非"创新"。你用自己的学术观点去评价前辈的学术思想，这个是从思想层面、学术层面进行碰撞出来的真东西，计算机做出来的东西并不是真正有价值的东西。也许有价值，但是我们杂志不太好接受。我不知道其他杂志登这样的文章多不多。

贾海忠：张主任的这个观点可以改变一下。有些老师即使跟随学习了很久，也不一定能掌握他的用药规律。但是如果有一个好的挖掘思路，就能迅速地发现他的诊病规律，不用老师开口都能知道，也很有价值。

姜苗：在对老师的经验数据挖掘研究中，甚至可以发现老师自己都没意识到的规律，实际上是他自己固有的一些用药规律。所以，在有很扎实的理论基础的情况下，再借鉴各种方法去挖掘，还是有意义的。

赵进喜：通过数据挖掘出来的经验，最后还得跟老师再沟通。

现在简单总结一下本次讨论的主要观点：第一，中医学术流派是客观存在的，也是中医的重要特色之一。客观来说，流派的存在对于中医学术发展、学术争鸣、临床疗效的提高都起到了无可替代的作用。第二，对待流派关键在于传承，先保留下来，才能谈交融、统一和发展。第三，对各个流派都要有包容的态度，要着眼临床实际，解决临床问题，站在比较高的高度把握问题。周老师已经明确地发表了意见，我觉得都是很对的，包括西医学的知识，都可以为我所用。我觉得还是衷中参西，我主人随，要以中医为主，但是西医学的成果和技术肯定是可以吸收学习的。

流派有源有流，有分有合，都有形成和存在的基础和实际，研究怎么把各个流派最优秀的东西用好，对提高临床疗效是很有意义的。作为青年学生，首先要学好四大经典，然后再谈哪个流派；也有可能等到自己实践经验越来越丰富的时候，不自觉地就走到哪个流派了。我刚上本科时，认为《金匮要略》只治内伤杂病，《伤寒论》只治疗外感病，觉得那肯定是内伤杂病更有用，所以一上大学我就想一定要把《金匮要略》学好。结果学习之后才知道，《伤寒论》对杂病治疗同样有指导意义，不自觉就往《伤寒论》上靠了。其实，起初认识本来就有问题。自己从事中医工作时间长了，经验丰富了，再归入到哪个流派也不迟。青年学生如果一开始就把自己放到哪个学派里面，可能会浪费比较多的精力。比如五运六气这个学派，也很有意义，钻研深入也是别有洞天。但如果青年学生一开始就钻到这个里面，肯定比较麻烦。还是要先掌握大量的、基础的知识以后，再深入研究为好。另外，买东西还有性价比呢！你一开始就下很大的功夫钻研五运六气，可能就很费劲，得到的收获却不多。而如果学习《伤寒论》等经典，甚至王清任《医林改错》等，学到的知识立马就能应用于临床，过不了几天就成小名医了，患者都来找你！如此，可为你进一步深入研究中医理论打下很好的基础。

结语：中医流派精彩纷呈，各流派间的学术争鸣，客观上推动着中医学术的不断发展。中医流派各具特色，我们以包容和尊重的心态看待各家流派，才能开阔眼界，博采众长。对于中医学术流派，应首重传承，追本溯源，夯实基础。在继承的基础上，融合百家之长，包括学习西医学的成果，在临床实践中加以创新和发展，才能真正促进中医学术的繁荣。

（整理者：赵翘楚　刘鑫源　申子龙）

引言：中药药性理论，包括性味、归经、升降浮沉、有毒无毒等。全面把握中药药性，是提高临床疗效的基础。要全面把握药性，需要熟读经典，多参名师，并在实践中不断积累经验，加深认识。同时，参考现代药理研究成果，有利于加深理解中药药性，拓宽中药应用领域。俗语讲"治病如打仗""用药如用兵"，打仗要取胜，不仅需要有战略战术，还必须有好的武器，娴熟地使用各式武器，并让武器发挥出最好的作用，是制胜的关键。临床治病也是如此。如何全面把握药性以提高临床疗效？北京中医药大学东直门医院中医内科教研室与周平安名医工作站组织专家，在本期"铿锵中医行"围绕此问题进行了热烈讨论。

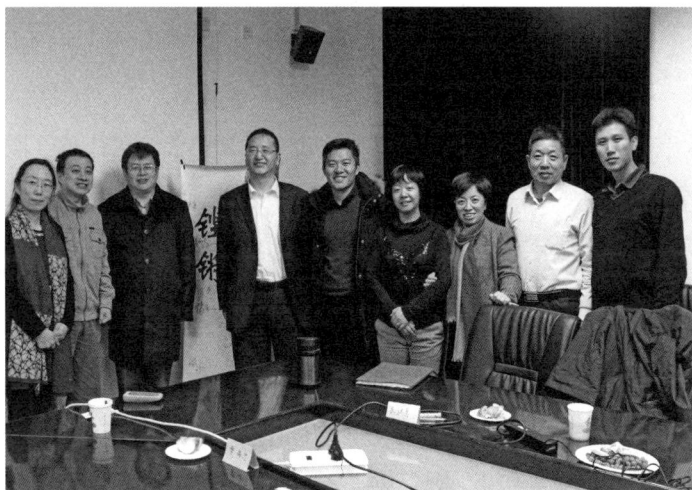

本期部分嘉宾（左起）：王亚红　刘晓峰　贾海忠　赵进喜　姜苗　肖永华　任传云
王暴魁　刘宁

赵进喜：我们经常说，打仗要讲究战略战术，但如果没有好的武器，也还是难以取胜。有了好的武器，如何恰到好处地使用，让它发挥出最大的作用，也是非常重要的学问。临床要想取得疗效，既要有战略战术，还要有好的武器，关键还要有既掌握战略战术，又能熟练掌握使用武器的人。今天有幸请到德高望重的周平安老师，周老师在医、药两方面都成就斐然。今天大家跟周老师传承工作站的姜苗老师一起，围绕"如何掌握中药药性和药理，提高临床疗效"这个主题开展讨论。先请姜苗院长进行主题发言，大家欢迎！

姜苗：我先抛砖引玉，简单做一个汇报，主要介绍一下传统的中药药性的概念。传统的中药理论包括四气、五味、归经、升降浮沉、有毒无毒、十八反十九畏等方面。当然，今天我们讨论的内容远远不止这些，还应包括中药各方面的功能主治，以及中药现代药理学的一些研究。特别是我们想把本次活动与周老师的用药经验访谈结合起来。

首先，"药性"这个词最早见于《神农本草经》："药性有宜丸者，宜散者，宜水煮者，宜酒渍者，宜膏煎者，亦有一物兼主者，亦有不可入汤、酒者，并随药性，不得违越。"这里主要是指药物制剂种类的限制。陶弘景《本草经集注》指出："药性一物，兼主十余病者，取其偏长为本。"把药性作为药物的一种偏性，也就是指药物和其疗效相关的性质和性能，这种解释一直沿用至今。高学敏主编的《中药学》提出药性是与药物治疗有关的性质和效能。药性包括药物发挥疗效的物质基础，以及治疗过程中所体现出来的作用，是药物性质与功能的高度概括。我们认为中药的药性也是中药的属性，是中药秉承自然环境因素的变化，用于调整机体状态的物质基础，是历代医药学家为了便于临床使用，运用中国哲学方法高度概括而形成的。

药性大致分成两方面，一方面是它的自然属性，另一方面是效应属性。自然属性是药物的形、色、质、气味及所含的化学成分，是效应属性产生的基础。效应属性就是中药性能，是我们重点研究的，也是中医最有特色的部分，即中医所说的四气、五味、归经、升降浮沉、毒性等，这些是药物自然属性作用于机体之后产生效应的高度概括，也是我们今天讨论的重点。

药性是根据实际疗效反复验证之后归纳总结的结果。药味的确定，最主要由口尝而得，也就是"神农尝百草，一日而遇七十毒"，发现各种药物具有各种不同滋味，以及味道与治疗作用之间的若干规律性的联系。关于这个联系建立的过程，存在很多不同的观点。有人认为古人可能有反观内视的能力，甚至有一些特异的功能，能够从药物当中，从人与自然的联系当中直接体会到它的功用。因此，"味"的概念，不仅是味觉和感觉的真实滋味，同时也能够反映药物的实际性能。

"四气"作为药性首见于《神农本草经》。《神农本草经》提出了寒、热、温、凉四气，也被称作中药的四性，认为寒、热、温、凉是中药药理理论的核心。"寒为凉之甚，热为温之极。"徐大椿说："入腹则知其性。"意思是说人在吃下这个中药的时候，就能体会到药物的寒热性质。所以，能否把握药物的寒、热、温、凉四性，是临床使用中药能否取得疗效的一个关键。

"五味"最早记载于《尚书·洪范》，在当时指的主要是木、火、土、金、水五行。大家都学过"润下作咸，炎上作苦，曲直作酸，从革作辛，稼穑作甘"。"五味"作为药性的内容最早见于《黄帝内经》，《黄帝内经》中记载五味的本意是药物和食物真实的滋味，比如在《素问·脏气法时论》中就有论述。还有一些药物具有淡味和涩味，也有"淡出于甘"这种说法，也就是说药物的滋味不止于五种。但是五味仍然被认为是最基本的五种滋味，所以称为"五味"。整体来看，中药五味如果分阴阳的话，辛、甘、淡属阳，酸、苦、咸属阴。整体来看，我们认为四气和五味不是孤立的，两者必须综合起来，五味是物质基础，四气是在五味基础上产生的。

归经理论，主要是指药物对人体特定部位的选择性作用。"归"，是走向、归属的意思；"经"主要指的是经络，当然可能不仅仅是经络。归经理论最早可以追溯到《周礼》，在《黄帝内经》里面已经有"五入"和"五走"的论述，是归经理论最早的雏形。到了北宋时期，寇宗奭在《本草衍义》中明确提出："泽泻，仲景八味丸用之者，亦不过接引桂附等归就肾经，别无他意。"这里的"归就肾经"就提出来泽泻的具体归经。金代张元素编著《珍珠囊》，将零散的中药归经理论总结成体系。到清代的沈金鳌，已经把归经作为专项列于中药各项主治之后。以后清代的一些著作，进一步把十二经的归经药，包括奇经八脉的归经药物都进行了总结归纳。关于归经药物的作用，第一是引药归经脉，第二是引药至病所。一些引经药具有明显的趋向作用，诸如牛膝引药下行，桔梗载药上达，等等。用好归经理论在临床取效中非常关键。徐灵胎有云："不知经络而用药，其失也泛，必无捷效，执经络而用药，其失也泥，反能致害。"意思是说不能不知道归经理论，但也不能拘泥于归经理论，这是徐灵胎对归经理论的一个评述。

升降浮沉是药性理论的重要补充和发展，在《素问·阴阳应象大论》里就已经提出，到金元时期得到了进一步的补充和完善。关于有毒无毒、十八反十九畏，咱们之前在讨论毒性中药的时候，已经做了专题的论述，在此不再赘述。

现在传统的药性理论还存在一些问题。比如说，有相当一部分中药的性能不能完全用气味理论来解释。比如益智仁是辛温的，但辛不入肺，反而归脾、肾经；巴豆是辛温的，它不升浮反而具有泻下的作用。中药由于品种、产地的不同，各家尝试的方法也不一致，所以各书的记载也不统一。比如当归，在《中药志》里说是微带辛辣，《药材手册》里又说"甘微苦"，《中药学》里又说"甘辛苦"，缺乏统一的认识。再如大黄，就有十四种归经的说法，充分说明归经学说有待整理和归纳。还有一些问题，比如说中药的气味大多来自直观的现象。对于中药气味、性味、归经、升降浮沉、有毒无毒等，这些理论的本质还没有完全揭开。我想这就是我们今天要讨论的一个重点的话题，谢谢大家！

赵进喜：姜教授对药性理论的历史沿革、学术沿革进行了一个系统的回顾，我觉得非常全面，也提出了应该讨论的问题。现在请周老师给大家讲解。有请周老师！

周平安：非常感谢大家，在百忙之中，跑到这儿来听我讲。我讲的对的，你们可以参考，不对的你们可以批判。

现在党中央特别重视中医药发展，而未来还是寄希望于大家，寄希望于你们中青年一代，我觉得希望还在你们身上。今天好不容易有机会和大家一起讨论学习，我想重点说两个问题：第一个是理论方面，关于阴阳平衡、不平衡的问题。现在处处都在讲平衡，到底应该如何理解阴阳的平衡与不平衡？第二点，我想大家对我比较感兴趣的就是，想知道我到底怎么学习中药的知识，怎样由不懂到懂，再到应用比较自如。我想以几味药为例，来讲述我学习、实践的过程，希望能对大家有所启发。

第一点是关于平衡的问题。这个"衡"字，简单来说，是秤杆，天平的"平"的那个东西。和"衡"紧密相关的，在《黄帝内经》当中多次出现的，是"权"，《黄帝内经》中讲"权衡以平……以决死生"。但是"衡"字在《黄帝内经》上出现过多次，"平"也出现多次。但是作为一个习惯用词，从《素问》《灵枢》到《伤寒论》《金匮要略》都没有发现"平衡"这个词。因此，对"平衡"这个词的应用到底是否正确，我提出了质疑。

"平衡"，就是秤杆两端承受的重量是相等的，因此保持一个平的状态。但我认为平衡是有条件的、暂时的。比如一个天平的两端，一端是砝码，一端是物品，在暂时的条件下确实是平的，很稳定，叫"衡"。两边的物质新陈代谢有快有慢，砝码是金属的，代谢得慢，秤的另一边是水果，有水分会蒸发，整体上就逐渐不平衡了，因为运动和变化是绝对的。我的观点是不追求平衡，要追求和谐。有时候即使不能完全平衡，但仍然处于平稳、健康的、稳定的范围之内。之所以不追求平衡，追求和谐，是因为平衡的要求太高了。

现在有很多说法：第一，五脏平衡则无病。老年人要健康，必须保持五脏平衡，五脏平衡了，身体就不会出现疾病。这句话是不正确的，因为五脏无法保持平衡。中医所论五脏结合六腑，它们的关系不是平衡的关系，而是和谐的关系。例如"心者，君主之官也，神明出焉。肺者，相傅之官，治节出焉。肝者，将军之官，谋虑出焉。脾胃者，仓廪之官，五味出焉。肾者，作强之官，伎巧出焉"，五脏是协调的、统一的、和谐的整体，这才是健康。五脏不可能平衡，正如君主和相傅、仓廪之官不可能平衡，而是各有各的职责，各有各的功用，只有脏腑间和谐才能保持健康。一旦不和谐就会出现病态，如肺和肝，将和相不和谐就会出现病态，或者肺克制肝，或者肝反侮肺。经络、气血、五脏六腑、筋脉骨骼都是处于和谐的状态，不存在平衡之说。

《黄帝内经》《伤寒论》《金匮要略》都没有"平衡"这个词

语，但是"权衡"两个字在一起出现过很多次。至于"权"，指的是秤砣，要得到一个和谐的状态，关键就在于"权"。现在评分大多讲究权重，这个"权"是非常重要的，事情出现一边高一边低，挪动秤砣就能再次达到相对和谐的状态。老百姓说不为良相，便为良医，治国和治病完全是一个道理。我们国家现在处于非常和谐的状态。但是平衡吗？从局部来看有不平衡，例如人们的收入高低有不平衡。但关键的问题不在于平衡，而在于和谐。国家是这样，人体的五脏六腑也是这样，各有各的任务，就处于和谐的状态。

现在很多医生总讲阴阳平衡，这一点我觉得是错的。阴阳是一个哲学概念，是一个对立的统一体，把任何事情一分为二来看，可以用这个概念来概括天下各种各样的事情。阴阳最典型的代表是太阳和月亮的关系，太阳是阳，月亮是阴，白天为阳，黑夜是阴，都是不平衡的。一年二十四节气，阴阳变化，也是不平衡的。《素问·天元纪大论》说："阳中有阴，阴中有阳。"《素问·金匮真言论》说："平旦至日中，天之阳，阳中之阳也；日中至黄昏，天之阳，阳中之阴也；合夜至鸡鸣，天之阴，阴中之阴也；鸡鸣至平旦，天之阴，阴中之阳也。"阴阳二十四小时也是不平衡的。但阴阳是和谐的，气候也是稳定的，这就是一个健康的状态。四季春夏秋冬，气候阴阳变化也是不平衡的。阴阳的关系是互相包容、互相转化、互相滋生的，阳可以转化为阴，阴可以转化为阳，一天24小时，一年365天，阴阳始终没有平衡的时候。不平衡不是意味着不行了，只要能够和谐就行。《伤寒论》出现79个"和"字，讲的是和谐的状态，经络、阴阳、气血和谐的状态，而不是平衡的状态。《素问·血气形志》说："太阳常多血少气，少阳常少血多气，阳明常多气多血，少阴常少血多气，厥阴常多血少气，太阴常多气少血，此天之常数。"人体十二经脉，每一个经脉以气血分阴阳，都是不平衡的，有气多的，有血多的。不平衡没关系，只要和谐就是健康的。

"阴平阳秘，精神乃治。"这是很多人说阴阳平衡的根据。实际上，"阴平阳秘"不是讲的阴阳平衡。"阴平"，这个"平"是不亢不衰，不虚不实，是一个生理的状态，这叫"平"。"阴平阳秘"，阳气是关键，阴阳之要在于"阳秘乃固"，阳气最重要，阳气要固秘，就像篱笆墙筑得很结实一样，不让阴气受损。阳气在于"固秘"，不是要过强，也不是虚衰。过强，则阴气乃绝；过衰，则寒气太盛，都是阴阳不和谐的。所以"阴平阳秘"不是讲的阴阳平衡，而是讲的阴和阳都在相对的生理范围之内保持和谐的状态。"阴阳离决，精气乃绝。"阴和阳是永远不能分开的，分开了就会失去生机。

另外，中医总说先天之本、后天之本。先天之本是肾，从母亲体内出生后，就那么一点先天，但每个人的寿命却不同。若要按《黄帝内经》所说，女子不过七七，男子不过八八，先天之精气皆衰矣。肾中精气衰竭了，人还怎么活呢？这里头就有一个动态变化的问题。肾精永远需要脾的精微来维护、转化、补充。脾与肾也是很协调的，没有脾气来供养肾气，肾气很快就会消耗殆尽。脾肾之间也是和谐的关系，而非平衡关系。老百姓也常说"家和万事兴"，一个家庭若想兴旺，就得"和"，需要兄弟姐妹之间很"和"；一旦失去和睦，这个家庭就会破败。人"和"不生病，气血阴阳脏腑"和"则不生病。不协调了，肯定要生病。

第二个，我分享一下我学习中医的经验。我的学习内容很多，学中医几十年了，一句话也说不清楚，我就举几个例子。比方说，我们治疗悬饮，以《伤寒》《金匮》的十枣汤为例，我给大家说说我是怎么学习的。

十枣汤大家都非常熟悉，是由大戟、甘遂、芫花各等量，分别研成细末，然后用十个大枣熬浓汁冲服。这就是十枣汤原方的用法和炮制的办法，书中记载很简单。但是张仲景运用十枣汤治疗悬饮，规定是很严格的。规定要平旦服用，早晨太阳出来的时候吃一次（平旦服），空腹服，规定非常明确。强人喝一寸匕，弱人喝半寸匕，折合现代度量衡分析，体质强壮者可用4g左右，体质柔弱者只用2g左右。依据张仲景书中的经验，治疗悬饮服用十枣汤后，如果大便不是很痛快的水样便，那第2天需要继续服用；第2天再服，他就非常明白地告诉你需要加量，不是原量，而必须加半寸匕，不加量就达不到预期的效果。

现在全国高校通用的《中医内科学》教材，治疗悬饮、痰饮用十枣汤，讲的是每天服两次，既没说剂量，也没说如何服用。张仲景的说法是科学的，但是张仲景要求的服药方法在临床应用上很难做到。根据我在内科病房工作近20年的经验，遇到悬饮，就是胸腔积液的患者，不管是结核性胸膜炎、肿瘤转移性胸膜炎，还是化脓性胸膜炎，用十枣汤来治疗很不好实施。第一，开大戟、甘遂、芫花，药房绝对没有研末的药粉，干着急没有用。第二，花费时间精力将三味药炮制、加工以后，味道非常呛人，加工的人都受不了，呛得厉害，特别是甘遂让人呛得厉害。真正拿来以后，用十个大枣或者二十个大枣，熬煮成浓汁，让患者冲服。但是药物进入口腔会刺激口腔黏膜，通过食道会刺激食道黏膜，进了胃部会刺激胃黏膜，患者喝了药就会出现恶心、呕吐、腹痛的症状。喝下去半个小时开始肠鸣，一个小时开始水泻。虽然有泻下、泄水的作用，但是患者很难接受。针对这一问题，临床就得改进服用方法。学习古人、尊重古人方法的同时，也要认识到一些方法仍存在不少弊端。

我刚开始进入临床工作的时候，曾治疗河北的一位农民，罹患胸膜间质细胞瘤。患者反复出现血性胸水，抽掉以后三四天就又有新的胸水，非常棘手。当时条件很差，抽胸水的时候用50mL的注射器抽不动，很费劲。当时我就想用十枣汤，但是病房没有。用了药房的大戟、甘遂、芫花，三味药都用醋炮制的，各10g；为了保护胃肠黏膜和食道黏膜，用20个大枣煮得很浓稠，用甜甜的味道来保护口腔、食道、胃黏膜。第1次治疗大概就是这样，用大戟、甘遂、芫花各10g，大枣20个，我亲自让病房煎煮。但是服后第2天，患者大便还是干，根本没有泻下。这说明水煎的方式不能发挥药效，就得照着张仲景那种办法，吃药粉才能有效，这是我实践的过程。

后来怎么改进呢？我在东直门医院当了差不多10年的急诊科主任，遇到过各种各样的危重病例，其中有一种是腹腔积液。腹腔积液既有肝性腹腔积液，又有肾性的腹腔积液，还有心脏病导致的，患者腹部鼓胀明显，感觉非常难受。因此要想办法让患者腹腔里的水消除一些，缓解患者的不适。1958年的《哈尔滨中医药》发表了一位贵州的卢老太太使用的肿半截儿秘方，很简单——牵牛子（黑白丑）各60g，红糖120g，生姜500g；把带皮的生姜绞碎、榨汁，加入红糖搅拌；把黑白丑研成粉，用生姜汁冲兑之后蒸1小时。然后每天喝1次，每次喝两勺。我把这个秘方学来了，也让患者尝试，确实有效。吃下去以后，一般来说1小时，或1.5小时，大便就能顺利排出，然后腹部胀满能得以缓解。但是很快就产生耐药性了，第2次再喝两勺效果就差了，用的时间长了患者就虚弱了，患者也接受不了。我认为这个处方的关键是黑白丑，黑白丑也是攻下逐水药。在急诊或者病房，经常会遇到积水的情况，不管是胸腔积液还是腹腔积液，用张仲景那种办法有效，但副作用很大；卢老太太的秘方，不仅操作起来麻烦，而且也是短效的，不能常用。

后来我就查阅资料发现，古人应用甘遂、芫花都是研末，或者冲服，或者水丸冲服，不是水煮的，说明水煎无效！黑白丑也是这样，我在临床上试验了很多次。很多老师讲黑白丑是攻下逐水药，作用很厉害，治疗疳积很好，大便干的患者肯定腹胀明显，治疗可以用黑白丑，但往往发现吃汤药没效。用3g，大便不下来；用6g甚至用到10g，大便依然不排下来。最后发现不管黑丑、白丑都一样，作用没有太大分别，它的作用成分都是容易挥发的，水煎无效。

那怎么办？为了达到泄水的目的，我选用甘遂来治疗，不仅因为甘遂最有效，而且毒副作用最小。甘遂用醋煨制，研成细末。黑白丑去掉外面的一层外壳，因为黑白丑的外壳特别刺激嗓子，吃完以后嗓子痛。把黑白丑的外壳去掉，能大大减轻副作用。最后黑丑、白丑、甘遂等量，都炮制以后去除外壳，研成细末，装入胶囊。一个胶囊装0.4g，相当于甘遂、黑丑、白丑各0.2g。按照古人的剂量，正常人为了泄水，一次需要4粒，4粒就是1.6g。第一次患者吃4粒胶囊，早晨平旦空腹服用，半个小时后出现肠鸣，1小时后泻下大便，大便先是溏便，第2次和第3次是水样便，泻下之后患者的积水就减少了。

制作胶囊还须注意一个问题，如果胶囊外边沾了甘遂和黑白丑的细末，患者吃了也会恶心。因此装胶囊时，需要注意用棉签把胶囊外沾上的那么一丁点药粉擦拭干净，这样让患者服用时能大大减轻副作用。

张仲景说第1次泻下之后没有全部排出，第2天要吃第2次，而且要加量。无论黑白丑还是甘遂，在体内产生耐药性的速度很快，第2次至少要增加1/4的药量。我让患者吃胶囊，一般首剂服用4粒，体弱者2粒，第2次增加药量，服用6粒，体弱者3粒，这样才能保证安全。我用这个药的规律就是吃两次停一周，停药的一周中间一定要保胃气，可以用香砂六君子汤为基础方给患者服用调护，恢复患者的胃气。服用这类泻水药不能第1次吃4粒，第2次还吃同样的4粒的量，如果这样第2次的效果会远远不如第1次明显。正确的方法应该第1次用4粒，第2次用6粒，隔五六天再服用，就应该吃8粒。如果还是只吃4粒，泻水的力量就很轻了，就达不到攻下逐水的目的。

学习就是这样一个过程，为了得到答案，必然要翻阅很多书籍，这个过程中要去伪存真，取其精华去其糟粕。我觉得我对这两味药算是真正认识了，而且可以用得很灵活。我们作为大夫，要想治好大病、难治病，手里得有几个厉害的药。而任何厉害的药都是"双刃剑"，能够在发挥其治疗作用的同时避免毒副作用，这才是一个好大夫的体现。这是经过很多次实践领悟出来的，不是书上看来的。

另外，我还想给大家介绍一个方子，即鸡鸣散。这个处方用药古怪，君药是槟榔，槟榔7枚。这个处方原来是治疗湿脚气的，小腿脚面肿得像包着水一样，甚至皮肤出现漏水。肿胀明显，可以伴有关节痛，甚至引起心悸、胸闷、心痛等心脏症状。扩张型心肌病、心肌炎也有这种情况，使用鸡鸣散可取得很好的疗效。

鸡鸣散的主药是槟榔，中等大小的槟榔一枚是6g，7枚42g，用量不小，患者吃完有显著的泄水作用。它和黑白丑、甘遂虽然作用机制不一样，但也具有泄水的功效。

在临床应用有两个经验：一个是治疗风心病心衰水肿显著者，可暂用泄水之法，水肿消减后患者症状能立马好转；另一个是治疗类风湿关节炎，脚肿、膝盖肿，即鹤膝风，可重用槟榔或用鸡鸣散，往往能取得明显疗效。临床中包括髋关节、膝关节、滑膜炎水肿，均可应用鸡鸣散。应用这个处方的要点，第一是槟榔要用到适合的剂量，第二是服用方法非常重要。鸡鸣散为什么不叫逐水方，不叫治脚气方，也不叫祛湿热方，为什么叫鸡鸣散？正是因为要在鸡鸣之前把药煎好，在吃饭前一小时放凉空腹服用，分2次、3次或4次喝完，服药后需要间隔1～2小时再吃饭。空腹的情况下又喝凉的、冰冷的泻下药，能让患者非常痛快地把水泄出来。

我在临床上也进行过细致观察。槟榔，中医说是一个驱虫药，对蛔虫及各种肠寄生虫都有很好的驱虫效果，尤其对猪绦虫病或牛绦虫病有特效。绦虫病无论中医、西医治疗都比较棘手，因为绦虫有3～6米长，会大量吸收患者的营养，并且患者排出来时是一节一节地脱落，要想把绦虫病彻底治好，必须把绦虫的头排出来。绦虫的头是什么样子？像三股白线一样，上面有三个吸盘，吸附在肠道上。要想治好绦虫病，必须把绦虫的吸盘打掉。槟榔是有毒的，按照传统的方法治疗绦虫病，四两南瓜子和四两槟榔，南瓜子先服，吃完一小时后服用槟榔，这样可以先把绦虫麻醉，然后再把它打下来。南瓜子是洁白的，味道很香，也不苦，即使连皮吃掉也没关系。然后过半小时或一小时服用槟榔，槟榔要用四两（120g），熬煮200～300mL紫色的药汤，让患者一次性喝完。服用的时候一定要让患者坐盆，盆里盛满温水，热气熏着让患者大便，否则寄生虫遇凉收缩，就会断掉排不出来了。喝槟榔水后，半小时开始肠鸣，1小时左右开始第1次排便，第1次大便还看不到虫子；第2次大便开始水泄后，就可以在便盆里清楚地看到一节一节的寄生虫的虫体。一般需要2～3小时患者将大便排完后，用镊子在虫体里找到吸盘，这个位置的虫体很细，确认头部确实有三个这样的吸盘，这个患者就算治愈了。

由此可见，槟榔的毒性相对较小，一副药用120g一次服用也没有关系。槟榔的毒副作用主要是唾液多、恶心、腹痛，用量过多还可出现神经损伤，导致患者没精神。这个时候不要害怕，因为药已经排出去了，一般没有太大的危险，这是关于槟榔使用的要点。一般来说，生槟榔的效果好，炒的槟榔效果较弱。咱们爱用焦四仙助消化，帮助排泄，那也只是助消化，焦槟榔通大便、利水的作用都很差。

我学习中药特别重视实践。我们认识中药的知识，一方面是老师教给的、书上写的，另一个更重要的方面就是向患者学习，观察患者服药后的反应，能帮助我们清楚地认识这个药物的作用。比如，要攻下逐水就有甘遂、黑白丑、槟榔这几味药可用，而且槟榔服用后腹痛不厉害，还是很安全的。

至于临床常用的如黄芪、党参、银花、连翘、蒲公英等药物，更需要进行深入的实践研究。比如，中药教材说麻黄的功效是发汗、平喘、利尿，但实际上远不止如此。当今社会，运动员使用麻黄就尤须注意，一方面是副作用，另一个要考虑它也是毒品的原料之一。尿里发现伪麻黄碱，运动员就要"倒霉"了，所以运动员感冒吃含有麻黄的药需要特别谨慎。

研究发现麻黄的副作用可以用来治病，也很有疗效。例如，服用麻黄会令人兴奋，不想睡觉，心慌，心率加快，血压升高，这是它的副作用。东直门医院从1984年开始应用的一个处方叫清肺饮，后来叫解毒清肺饮，治疗感冒发热、气管炎、肺炎效果很好。我年轻的时候开具这个处方时麻黄用了10g，导致患者服药期间每天晚上过度兴奋，难以入睡，心率加快，这种情况很明显是副作用了。后来我利用这一副作用治疗嗜睡的患者，患者脾虚、气虚证候明显，使用补中益气汤再加上麻黄10g，嗜睡的症状很快就得到改善。这就是说中药的副作用可以变成正作用。中药是一把"双刃剑"，具体要看如何应用。

还有升高血压的问题。尽管现在由于各种各样的原因，血压低的患者很少，但还是有。中气不足，如何将血压升高？可用补中益气汤，重用甘草，加一个枳实，这样的升压方法是最简单的。要是精神十分萎靡，可以再加用少量麻黄，既能强心，又能升压，还能使人兴奋，这就是将副作用巧妙地变成了治疗作用。这一方面的内容很丰富。我的举例是想说明，对于任何一种药的学习都要反复思考，认识这个药物的利弊两面，有利的功效如何应用，不利的作用如何将其变弊为利。医者要心中有数，熟练掌握，认识药物作用要全面，不能总是一知半解。

按照教材所说，麻黄的作用就是发汗、平喘、利尿。如平喘的作用，麻黄所含有的麻黄碱、伪麻黄碱都有缓解气管痉挛的作用。中医特别强调肾虚喘禁用麻黄，但是麻黄又是治喘第一要药，那么肾虚的患者是否应该使用麻黄呢？我在临床上一般通过配合熟地黄来应用，熟地黄可以滋肾养阴，能抑制麻黄辛散的作用，这样就能有效避免副作用出现。

我今天讨论的目标就是两点：第一个，讨论了平衡的问题，属于理论问题。第二个，分享我学习中药、应用中药的经验。我不是中医大家，但你要想做一个中医大家，手里面必须要"有两把刷子"，要有几个很厉害的中药。你们自己走什么路，怎么学习，每一个人有每一个人的方法，不能千篇一律。如果觉得自己很笨，学点东西挺难，勤能补拙，多学几遍不就行了，那《伤寒论》不读个几千遍能行吗？那些条文你就得记到脑海当中，有些经方用得好就是立竿见影。我们这一代中医非常苦，必须要用中医给人家治病，还必须懂西医知识，才能和西医医生交流、沟通。西医的病理、药理、生理都得懂。想懂就得吃苦，就得勤读书、多读书，中医、西医都得学，每个月的医学杂志都需要翻看，否则有些新知识就会不知道。这就是学习的过程。

学习过程总是很漫长的，用屈原的话说："路漫漫其修远兮，吾将上下而求索。"我所理解的上下求索，就是对于真的假的、对的错的，一直琢磨，一直求索，总想找到一点正确的东西，然后为患者服务，这就是人生的价值！我觉得就是这样。所以作为一名中医医生，要想有一点疗效，就得艰苦地学习，上下求索。乔布斯的说法对我影响很深，他的座右铭是"求知若渴，虚怀若谷"。他有一句话最让人不可理解，他说：记住你即将死去。这句话是什么意思呢？就是说时间非常宝贵，你要珍惜利用每一分钟努力学习，求知若渴，虚怀若谷。乔布斯最后取得了那么大成就，得癌症8年，最后还一直在分秒必争地奋斗，我觉得值得我们学习。

我2013年患脑梗躺在病床上恢复的过程中，又重新把《素问》从头到尾挑主要的内容抄了一遍，又加了注解认识。我们可能很笨，做不了多少贡献，只是希望治病有一点疗效。作为一名医师，我想生命的价值就是给患者治病，给患者治好病是最重要的目标。因此，只要有机会还是要不断学习的。我是这样看的，笨没有关系，忘了没关系，咱们再学习。以前好多条文我都会背，现在有的我一下子想不起来，这没关系，脑子里有印象在那儿，一翻书就知道了。如果根本就没看过，那根本没法找。

赵进喜：周老结合自己学习、研究中医药，尤其是在临床运用中药当中的体会，为我们做了非常好的学习经验的分享。周老提到不但了解这个药的疗效，还得了解它的副作用，像对麻黄的这些认识，都是来源于临床，确实对我们很有指导意义。贾海忠老师治打鼾的处方，也有周老师的思想在里边，说明英雄所见略同！大家有什么问题抓紧机会请教周老师。

王暴魁：我想请教周老。我抄过您不少方子，其中3个处方里边都有干姜、细辛、五味子，其中有两例是治疗肺间质纤维化，都是我不太会用的方面。对于肺纤维化，包括咳嗽的症状，特别是感冒后的咳嗽，您的治疗经验能不能告诉我们呢？而且这些人舌都是偏红的，而不是淡的。关于热象用热药，比如张仲景的小青龙汤，包括小青龙加石膏汤，在实践当中怎么把握分寸和比例？对于肺纤维化，包括感冒后长时间的咳嗽，您是怎么应用热药的？

周平安：这3味药是小青龙汤的骨干药。"小青龙汤麻桂甘，姜辛五味半夏参"，这里头的细辛、干姜、五味子，都是温性的。按照传统的中医理论，肺的生理功能特点就是一张一弛、一收一缩。干姜是辛散主开的，五味子是酸收的，这个完全符合肺泡自身的生理现象。病理方面出现不协调了，可以使用一点药物协助肺一张一合。细辛、干姜治疗寒证效果是很好的，对于因寒而引起的咳嗽、咳喘，干姜、细辛都是很好、很重要的药。我常用干姜止咳，实际上效果很好，但一定是寒证。

关于细辛这个药，现在认为它有毒。细辛有没有毒呢？确实是有毒，对肾脏的损害是肯定的，另外可以诱发肿瘤。最早提出细辛有毒，是北宋一位姓陈的大夫在《本草别说》里提出来的。书中记载，甘肃一带监狱里的管理员加害某些服刑的人，用细辛研末加到犯人的饭菜里，犯人吃后1天就死了，还没有任何外伤的迹象，是由于呼吸抑制导致的。他发现这种情况，最早就是这样记录的。《本草别说》在社会上影响很小，后来南宋的《证类本草》就把这个引用进来了，其中记录的是人吃了以后1天就死了，而不是1钱。

李时珍的《本草纲目》是以《证类本草》为基础写成，只是又增加了800多味药。李时珍在引用《本草别说》的时候，改成了"细辛不过钱"，认为超过5g，单服药粉就可以胸闷至极而死。李时珍的《本草纲目》对社会的影响特别大，因此一直到现在都按照李时珍说的方法用细辛，实际上细辛用5g不致于要命，如果是煎服就更没问题了。因此 "细辛不过钱"，实际上是李时珍误抄别人的书传下来的。但现在我们国家的药典上也规定细辛不过钱，用量不让超过3g，这个规定是不正确的。

我们常学习汉、唐、宋、明、清时期细辛的用量，在明代李时珍《本草纲目》以前，用量都是很大的，一天用量折合现在十几克的情况很常见，有的甚至一天可以用到60g，其中的关键是煎服。煎煮的时候有毒的成分和有效的成分都在挥发，有毒的成分低温就可以挥发掉，而有效的成分挥发得很慢，因此煎服可以重用。比如陈士铎的医书里记载，治疗头痛就用30g，头痛迅速缓解。因为细辛可以起到麻醉的效果，牙痛患者吃一点细辛，一会儿牙就不痛了，麻醉的效果很好。因此细辛治疗咳嗽，不管是外感咳嗽还是内伤咳嗽，只要有寒象，都可以使用。细辛是一个中枢性的镇咳药，镇咳效果是很好的，这是它的正面作用。但是还要考虑它的反面作用，遇到肺心病，呼吸功能不好的，就不要用细辛了。尽管有寒饮，虽然细辛的镇咳作用很好，但是肺心病到了呼吸功能不好的时候，就不应该使用细辛了，因为细辛抑制呼吸中枢的作用会让呼吸更加困难。临床医生如果对这个药正、副两方面的认识都明白了，就可以大胆地应用了。

细辛一般用于寒象，比如过敏性鼻炎，遇冷就流鼻涕、打喷嚏、鼻塞，一遇到冷空气就犯，就可以用细辛。热证用细辛的是少数，主要用于治疗上热下寒出现口疮者，特别是小孩的手足口病，鹅口疮也可以用。手足口病口疮的症状是比较突出的，我就主张用一点点细辛，研末醋调，敷于脚心，引火归原，对疱疹也有很好的作用。这是细辛，既可止痛又可引火归原，有热象可以用，小剂量可引火归原。治疗口疮长期效果不好的，用清热解毒效果不好的，不妨用一点细辛引火归原，让热下行；或者加点吴茱萸，一般用量不超过3g，那效果就好得多了。

然后是五味子。五味子这个药是酸敛的，对肺来说是收缩肺泡的。另外，对于过敏性疾病，五味子抗过敏效果是非常好的。最早施今墨有一个脱敏汤，施今墨的女婿祝谌予有一个过敏煎，稍微把施老的脱敏汤调整了一下。到了我这里，有一个治疗哮喘的柴胡过敏汤，就是以过敏煎为基础方，其中五味子是一个很好的收敛肺气、治喘、止咳的圣药。它的重要特点就是对过敏性疾病有收缩津液的作用，防止出现太多的稀痰，也是针对寒证效果最好。但是对于热证你可以反其道而行之，在清肺的基础上稍微用一点也可以。

张仲景在配方中大部分都是遵循相反相成的规律，改变矛盾的状态以求得一个和谐，这是其配方的基本精神。小青龙汤就是这样，针对肺部外有风寒，内有痰饮，不管是咳嗽、喘、呕、利，小青龙汤都可以用。它作用的基本原理就是辛开苦降，有开有和。但是疾病发展如果热象更明显的，就用小青龙加石膏汤。实际上日本的研究发现，有热象用小青龙加石膏，没热象加大枣，不光是哮喘，治疗过敏性疾病效果也很好。

再说大枣。大枣也有很多的作用，大枣含有环磷酸腺苷和环磷酸鸟苷，在所有的植物药当中它的含量是最高的。环磷酸腺苷和环磷酸鸟苷是构成细胞最基本的元素，相当于我们中医基本的阴阳元素，大枣对于细胞的新生及病变细胞的复活，都有很好的作用。张仲景113方当中，约70%都有大枣和甘草。我治疗哮喘用大枣，治疗肝炎也必用大枣，因为肝炎都是肝细胞发生病变，大枣是一个修复细胞的药。另外，它本身也有甘以缓之的作用，是解毒的，对肝脏来说也是有好处的。我治疗肝炎患者，发现转氨酶升高，使用大枣之后没有转氨酶降不下来的。常用茵陈、大枣、五味子三味中药降转氨酶，无论是甲型还是乙型肝炎，它们是治转氨酶升高的专用药、特效药，用1个月后转氨酶可以大幅下降，但完全恢复正常需要一个过程。

王暴魁：我本来以为大枣可以让人长得更年轻、更漂亮。

周平安：有这个作用，促进细胞生成。

王暴魁：比如我经常吃大枣，希望我能年轻，看来还是很有希望的。

赵进喜：周老师为咱们无私奉献了宝贵的临床经验。实际上周老师已经很好地回答了如何学好中药药性以提高临床疗效这个问题。首先还是得溯本求源，向经典学习。《伤寒杂病论》每个药的应用，无论是周老师提到的干姜、细辛、五味子，还是生姜、大枣、甘草，都有深刻的内涵。只有认真学习，反复背诵，反复理解，反复体会，才能真正掌握这些药。

实际上很多学者学习《伤寒论》，一是通过研究类方，比如说研究小柴胡汤、大柴胡汤、柴胡桂枝汤、柴胡桂枝干姜汤都是怎么用的，然后得出柴胡类方的应用经验。并按照这个方法得出麻黄类方、桂枝类方、泻心汤类方等如何应用。二是通过类证研究。比如把《伤寒论》里面所有包含"头汗出"的条文找出来，观察都有哪些方证可以表现为头汗，结果是归于白虎汤、栀子豉汤、茵陈蒿汤证及柴胡类方证。三是专门研究药物，就像刚刚周老师研究大枣出现多少次，主要用于治疗什么病，石膏的适应证是什么，等等，一味药一味药地研究。

我也同意周老师说的，有时候历代注家不一定都是正确的。例如桂枝汤里面的芍药，许多注家都认为是白芍，因为白芍可以酸甘化阴、辛甘化阳，各人的论述也不尽相同。理解为白芍，主要依据是从成无己的方论开始，认为酸甘化阴，应该是酸味的，配合甘草就能缓急止痛，所以认为是白芍，但是实际上应该结合《神农本草经》来分析。《神农本草经》说芍药治腹痛、利小便、上下癥瘕积聚，都不像说的是白芍。毕竟《神农本草经》和《伤寒杂病论》的时代比较接近。接近《伤寒论》的不是后世的成无己，更不是后来的《本草纲目》，也不是现在的中药书、方剂书及《伤寒论讲义》。再观察桂枝汤类方——桂枝加芍药汤、桂枝加大黄汤等，在桂枝加芍药汤、桂枝加大黄汤后明确就说："其人续自便利，设当行大黄、芍药者，宜减之。以其人胃气弱，易动故也。"《伤寒论》把大黄和芍药放在一块说，就说明大黄与芍药具有相同的功效和相同的副作用，所以胃气弱、易动者，用量就应该适当地慎用，或者减量应用大黄与芍药。并且，很多用大黄的处方里都有芍药，比如说麻子仁丸、桃核承气汤、大黄䗪虫丸、桂枝加大黄汤、大柴胡汤、下瘀血汤等，都是大黄跟芍药在一块用，充分说明《伤寒论》时代所用的芍药很可能就是赤芍。实际上是到了陶弘景的时候才区分赤芍与白芍。周老说《伤寒论》需要念三千遍，就是强调从经典原文去深刻领会，去系统学习研究，还要结合历代经典著作，包括本草书来研究。

　　另外，就是需要在实践当中去学习。在实践当中应用，才能体会出来药物到底该怎么用，到底有没有效果。就好像很多书上都写了攻逐水饮的治法，很多学生还认为现代的老师太笨了，或者说现代的老师西化太严重了，否则为什么患者水肿很严重，还非用呋塞米利尿，为什么不用攻逐水饮的方法来治疗呢？周老师讲解后我们就明白了，攻逐水饮的方法不好掌握，患者还容易出现上吐下泻、腹痛等不适，吐泻之后还可能导致严重的电解质紊乱，而且还不知道是钾低了还是钾高了，所以大家才宁愿接受呋塞米、托拉塞米等西药，而不去用中药。就是因为西药用起来相对明确、好掌握，而一般人没有应用逐水中药的相关经验，并不是大家都不相信中医这个方法。实际上，在20世纪七八十年代，重视西学中的时代，好多人都在用这个方法，比如农村经常用臌症丸，有靠着这个绝招生活的，我都见过。就像周老师说的，第1次吃完以后患者症状明显缓解，但再吃就不如第1次效果好，最终不能幸免肝昏迷甚至死亡。实际上这个方法确实非常难掌握，而且疗效往往并不像古人医案写的那样一泻而愈，疗效神奇。

我经常思考为什么现在研发出那么多新药，疗效都不那么好呢？实际上都是因为经常用汤药的思路来治疗疾病，一个成药里头如果没有这个毒药，没有细料药，没有好药，想有疗效就很难。所以个人觉得实践才能出真知，从实践当中去学习，才能学到真正有用的东西。

第三点就是要全面了解药性，不能浅尝辄止。我们中医经常讲学贵深潜、业贵精专，你光知道这个是热药或是寒药，按照寒者热之、热者寒之的思路去理解和应用，太过粗浅。山栀是寒凉的，黄连也是寒凉的，都是苦寒。为什么中药书上归于两类，山栀归于清热泻火药，黄连属于清热燥湿药？就是因为虽然二者都是苦寒药，实际上药性是不同的，黄连苦寒能厚肠胃，山栀苦寒能通大便。《伤寒论》指出："其人旧微溏者，不可与服之。"意思就是说，平常大便偏稀的人不能吃山栀，因为山栀可能对大便有影响，可以导致腹泻，可能伤胃。所以黄连与山栀同样都是苦寒药，用法却有非常大的区别。刚才周老师讲到了麻黄的应用，贾老师有一次也跟大家分享过一个治疗打鼾的处方，与周老师的这个思想实际上是一样的。

有时候一味药的副作用如果利用得当，疗效比正作用还好。最简单的例子就是当归，当归养血，但有时候遇到女性血虚，使用当归疗效其实非常一般。但是当归还有滑肠之弊，反过来用当归滑肠之弊来治疗习惯性便秘，疗效反而比较好。此外，历代医家对当归是否能安胎多有争议，周老师说大剂量当归会导致子宫收缩，孕妇绝对不能使用，但小剂量具有舒缓子宫的作用。我治疗肾病糖尿病经常喜欢用牛蒡子。如果患者大便干，我就增加牛蒡子的剂量，因为牛蒡子也有滑肠之弊。所以了解药物的副作用，也是临床用药的一个重要方面。

还有就是周老师对每一个药的有效成分、药理作用，理解都特别深刻。毕竟周老师专门研究过中药，原来是中药专业的研究生，所以不但临床会用药，还知道这个药包含何种成分。如乌头，久煎就能减轻副作用。为什么久煎就能减轻副作用？到底久煎多长时间能减轻副作用？周老师心里边都特别清楚，所以他临床用药把握这个度就特别好。咱们讲结合现代药理知识用药，也是一个重要的思路。虽然说如果中医完全依赖现代药理知识用药是不对的，但是在某些方面结合现代药理研究来用药还是有道理的。所以我认为，结合现代药理研究趋利避害，让这个药发挥最大的作用，这是周老师的一个特点，也是临床可行的一个思路。

王暴魁：张仲景说过"勤求古训，博采众方"。就"勤求古训"这一点，热爱中医的人基本都做到了；"博采众方"这个方面，我想可能包括学习古代的和现代的知识。我想不论是张仲景还是李时珍，如果他们有机会，都会博采众长，学习新技术。应该说做医生是要看病的，如果能提高疗效，就不应该排斥一些有用的知识。我特别反对只学中医，只热爱中医，而排斥西医。我也不认为中医就是古代的，我认为中医也是现代的。作为医生最主要的是解决患者的问题，只要能解决患者痛苦的知识技术，就应该学习，这是总的原则。如果中医学得好，在这个前提下，其实我特别鼓励大家学西医，因为西医的东西对中医的理论创新也很重要。创新理论不是为了标新立异，而是为了提高疗效。例如，枳实除了能增加平滑肌的收缩，还能升高血压，血压低的可以应用枳实来治疗。患者血压低的话，我一般用量是50～80g，因为少于30g效果不太理想。对低血压的人来说，黄精和枳实的效果都是比较不错的。桔梗对低血压也有效，桔梗所谓升提，包括升陷汤，其实都有强心的作用。这些药物作用完全按照中医的理论，解释为升提阳气说不通。中医的许多概念需要具体化，药理本身对中医理论的创新很重要。中医有很多理论其实是通过药来反证，学习西医对我们的理论影响非常大。我们一定要学张仲景的精神，不能拒绝任何对我们有用的东西。

王亚红：我讲三个方面。一个是刚才赵老师说了关于西药利尿剂的问题。我想咱们既然是铿锵中医行，我就要来辩论一下。因为我是研究心血管疾病的，我觉得可能在治疗心衰和肾病这两个方面，对利尿剂的理解是不同的。西药利尿剂确实是起效快，但也有它的弊端。我会把西药利尿剂，如呋塞米、托拉塞米、布美他尼，甚至更新的利尿剂，按照中药的药性进行区别。比如呋塞米，我就认为相当于健脾利湿的，托拉塞米这一类相当于猪苓和泽泻；而布美他尼这一类效果更强，可能中药没有与之对应的药物。我之所以这样区别不同利尿剂，是因为我体会患者用了呋塞米后，效果不如托拉塞米，效果不好，但副作用少，所以是健脾利湿的作用，利尿不伤阴。托拉塞米利尿作用比呋塞米强10倍甚至20倍，倾向于针对下焦，所治疗的有点类似猪苓汤证，所以我感觉它就是类似于猪苓。用完托拉塞米以后，患者可见舌光红少苔，伴有乏力、气短。但用呋塞米利尿，患者几乎没有不适感觉，所以相当于茯苓类的健脾利湿作用，利湿不伤正气。

赵进喜：很好。我们不但要了解中药的药效，还要了解中药的药理。实际上郭维琴老师还提到，降低血压的时候，不能只考虑某个中药有降压效果，还要从别的方面思考，比如它有安神的作用，安神也有助于控制血压；或者患者高血压的同时伴有大便干，通便也有利于降低血压。

刘晓峰：我主要是做药物、方剂分析，研究过程中发现有很多问题，最主要的就是药物的气化问题。中医有一个重要的概念就是"气"，所以药物发挥作用实际是药的"气"在起作用。例如石膏，有人说是大寒，有人说是微寒，那谁说的对呢？我做分析的时候如何给它定性？你说药性是大寒，因为清热功效强；你说是微寒，因为副作用小，道理都能讲得通。如果逻辑上讲不通，学中医就很混乱。比如说什么时候喝药，有的说是饭前喝的作用在下焦，饭后喝的作用在上焦，也有的医家说饭前喝的作用也在上焦，知识一下子就混乱了。后来看到岳美中说石膏化气最速，我一下就明白了。石膏为什么是微寒？就像一间屋子里太热了，最好的方法就是开窗透气散热，这个是微寒。拿冰块进来也一样降温，这个是大寒，但降温的速度没开窗快。于是我就想通了，有的药降温快，但没有副作用，就是因为气化完了就没有副作用。

王暴魁：其实石膏到底是大寒还是微寒，很多都是按照临床疗效来看的。有的药即使是平性，退热作用也很好。但是退热作用好的话就认为是寒的，恐怕会有问题。不要太纠结于此类问题。

刘晓峰：我明白您的意思。因为有的药在古代医籍写的是平性，但现在都变成寒性了，是因为退热的效果特别好。

王暴魁： 和量也有关系，量大了肯定是好，量小了就不好，微寒还是大寒还真是不好说。我觉得没有必要纠结这些，退热效果好，这就够了。

刘晓峰： 对，量大了退热效果就好。

贾海忠： 如果要根据西药药理的表述来做临床，我觉得临床疗效会有一部分好的，但是总的疗效不会很好，而且疗效也不会持久，也许可以速效，但可能很快就会出现耐药和无效，包括刚才提到的枳实升压。20世纪七八十年代，各个卫生院都自己做注射剂抢救休克，早就有了。为什么现在没有广泛运用呢？枳实可以促进胃肠动力，但使用次数多了以后效果就不明显了，是什么原因呢？如果完全按照西药的药理研究方法得出结论，以此来指导中药配伍的话，可以说这根本就不是中医了，因为完全脱离了中医思维。

赵进喜： 那也不能这么说，中西医思维未必存在矛盾。

贾海忠： 我们要学这部分内容，一定要善于学习中药药理的全部内涵，明确药性到底应该是什么。传统中医的药性，主要说的是四气、五味、归经、有毒、无毒等。实际上我们还忽略了一个问题，我们讲的四气与《黄帝内经》时代是不一样的，《黄帝内经》时代讲的五气是辛、臊、香、臭、焦，那才是真正闻到的气。寒、热、温、凉、平，这叫药性。所以我觉得中药的药理药性还应该加上五臭，否则为什么说闻了麝香就会堕胎，因为用鼻子闻也能治病，这是一个最便利的给药途径，而中医几千年来在这一块没有发展起来，西医也没有一个制剂，也没有一个标准，在这方面确实是无论中医西医都没做够，但这一块恰恰是将来最有潜力的。比如说小孩不想吃饭，与其用保和丸，实际上还不如把馒头炒香了，让他闻一闻，他就想吃了。

赵进喜：那是你那个时代的小孩，现在小孩不一样了。

贾海忠：我觉得概括起来，药性应该从几个方面谈。一个是象性。所谓象性就是表现出来能看得到的，比如颜色，青、赤、黄、白、黑，是中医药理理论的一部分。象性除颜色以外，还有质地，比如质地的柔软细腻等表现，不过以往对于质地的认识确实是比较少的。再一个就是五味，酸、苦、甘、辛、咸。但是在这个方面中医犯的错误最大，真的是有些"不科学"。本来那个药没有那个味，因为有那个功效给它加了那个味儿，这就纯粹把它形式化了。本来味是有客观规律的，比如说你吃了酸味的东西，喝白开水就觉得是甜的，本来是有特定生理作用的。这个就是我们受过现代系统科学教育的人不能够接受的，也就是这一部分知识是我们不能接受的非科学部分。象性里面还有嗅觉，也是要通过感官感知的。味觉、嗅觉、视觉、触觉，我觉得这是药性里面的象性部分。现在在大家主要是根据功效概括药性，这里边有一些东西是主观概括出来的，并不一定是药物本身就有的。例如一个腹泻的患者，服用大黄后腹泻会加重还是缓解？实际上不论痢疾患者者，还是腹泻患者，大黄不管是泡也好，煮也好，吃完以后大便一定是减少的，大家有没有这个经验？所以大黄的作用不完全取决于大黄本身，也与人体当时所处的状态息息相关。所以刚才说到的石膏，大寒也好，微寒也好，是因为有不同的体验，就写了不同的概括，不能说谁对谁错。但是色、质、味、臭，那个是相对客观的，大家的感受都是那样。

中药里面还有一部分最容易使人困惑。例如讲柴胡主升，牛膝主降，那么升是升啥呢？降是降啥呢？升，是升清还是升浊？降，是降清还是降浊？脱离了具体功效讲升降是没有意义的。反正我在临床上照那个理论用药不灵，后来我们把它明确以后，再用就灵了。

赵进喜：不太理解，请您举例子。

贾海忠：比如说我们见到高血压，能不能用升的药呢？不能吗？为什么不能呢？古人从来都没说升的药会升高血压呀？头昏脑涨就用牛膝，不能用升麻、柴胡吗？高血压不能用升麻、柴胡吗？肯定是可以用的。所以，如果离开了药物的具体作用去谈药物的升降浮沉是毫无意义的，而且滥用升降浮沉理论危害很大。也就是说升降浮沉不是药物的一个独立的属性。过分抽象一个概念是有危害的。

另外，在中药药理方面，尤其是20多年前，就已经发现很多中药具有双向调节的作用。以治疗高血压为例，一个具有双向调节作用的中药从西医的角度来看，没法理解它到底是升压还是降压。其实这个现象正好告诉我们一个非常深刻的道理，在中医里面是不存在这样的矛盾。一个中药不会说它既健脾又泻脾，一个中药也绝对不会既清热又温阳，在中医的逻辑里面就不存在这种矛盾。但是站在西医的角度来研究中药的时候，就会发现存在这个问题。比如说人参，可以表现出截然相反的两种作用，概括出来所谓的双向调节其实是叫适应原样作用，就是大补元气的作用，元气一足，不同方向的偏颇就纠正回来了。本来中医的认识是最深刻的，恰恰现在某些人过于崇洋媚外，把西医的东西当成检验中医正确与否的标准，用药理知识来证明、判断这个中药有没有这样的作用，这么多年其实是在把中医引向歧途。又比如白术，既能健脾止泻，又能通便。实际是因为白术具有很好的健脾功效，脾胃功能好了，腹泻和便秘都能缓解。所以说我们中医里面有很多非常好的东西。

我们谈药理作用是有条件的，如大黄用完了以后腹泻的患者迅速止泻，痢疾的患者大便次数立刻减少，这个实际上要求辨证准确，剂量合适，才能收到上述效果。我们讲双向调节作用，都是要讲究具体剂量的。如大量的生白术有通便作用，少量可以止泻，为什么？大量的白术就可以刺激肠道，就像吃毒药一样，要是小量服用就不会出现这样的问题。这种通过大剂量来起作用，我向来是不赞同的。我个人非常崇尚"四两拨千斤"，应该从人的生理病理出发，从脏腑关系分析，找到关键所在，然后再用药。如果说使用以后有效，我觉得这个对；如果没效，用增大药量的方法我就不赞同了。那么，现在中药药理研究最大的缺陷在什么地方？就是在于根本没有辨别证候进行药理研究。离体的实验就更不存在辨证了，动物实验也难以造出相关证型的模型，药也不是按照证用的。可是中药的临床应用，自始至终都是基于辨证的。按照辨证应用药物有效，按照西药药理研究反而不一定能证明它有效；同样的，如果实验室研究证明药物是有效的，很多时候在临床却无效。这就是为什么有些药物的实验室研究结果很好，拿到临床上疗效不行，包括抗肿瘤药，两千多种抗肿瘤药，经过实践淘汰后能应用于临床的终究是少数。所以说非证候研究的药理结果与中医临床是严重不符的。如果要谈论如何用好中药药理以提高临床疗效，首先必须把这些道理琢磨清楚。

另外，说两点个人经验。关于前面提及的赤芍、白芍之争的问题，根据个人临床体验，我认为《伤寒论》中的芍药确实是白芍，因为白芍的通便效果极好！我治疗便秘基本是不用大黄的，主要就用白芍，芍药配甘草。白芍一般要用到30～50g，甘草用20g左右，吃进去以后6小时排便，大便不干不稀，而且停药以后便秘不容易反复；不像大黄，一旦停药容易便秘。《伤寒论》中"设当行大黄芍药者，宜减之，以其人胃气弱，易动故也。"白芍之所以能与大黄并列，是因为它确实有通便作用。另外，还要说关于十枣汤的攻下逐水药和西医的利尿药到底哪个强？这点上，我跟大家的体会不一样。十枣汤治疗胸腔、腹腔尤其是炎症性积液的时候，或者是治疗肿瘤的时候，疗效非常快，可以按小时计算。比如说高热40℃胸膜炎，服用十枣汤，第2天就能消除积液，起效很快。所以说中医的峻下逐水药与西医的利尿药完全不是一回事儿，不能够用西药的利尿药代替中药的利尿逐水药。

赵进喜：实际上咱们说的并不矛盾。我刚才讲的利尿药有效主要是说治疗肾病水肿，或者治疗肝硬化腹水。如果治疗渗出性胸膜炎、腹膜炎等，当然还是中药攻逐水饮更有效。不管是结胸也好，悬饮也好，都不属于水肿的概念。水肿与肝硬化腹腔积液，采用利尿药就要比臌症丸安全得多。而且利尿药用法用量，医生比较容易掌握，患者也比较容易接受。

贾海忠：说到心衰，我们的体会是葶苈大枣泻肺汤极其好用，关键在于把握用量。我曾治一位心衰患者患者，西药强心利尿抗感染治疗一周，效果不佳。这是个肺心病心衰的患者，胸水、腹水很多，无法平躺，我给他用了葶苈大枣泻肺汤，葶苈子20g，大枣20g，一天两副。结果患者将两次的药熬好都兑到瓶子里面喝了。其实说实话本来我是怕量大了有事儿，结果他误打误撞用了40g葶苈子，一夜之间肿全没了，胸腹水都消退了，让我非常意外。根据我的经验，治疗心包积液，包括重症心包积液，都可在一夜之间取效。就像刚才我说的，剂量的多少是关键。但是一开始我也不敢用这个量，那次是患者误用了，然后我记住了，所以我现在起步就是30g。

王亚红：可能患者病情不太一样。我刚才说的在国际部治疗的那个老太太，她是瓣膜病心衰，病情相对比较稳定，与您说的这个病例还不是一个情况。

贾海忠：对，但我要说明的是中药的效果并不慢。我们用呋塞米的时候敢用到100mg，用葶苈子却不敢用到20g，但是峻下逐水如果用十几克，那根本发挥不了药效。

王暴魁：我临床用药也很少低于30g，要不根本没什么用。大枣一般用60～100g，葶苈子一般用40～80g，起效非常迅速，当然可以加上活血药。又如附子，我个人感觉附子不太热，每天吃50g，即使吃一个月，可能也没有任何反应；但如果加用干姜10g，就根本受不了。

贾海忠：干姜更热。

王暴魁：有人认为附子这东西不热，一开始我不相信，但后来发现确实不热。关于附子治疗心衰，我建议如果用药房的熟附子治疗成年人心衰，不管慢性急性，要是少于60g，就没有使用的意义了。我的原则是临床一般不少于150g，这样是比较安全的。

赵进喜：王教授的经验仅供参考，大家没有经验，不要贸然试用。附子、干姜都是辛热药，附子走而不守，干姜守而不走，所以服用干姜比附子更容易上火。

王暴魁：我这个经验不是仅供参考。这也不是我个人的经验，很多人都这么用。

赵进喜：对于专家经验，尤其是有毒中药应用经验，青年学者应该善于学习。但在经验不多的情况下，不可孟浪，因为超出药典超大剂量用药，一旦出了问题，后果很严重。

王暴魁：附子大剂量应用不会出问题，只要保证久煎，提高疗效是关键，否则谁愿意找中医治病？

我还想说一下刚才贾海忠教授提到的四气五味的问题。中医的疗效确实有很多不是单纯四气五味理论能涵盖的，中医理论必须创新，必须革新，甚至已经到了不改不行的地步。但是面对如何创新却很头痛，肯定不能用传统的理论来解释，也不能用西医来解释，那就要用第3种理论来解释，我想这是目前面临的非常重要的任务。

以白术为例，刚才说大量的生白术通便，但是炒白术肯定是不通便的。白术的通便作用，最早是魏龙骧教授在20世纪80年代初报道的；包括桑叶止汗，也是魏龙骧教授最早报道。大家都学过玉屏风散，说白术通过健脾来止汗，我觉得是牵强附会。因为白术本来就能止汗，白术止汗属于特殊作用，用健脾是无法解释的。人参也健脾，茯苓也健脾，但不能止汗。这属于特殊作用，我们记住就行了，而这些特殊作用恰恰是用中医传统理论无法理解的东西。我们现在面临西医的攻击，同时让我们自己感到困惑的，就是这些特殊的作用。我觉得中医的药理都过于概括，这对中医是非常大的束缚，我们必须往前推，而不是往后走。

贾海忠：关于这一点的认识我与你不同。如果大方向都不对，那就很容易出问题。首先是方向对了，然后再细化。

王暴魁：两方面都很重要。你说的这方面，我不反对。我觉得咱们缺得更多的是细化的东西。因为很多药，比如白术止汗，没法用健脾来解释，是特殊作用；还有像半夏治疗失眠，不管什么时候都是有效的，也是特殊作用。

贾海忠：你说的很对，我们不能只从一个方面对这些药物功效进行强行解释。

王暴魁：对，就是这个意思。有时候越是想用理论来概括越麻烦，但是临床是很实在的，用理论解释不了就别再解释了。比如有很多老师讲到药性甘平，味甘的药很多，白糖也是甘的，甘蔗也是甘的，大枣也是甘的，但它们的作用是不一样的。再如说苦降，苦味药也很多，黄连和黄芩差别太大了，黄芩安胎、降压、利尿，对肝脏有保护作用；治疗口苦或者口臭，黄芩和茵陈的作用远远好于黄连。这些简单应用性味理论很难完全解释，很难让人理解，我们就先好好记住，好好应用就可以了。

贾海忠：王老师说得很对。如果我们每一个人都有足够好的记忆力，一定要把细节记住。但是如果遇到的问题，在你所有的记忆细节里不存在的时候，你怎么解决？概括出来的东西就正好可以指导解决未知的问题，这就是它们的价值。比如说你能背一万张处方，一个病能对应使用一个处方，但是如果第一万零一个患者正好不在你这一万张处方里，那治疗就无从下手了；如果有理论的指导，总是还能找到一个解决方法，这就是两者的差异。

王暴魁：有理论指导更好，肯定是这样。

赵进喜：关于中药单味药与复方，按照由药到方的发展顺序，应该是先有单味药，然后再有复方。但目前教材上讲中药的时候基本上是用方剂来解释中药，讲方剂的时候再用中药来讲方剂，这就是个自圆其说的过程。

大家讲的还是非常好的，实际上说的都是很有道理的，互相也没有矛盾，只是认识的角度不一样。

关秋红：我翻阅教材，做了一些功课。麻黄的药性是辛、微苦、温，功效是发汗、利水、平喘，这个很好记住。按照我的理解，麻黄归肺经、膀胱经，药理作用最起码涉及呼吸系统和泌尿系统。但药理部分的内容一共有九条，第一个是心血管系统，然后第二个才是涉及呼吸系统的平喘、祛痰、镇咳等作用，第三个是泌尿系统，包括发汗、利尿等作用，第四个是免疫系统的影响，第五个是抗炎，第六个是解热，后面还包括抗肿瘤、抗突变。我们应该怎么学习中药学？

王暴魁：因为关于中药的归经定位研究是在金元时期开展

的，现在这些理论可能是有点落后了，可以重新研究归经。

贾海忠：我觉得没有必要对以前的知识产生困惑，因为所有事情都是从已知的范围逐渐发展突破的。比如说麻黄被发现有抗肿瘤的作用，那也是个好事。

关秋红：对，所以我觉得从今天开始就要好好学习这本药理书！

贾海忠：也不是，因为刚才我说过这个是已经脱离证候的药理，不一定对临床有用。

关秋红：说的就是这个意思。那么我们学中药，还是以中医的基础理论作为基石，然后再谈药理，这才有意义。

刘宁：很多大夫都用西医药理知识来研究中药，或者用中药的性味理论来研究西药，其实这是一个相互融合的过程，不一定非得按中医、西医来辨别得那么清楚。真理就一个，只不过研究的方式、角度、思维模式不同，临床中什么方法都用，追求的就是疗效。这是我学习中医、西医、内科、外科、针灸的原动力，我追求最快速、长效的临床疗效。

我最近创新应用的一个治疗方法是星状神经节的触击术。星状神经节的发现，是源于在胸外科开胸手术中不小心触及星状神经节，会导致血压骤然升高，单侧面部瞳孔散大，即霍纳征，是一种副反应。"反者，道之动。"就像周老运用麻黄副作用治疗低血压，西医发现这个临床现象以后，用它来治疗面瘫。因为面瘫是由于供血不足导致面神经处于抑制状态，通过星状神经节的触击使面部充血，是目前西医的一种外科治疗方法。但是它有副作用，可能导致不可逆的心率过快，在即将临床大面积推广使用时，临床中出现过死亡病例。我发现不一定要对它进行药物注射，我用针灸长针或者针刀对它进行触击，现在再加上埋线治疗，发现不仅治疗面瘫，而且治疗妇女雀斑及祛皱、改善面色有非常好的效果。对星状神经节持续刺激，持续改善面部供血的效果显著。很多黄褐斑，内科治疗需要很长时间，但用这个方法就能迅速取效。

王暴魁：其实咱俩观点是一致的，临床疗效最具有说服力。

刘宁：刚才贾老师说的气味的问题，我学习长春任继学老师的经验也有体会。任老善用外用药，尤其是对鼻黏膜和耳朵的用药。他治疗急性脑出血、水肿，在鼻腔和耳道外用，能很好地改善当时的水肿，而且外用毕竟副作用小一些。

另外，关于大剂量地应用附子，其实我同意贾老师的意见。如果不在中医辨证施治的基础上，单味药大剂量应用，还不如用西药。比如有的专家治疗糖尿病大量应用黄连，10g 不够就用到20g 甚至30g，远期疗效并不好，如果这样还不如用胰岛素。如果在整体辨证施治的情况下，我们加上一点黄连（10g），确实可以起到很好的降糖效果，这个是不可否认的。现代药理研究成果可以借鉴过来，但一味地追求单味药的药理研究，把它当作西药用的话，我想这个方法是不太可取的，而且疗效不会太持久。

赵进喜：参考药理研究成果以提高疗效，大家其实都认可。

刘宁：刚才刘老师将石膏退热比喻成开窗散气，这个我临床深有体会。桂枝、石膏都可以解肌，怎么解肌呢？我们可以结合临床病理来分析。桂枝解肌是对寒证，寒主收引，体表毛细血管、肌肉层的毛细血管全部是缺血、痉挛状态，因此出现肌肉疼、骨节疼痛的症状。而中医认为桂枝通阳化气，从药理研究来讲，它能使毛细血管从缺血状态变为充血，解除痉挛，因此桂枝对寒证的解肌效果确实好。那么石膏解肌呢？正好相反，桂枝是往外散寒，石膏是散热。石膏本身是治疗发热、汗出、脉洪大的高热状态，它也是往外散，即中医学所说的气化。其实是什么呢？高热状态时毛细血管处于充血状态，血流非常快，石膏使血管收缩，减小供血量，我想这可能是它气化作用的一个可能的解释。

另外，再说说王亚红老师所说的高血压。临床上很多高血压是不能降压的，比如说在神经内科、针灸科有很多患者，脑血管急性期是应激性高血压，单纯降压很可能对脑血管病是不良刺激；包括肾源性高血压，部分情况下也不能强行降压，应该首先保证肾脏本身的灌注。

赵进喜：我接着刚才贾老师说的那个话题，实际上药性还与它具体的用法有关系如外用的剂型及内服的散剂、汤药，各自都是不一样的。另外炮制方法、配伍等对药物功效影响也很大。如大黄性寒能泻下，那大黄附子汤里的大黄作用也是泻下，它的凉性哪去了？大黄附子汤治疗寒实证，胁下偏痛，实际上大黄与附子配伍的时候，大黄的药性就改变了。还有一些药物与引经药配伍的时候，其作用也是有改变的。所以药性也是灵活机动的，不能光从单味药来说，还要综合考虑到刚才大家提到的药量、用药方法、给药剂型及药物配伍等，都会导致药物药性产生变化。

结语：中药药性理论源于古代医家的感性认识，更源于临床经验与养生体悟，为我们现代中医临床提供了有力的理论保障。结合现代药理知识理解中药药性，可为中医药学理论发展与创新创造条件。学好中药，掌握药性，需要在经典中追本溯源，在临床实践中思考体会，在辨证的基础上结合药理研究的最新成果，才能全面掌握并充分发挥其作用。

（整理者：黄晓强　黄锦）

十六、传承创新治则治法理论，提高现代中医临床疗效

引言：治则与治法理论在中医理论体系中具有重要地位，但同时在中医理论研究中也属于相对薄弱的环节。在中医理论研究中应该重视经典名著中有关治则治法理论的挖掘，重视名老中医学术传承，同时注意结合现代临床实际，参考西医学相关认识，深入领会中医治则与治法理论，不断创新，促进中医学术进步。

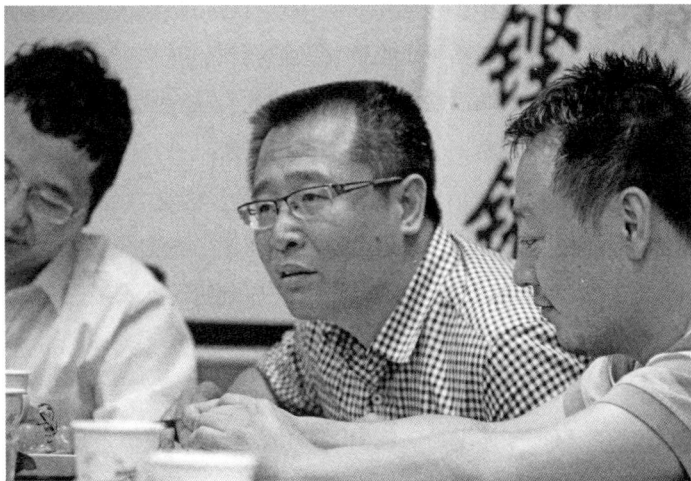

本期主要嘉宾：王玉光（中间者） 于智敏 赵进喜 姜苗 王亚红 田元祥 张苍

刘晓峰 刘宁 庞博 肖永华

赵进喜：我们常说中医是理法方药完备的一门学科，也常说《伤寒杂病论》建立了理法方药的体系，其中的"法"是最重要的环节之一。现在大家强调辨方证，辨方证如果没有"法"的指导，方怎么出来？所以治法非常重要。

治法和治则的传承是传承工作中非常重要的内容。治法能体现学术水平，也可以说是最鲜明、最能体现医家学术特色的内容，是中医传承的重点内容。例如谈到王永炎院士，大家都知道化痰通腑法；一提起石学敏院士，大家立刻就想到醒脑开窍法；武维屏强调应用"调肝理肺法"治疗咳嗽、哮喘、咯血等许多呼吸系统疾病；国医大师吕仁和提出糖尿病肾病"化瘀散结"治法，实际上也是对祝谌予活血化瘀治疗理论的继承和发展。今天我们就围绕如何传承治则治法及怎么通过传承治则治法来提高临床疗效来进行讨论。

王玉光：我们承担了一个名老中医特色治则治法的传承研究课题，研究内容就包括王永炎的化痰通腑法、周平安的和解表里法、南京夏桂成的调周法及河北李士懋的汗法等。我们在研究过程中请教过很多专家，也发现了不少新问题。

我们在梳理治则治法历史源流的过程中发现，《素问·至真要大论》提出了"平调阴阳"的治则，在《黄帝内经》其他篇章中提出了诸如调整阴阳、扶正祛邪、三因制宜、标本缓急、治病求本等根本性的治则。治法方面，《黄帝内经》也多有论述，如"体若燔炭，汗出而散"，还有吐法、下法，等等。"《黄帝内经》十三方"也有很多体现治法的内容。治法真正形成体系是在《医学心悟》，这本书提出了八法，即汗、吐、下、和、温、清、消、补，随后治法的发展仅仅是在这八法的内容之下进行了细化。

我们发现治法也分很多层次。治法里有治疗"大法"，治疗中有针对疾病本身的治疗"中法"，还有针对某些症状的治疗"小法"。我们研究的主要内容是探究名老中医特色的治则治法与传统的治则治法、中西医结合治法、病症结合治法存在什么差异？怎么体现名老中医治则治法的特色？如何传承这些特色来提高我们的临床疗？治则治法在名老中医学术思想及整个的学术体系形成过程中，有怎样的形成规律和个性特征？如何去传承？如何将理法方药融合成一体？也希望各位专家能给我们提出一些见解和建设性的意见。

田元祥：治则治法的形成可能与中医大夫的成长过程有密切关系。一个中医大夫对治则治法的使用有一定的阶段性，刚开始可能更加注重治法，到了一定的阶段就开始重视治则。现代临床多见慢性病、疑难病，临证时首先要考虑虚、实、寒、热，然后才涉及治法。确定治法后是选方，处方可能有多种选择。例如需要疏肝理气活血，可用柴胡疏肝散合桃红四物汤，因为柴胡疏肝散理气、活血、疏肝、和胃的功能特别强，但也有人喜欢用逍遥散、四逆散。所以，处方一般都选择自己擅长、有体会的。这种选择往往和大夫自己的性格特点有关，性格较强的人，选择的治法、方药的力量也会比较强，就是"霸道"的意思；如果性格比较柔和，选的处方一般属于"王道"的治法、方药，比较柔和一点。处方大致方向确定后，就涉及加减用药，这就是方随法立，药从方出，最后的方剂是有法、有方、有药的有机组成。

姜苗：随着朝代更替和时代发展，医学认识的不断加深和西医学理念的融入，治法也在不断地发展，不断地扩充，从而出现了一些新的理念。我们继承名老中医学术思想时，关键是要了解名老中医治疗疾病时有什么特殊认识，并应该把这种特殊认识具体应用到治疗疾病中。通过王玉光的传承课题，我们对周平安进行了深入的访谈。周平安通过对《黄帝内经》的反复研读，对"和"的思想有了新的认识。周平安注重"和谐"的思想，反对"平衡"这个说法。他常说："家和万事兴，人和不生病。"无论在临证观还是养生观中，无不注重和谐的思想，并认为"平衡是暂时的，和谐才是永恒的"，强调健脾胃、调升降，重视后天之本，促进五脏和谐。当然，强调"和"的思想并非用药一味追求平和，周平安也常用麻黄、附子、细辛、石膏之类，而且有时用量很大。但是他注重整体和谐，讲究药物配伍，强调标本缓急、重王道而非霸道。

再如中医外科大家王沛，对中医外科的"护场"理论有很深的理解。"护场"理论出自《医宗金鉴·外科心法要诀·疔疮》，书中指出："四周赤肿不散漫者，名曰护场。"就是说疔疮四周红肿但是周围不散漫，形状规整，说明周围有护场；如果四周散漫，就是没有护场，叫作"不护场"。有"护场"的预后好，"不护场"的预后差。王沛治疗疮疡性疾病，包括很多肿瘤，基础用药就是黄芪、当归，即当归补血汤；处方喜用圣愈汤，即生黄芪、人参加上四物汤；包括用仙方活命饮的时候，常常配合上生黄芪。王沛还特别善用补阳还五汤治疗外周血管疾病。所以我个人认为王沛对益气法和中医"护场"理论的理解是非常有特色的。再如他由东垣学说启发，在用补气药的时候往往合用一些风药，比如防风、白芷、升麻；治疗化疗后的脱发，王沛老师在应用常规益气养血、补肾药物的基础上，经常会用一些风药和开窍的药，如白芷、僵蚕、蝉蜕等，效果明显更好。

还如中医妇科大家肖承悰，擅长治疗妇科疑难症，她的不少治则治法也是从古典医籍中得到灵感。如《黄帝内经》里提到"二阳之病发心脾，有不得隐曲，女子不月"，肖承悰因此感悟到在月经病的治疗时要重视阳明经，重视脾胃。同时，月经病与情志因素关系密切，肖承悰认为"不得隐曲"是指女子心情郁闷，不得舒畅。女子的月经病，特别是月事不来，跟肝郁和脾胃虚弱有很大的关系，所以在治疗时要重视脾胃，疏肝解郁。她临证活用当归芍药散、逍遥散等方剂，疗效显著。再如她根据《黄帝内经》"石瘕"的记述，提出了补消结合的方法分期治疗子宫肌瘤等疾病，创制"肌瘤内消丸""缩宫宁"等系列制剂，令众多患者受益。可见，治则治法往往是在继承传统理论的基础上形成的。

几位老师的用药特色与其性格也有关系。肖承悰出身名门大家，是大家闺秀，所以她用药一般比较温婉。如外科王沛常常将生黄芪用到100g，120g，甚至更多；而肖承悰益气很少用生黄芪，而是使用自创的小西洋参汤，包括党参、南沙参、太子参，药味较为平和，但是又能够达到像西洋参那样益气养阴的效果。肖承悰强调以方测证，方随法出，法随证立。她的治则治法既体现了流派传承、个人用药特色，又结合了现代药理学知识。肖承悰在缩宫宁里用三七、益母草，益母草可收缩子宫；治疗慢性盆腔炎用四草龙牡一苋汤，生龙牡既可收涩又可止血安神，大剂量马齿苋也有收缩子宫的作用。

王亚红：在此谨结合郭维琴独特的心血管疾病的学术体系，谈谈治则治法的传承。郭维琴学术体系的渊源包括幼承家学、拜师学习、博采众长、勤求古训、重视临床，其父著名中医郭士魁，是中药学家及中医心血管病专家，善于使用活血化瘀、芳香温通法治疗冠心病，他发明了愈风宁心片和川芎注射液。活血化瘀法的研究项目在2006年获得国家科学技术进步奖一等奖。当时胡锦涛总书记给陈可冀院士颁奖，陈院士说他要感谢郭士魁老先生教他用活血化瘀法治疗冠心病。后来陈院士把血府逐瘀汤改成系列方，用于治疗冠心病支架术后再狭窄，就有了现在的血府逐瘀胶囊。

郭维琴在继承父亲经验的基础上，结合自己的临床实践及任应秋、董建华、刘渡舟等名医经验，还结合了邓铁涛、路志正等现代中医大家对冠心病的认识，同时查阅了大量的古籍，提出了益气活血法治疗冠心病，在冠心病治疗理论上有了新的突破。益气活血法的提出，还受到了廖家桢的影响。当时廖家桢提出"西医要跟上，中医往前闯"，重视基础研究与临床相结合。郭维琴联合了西苑医院、广安门医院等各大医院对冠心病进行调查，发现冠心病慢性稳定型心绞痛的患者还是以气虚血瘀为主，占60%以上。所以郭维琴论治胸痹，针对气虚血瘀证，强调益气活血治法，并在这个治法指导下设计了益气通脉汤。后来廖家桢教授成立了气血研究室，用实验去验证益气活血治法，对心衰、冠心病支架术后再狭窄、左室重构、高血压左室重构、心律失常等一系列的心血管疾病进行了研究。在这个治法下派生出的一系列新药，临床中应用十分广泛。在阜外、安贞这些医院，70%～80%治疗心血管病的中成药都是益气活血的中成药，如通心络、心元胶囊、益心舒等。

此外，郭老师治疗冠心病支架术后，认为前三个月是早期，后三个月是中期，半年以后是晚期。三个月之内往往是急性期，放支架对内皮产生损伤，相当于是疮疡，所以用益气活血加解毒法；放支架后半年内再狭窄的概率比较高，她会在辨证的基础上加一些辨病的治疗，治以软坚散结、活血解毒，用药如连翘、山慈菇之类。

所以我认为中医传承一定是在继承的基础上，再结合时代发展、个人认识、性格爱好、各家认识，然后在临床中加以验证，通过实验反证，之后再加以创新。

王玉光：在对各位名家治则治法进行梳理的过程中，我一直在思考，我们中医在传承和临床中存在什么样的问题。其实名老中医的治则治法问题就是传承的关键问题。治则治法上承理论，下统方药，是一个重要的桥梁。

我们通过整理治则治法发现，治法分很多层次，包括"治疗大法"和针对不同疾病、证候的具体治法。我在临床带教过程中发现，我们可能丢失了很多重要的理念和中医思维，包括我们的教材，几乎所有疾病的治则治法都是扶正祛邪、急则治标、缓则治本、调整阴阳。对于一个病，教材上往往都是先介绍是什么样的病机，大致是什么样的证候，然后确定总的治则，再确定各个证型的治法，实际疗效往往不能尽如人意。真正有意义的治则治法是什么？一个名老中医的常用治则治法往往是通过毕生实践凝练出来的，代表其最重要的学术思想和学术理念，一方面基于很多原创的中医传统思维，另一方面也结合了诸如家传、师承等其他因素。更关键的是，这些治则治法能够解决临床问题，而且解决的都是所处时代疾病的重大疑难问题，因为这个治则治法的产生和应用是为了解决临床问题出发的。如秦伯未老师提出用黄芪建中汤治疗消化道溃疡，廖家桢应用益气活血法治疗冠心病，在当时都曾引起广泛关注。

治法不是一方一药，而是治疗体系，治则治法下统方药，并不限于几个方剂，治法统领之下才是真正的圆机活法。比如李士懋强调的汗法，不只治疗表证，也治疗里证，也治疗虚证，甚至能解决六七十种的现代疾病。再如夏桂成的"调周法"，也是一整套体系，涉及很多疾病，一系列的方剂。

于智敏：首先，中医的治则治法的研究在整个中医理论体系之中，是最薄弱的环节，大学教材中篇幅着墨也是最少的。其中有两方面的含义：第一是"大道至简""大道至约"，大道不需太多笔墨去渲染，所谓"小语言大道理"，这是第一个层次。第二就是其蕴含的微言大义，今人已难窥其门径。刘向《汉书·艺文志》提出"兮仲尼没而微言绝，七十子丧而大义乖"，孔子虽有三千弟子、七十二个贤人，但孔子老先生逝世以后，他的微言大义就没人阐发了。中医治则治法理论也是如此，可能与后世对治则的理解、挖掘的深度不够有关。

中国文化讲任何的事情都强调善于取譬，书法、绘画、武术等工匠艺术之类，无不遵循这个规则。写书法的时候一定要练文格，一定要有字帖，有法可循，有章可依；武术要有套路，要讲究门派，要讲究招式。但是练到一定程度的时候，如果还按着字帖去写，按照套路去做，那么就是胶柱鼓瑟。就像我们初步学医，整理老师经验，第一步要在治则治法的指导下去整理处方、用药；第二步在对基本的处方规律熟悉的时候，要会活学活用，放任自肆，自成一体；但是到了最后为了规范，为了传承，为了使自己的经验和知识成为证据，成为事实，那么一定要再回归到治则治法上来。

回顾新中国成立以来对治则治法的研究，我们实际上忽视了中间这个过程。没有中间大量的临床实践，没有自己的挥洒自如，就没有对中医理论的深刻理解，那么得出来的东西就是千人一面、千语一调。古代历史上有几本研究治则治法的专著，如陈士铎的《石室秘录》，把治则治法另列了128种；王旭高的《西溪书屋夜话录》分列治肝30法，内容繁杂。相反，《黄帝内经》是对诸法的高度概括，简明扼要。李士懋的汗法可以治疗六七十种疾病，实际上并不奇怪。张子和的《汗吐下三法该尽治病诠》就明确强调："一法之中八法备焉，八法之中，百法备焉。"其中蕴含着非常深刻的圆机活法。所以说治则治法在临床中的地位非常重要，不可替代。毛主席有一句话："思想上政治上的路线正确与否是决定一切的。"那么，我们可以套用这句话，即"临床疗效，治则治法正确与否是决定一切的"。我们学习中医、研究中医、传承中医，必须从治则治法入手。

第二，研究治则治法，必须强调知文达意。我曾经发表了一篇文章，总结了中医理论、中医概念的八个过程。第一个就是知文，第二个就是达意，一定要有文字学上的功夫。如果不了解文字学上的东西，望文生义的情况就时有发生。我们常常讽刺一些庸医叫"字句不晓，涉猎汤方，株守一书，抄袭糟粕"，实际上就是指不懂字和义，望文生义。"则"在金文上是"鼎"旁立"刀"，有庄重庄严之意，如国家法典，最重要的、不可撼动的东西方需刻于鼎。所谓"剖符作誓，丹书铁契，金匮石室，藏之宗庙"，治则就有这样的作用。实际上这个字的含义，就已经奠定了它在中医理论和临床中不可撼动的地位。"法"在金文中，土和水旁边是"鹿"，实际上是指水时刻保持一种平泽的状态。"则"和"法"结合起来，就是告诉我们"则"是不能变的，确定了扶正固本这个治则以后，是不能变的。但是这个"法"，可以随着"则"适时地变化，随时调整，这就是动和静的结合，走和守的结合。把文和字弄明白了，我们再去溯源，再去析疑，再去启微，再去固道，那么治则治法的研究可能会有一个新的面貌。

第三，目前对治则治法的研究陷入了一个误区，把一个既具规范性又具灵活性的东西僵化了。我们承认治则治法是非常重要的，但是治则治法绝不能代替具体的方药。治则治法的确立，实际上基于大量鲜活临床经验的基础，是借鉴古人和结合个体临床实践提出来的。我们整理这些思想和经验，如果跳过了中间那个部分，那么得出的结论可能会是千人一面，没有特色。

给大家举个例子：我今天刚看了一个50多岁的复诊女患者，刚绝经，突然出现外阴疼痛，穿短裤都痛，痛得腿都并不上，多方求治无明显改善。我看了一下她去各大医院的处方，开了一个与众不同的药方。实际上我既借鉴了别人的想法，又融入了自己的观念。《黄帝内经》提出"前阴者，宗筋之所聚""目者，宗筋之所聚""宗筋主束骨而利机关"。阴道是产门，更加是重要的机关，阳明是多气多血之经，主润宗筋。这个患者以往开的药，要么清热解毒，要么是针对不通则痛、不荣则痛，完全没有效果。我没有用清热解毒、活血化瘀、消肿止痛的药，而是用了橘核丸。患者吃了一个星期，肿痛全消。橘核丸治疗男子睾丸肿大、坚硬如石，从病机角度看都是属于宗筋，一剂治，二剂愈。

再如治疗水肿，《黄帝内经》言："开鬼门，洁净府，去菀陈莝。"《金匮要略》提出："腰以下肿，当利小便，腰以上肿，当发汗乃愈。"我的岳父八十多岁了，有一年到我家来，说腿一直肿，脱鞋一看，发现腿肿得跟馒头似的。我拟了一个处方，每一味药都有来头。第一味黄芪，《素问·至真要大论》有云："诸湿肿满，皆属于脾。"故用之。第二味丹参，《金匮要略》说："血不利则为水。"患者血压高，脉压差大，再加上水肿，故用之。第三味瓜蒌仁，"饮入于胃，游溢精气，上输于脾，脾气散精，上归于肺。"肺气不宣，肯定出现水肿。最后加了益智仁，益智仁来源于缩泉丸，治小孩儿遗尿不止，《黄帝内经》言："膀胱不约为遗尿，不利为癃。"实际上水肿患者体内的水不是绝对的多，而是分布不均，有时候利的尿越多越渴，摄入越多，形成恶性循环。所以用简单的几味药，每一味药都切中病机。老爷子喝完药后躺在床上，过了一个小时起来大喊："不好了！不好了！"我以为出问题了，过来一看，脚上肿全消了，皱皱的皮堆到一起，但这个过程中一趟厕所也没去。这就是说明我们学习经典，要从中归纳提炼中医的治则。

陆游在《示子遹》里面教他儿子作诗，最后两句是"汝果欲学诗，工夫在诗外"。所以说，如果我们脱离了中间的环节，单纯从治则入手，没有中间的繁复的临床思维过程，没有非常深入的理论功底的积淀，那你看治则就只看到了它的字面意思。

有一年香山会议上，我写了一篇"象思维的路径"，后来发表在《天津中医药》杂志。最后我写了一个偈子，说禅宗有言，人在修炼中有三个境界，第一个是"看山是山，看水是水"。我们学习中医一开始的时候，必须按照治则去处方，去用药，去指导临床，这是第一个境界。第二个阶段是"看山不是山，看水不是水"，这时你就从单纯的感性认识到了有一种理性的提升和升华，包括对方剂的认识、对药物的认识。但是到了最后，"看山还是山，看水还是水"，我已经完全化为山水了，所以就分不出你我了。老师提出的治则、书本上的治则和我们体会的治则，一个是"看山是山"，一个是"看山还是山"，中间是有过程的。所以我常说我们做任何事要师其意不师其方，师其意不师其法，这才是善学古人、善于传承。如果我们在传承、学习、借鉴的时候，把老师的东西原封不动地拿来，那就是录音机、传声机、摄像机，没有提炼。我们整理名医传承经验的人要比他们看得远一点，想得多一些，因为对这些老师、大家们来说，这些东西已经"化于我心，取于无形"——随手拈来，他都不用思考，形成他的一种本能了。如果我们没有在里面深究，那么这些东西就会湮没、混淆。这就是刘向当时慨叹"仲尼没而微言绝，七十子丧而大义乖哉"的初衷。

中医治则可以说是一位名家成名的名片，就像刚才讲的这几位老师。上海的姜春华发明创造了"截断扭转"治则，是对传统伤寒"下不嫌迟"和传统温病"下不嫌早"的颠覆性认识。吴咸中对通里攻下法的应用，使许多具有手术指征的患者免于手术之苦，这其中都饱含着智慧和心血。所以说，诠释学的最高境界就是"必谓"。我们研究一位专家有四个步骤，即"实谓"——本身是什么意思，"意谓"——引申的含义是什么，"当谓"——它应该是什么，"必谓"——它一定是什么。宋代理学家张横渠所说的"为天地立心，为生民立命，为往圣继绝学，为万世开太平"非常有名，实际上他讲的最触动人的是"身无半亩，心忧天下，读破万卷，神交古人"，我们要想把中医传承好，也要"读破万卷，神交老师"。

赵进喜：创新性中医治则治法的形成过程中，肯定受到经典传承的影响，但是最关键的还是临床上要解决实际问题。遇到实际问题按照传统的方法解决不了，就需要调整治疗思路。实际上，有许多创新性治则治法的形成，也受到了西医学的巨大影响。如肾脏病领域，山西中医研究所的于家菊、孙郁芝在20世纪七八十年代提出来的活血化瘀、清热解毒法，实际上就是受到了西医学的影响。肾炎发病的机制具有免疫反应的基础，出现凝血机制的障碍、RAAS系统激活等，西医使用肝素治疗肾炎。既然可以用肝素治疗肾炎，那么中药的活血化瘀药是不是也可以用来治疗肾炎呢？于是用上桃红四物汤。西医用青霉素来治疗炎症，于是加上清热解毒药。最终使用桃红四物汤再加上金银花、连翘、蒲公英、紫花地丁、板蓝根、益母草、丹参等药后，疗效显著提高，引起全国中西医的关注，从而有了活血化瘀、清热解毒法治疗肾炎的理论。印会河甚至用印氏益肾汤通治肾脏病，成为其抓主证常用方剂之一。其后又有人提出祛风除湿法治疗肾炎，同样也是受到了西医学的影响。上海陈梅芳参考湖北洪湖周氏老中医雷公藤治疗类风湿的经验，用雷公藤等治疗紫癜性肾病、狼疮肾等，疗效明显提高，进而提出了祛风除湿治法。其他如"调周法"，也是受到了西医学关于月经周期生理病理的影响。国家"十五"攻关课题的名老中医传承项目，其中总结了三名名老中医治疗不孕症的经验，结果显示最常用的药竟然是皂角刺和路路通，原因就是二药具有促排卵作用，实际上也是受到了西医学的影响。参考西医学的认识，提出新的治法，提高临床疗效，就是对中医治法理论的传承和发展。因此，西医学的影响对治则治法理论的形成，也起到了很大的作用。

当然，还是要强调传承。王永炎院士的案头书《医家四要》就曾论及三化汤治疗中风，这应该对他提出化痰通腑法治疗中风具有启发作用。这个影响有时候是潜移默化的。所以学好经典是创新的基础。董建华院士经常说当大夫就得有本看家书，看家书既可以是经典著作，也可以是枕边书、口袋书。我就把《伤寒论》当作看家书，也有人把《本草备要》当作看家书，或者把《医学心悟》当成看家书。

张苍：仅仅强调治则治法的传承是不够的，只有形成体系才能传承好，不成体系，治则治法无法传承。所有的治则治法，都是在诊治体系下的治则治法。赵炳南是著名的皮肤病中医大家，他在治疗顽固性皮肤病时重视气血津液辨证体系。他认为"善治湿者，当治皮肤病之半"，另一半就是气血，这是赵炳南先生的体系。气可以变化成风、热、火、毒；血可变化成血热、血燥、血虚，等等。津液阻滞不行，不能正常发挥作用，就是湿，湿可以有痰、饮、水、湿等各种状态，津液不足则为燥。赵炳南对湿及津液异常这一部分有所创见，他独特的治湿六法即在此处。从最简单的浮萍丸、疏风除湿汤，到苍术膏、白术膏、除湿胃苓汤、健脾除湿汤，到苍耳膏、除湿止痒汤、搜风除湿汤（全虫、蜈蚣、海风藤、川槿皮、黄柏、炒白术、威灵仙、炒薏米、枳壳、白鲜皮）、紫云风丸（何首乌、五加皮、僵蚕、苦参、当归、全蝎、牛蒡子、羌活、独活、白芷、细辛、生地黄、汉防己、黄连、白芍、蝉蜕、防风、荆芥、苍术）等，其中有一条清晰的主线，即湿由氤氲蒸腾的气态，如皮肤肿胀、荨麻疹，到清澈流动的液态，如糜烂渗出，再到顽固黏滞的固态，如皮肤结节、斑块的转变。有了这一条主线，治则治法就是连续的，能够覆盖湿邪所致皮肤病的各种状态。如气态时，应用疏风除湿汤；液态时，应用威灵汤、健脾除湿汤、清热除湿汤等；对于顽固、肥厚的皮肤病，应用搜风除湿汤。没有这条主线，几十个治湿处方只是一盘散沙，难于学习掌握。所以研究名老中医治则治法的传承，没有临床诊治体系的传承，就传不下去。

赵进喜：张苍教授将皮科在中医治则治法方面的传承，给咱们进行了无私分享，尤其提出了要在完整体系下传承治法的思想，这是非常有意义的。仅仅一方一药是低层次，在整个诊治理论体系下来传承，才能全面理解其治则治法。

庞博：中医理法方药体系中，治则治法与病因、病机、病证、证候、症状等密切相关。离开了理法方药体系，谈治则治法传承，就是无本之木、无源之水。赵进喜老师临床上重视糖尿病的清热治法，具体包括清泄结热、清解郁热、清热化痰、清化湿热、祛瘀清热，以及清心火、清胃火、清肝火、清肺火等法，实际上就是基于糖尿病热伤气阴基本病机理论提出的。吕仁和提出了糖尿病肾病的散结消聚治法，更是以糖尿病肾病"微型癥瘕"形成核心病机作为基础，临床上善用清热散结、化痰散结、行气散结、活血散结等法，可以理解成是对祝谌予的糖尿病及其并发症活血化瘀治法的继承与发展。因此，全面地从理法方药体系来传承治则治法理论是非常必要的。

关于治则我觉得有三本书值得看，第一本是周超凡的《历代中医治则精华》。这本书是董建华院士作序，它里面提出了十个总的治则，其中包括治未病、治病求本、以平为期、阴阳平和、标本兼治、正治反治、同病异治、异病同治、三因治宜和随病治之。第二本是冉雪峰写的《八法效方举隅》。他讲到"法之方有尽，方之法无尽"，并在八法下列了若干方来阐释八法的应用。第三本是陈潮祖的《中医治法与方剂》，用处方的形式明确地把治则治法进行了梳理。

对于具体的传承思路和方法，我觉得对治则治法的继承与创新最重要的是梳理名老中医的思维和他思维的认知过程。我认为传承的方式可以包括三个方面：第一个方面是文献的梳理；第二个方面是对健在的老中医进行深入的访谈；第三个方面是对已故的老中医经验进行整理，数据挖掘是比较重要的方法。数据挖掘对于后学的继承和发挥很重要，尤其是对于已故的老中医，虽然提取出来的可能不是老中医真正的想法，但学习的过程非常有助于继承和创新。

治则治法的研究应该以临床问题为导向。以施今墨学术流派治疗糖尿病为例，施今墨一开始治疗糖尿病的时候，摒弃了"三消"治法，从滋阴、健脾的角度论治。祝谌予在协和开创糖尿病专科的时候，发现单纯用施老的药对解决不了当时糖尿病的一些问题，所以在施老的经验上创新了活血化瘀治法。到了吕仁和，又提出了化瘀散结的治法。之后随着社会生活水平的提高，符合热伤气阴病机的人群越来越多，赵进喜清热止消的治法就形成了。实际上这些名家治法的提出都是以临床问题为导向，在不断地继承中不断发展。因此，我们也不要盲目地去追求中医理论的创新，能够踏实做好继承的工作，实际上就是对中医学术发展的推动和贡献。

刘晓峰：治则是中医解决疾病最根本、最重要、最有效的原则，治法是实施这些原则的具体方法。脱离了临床实际，只谈论治则治法会偏于空泛。当我们觉得治则与治法难以把握时，反映的其实是对疾病状态的认识不清晰。关于这一点古人早有认识，《类经》就收载有所谓："见痰休治痰，见血休治血，无汗不发汗，有热莫攻热，喘生休耗气，精遗不涩泄，明得个中趣，方是医中杰。行医不识气，治法从何据。"由此可见，医家对人体、对疾病认识得越深刻，那么治则治法的应用就越准确，疗效就会越好。名老中医传承，最宝贵的经验就是对于具体临床问题的认识，以及在这一认识的基础上结合治则治法给出的治疗方案或专方秘方。此外，随着学科的发展，对疾病研究的深入，分科越来越细。当医家过多关注于疾病的细节和具体的治法时，就容易忽视对疾病整体治则的把握，往往会"只见树木，不见森林"，导致治则的应用出现问题。

刘宁：治则是治疗的基本原则，也就是治疗的根本大法。谈治则治法离不开病证。治疗原则也就是治疗的思路，是解决临床疾病的一个基本思路。《医宗金鉴·正骨心法要旨》提到"机触于外，巧生于内，手随心转，法从手出"，所以从方证对应来讲，最开始的应该是症状、是病，然后确立治疗的基本原则，再从治疗的原则引出各种治疗方法。关于"法"就可以圆机活法，针灸有针灸的方法，推拿有推拿的方法，中药有中药的方法。所以，治则在临床中的地位和价值非常高。如果临床基本治疗原则错了，那么临床上不管具体用什么方法，都不可能起到很好的效果。

对于老中医经验传承，入门引路须口授，功夫无息法自修。我们传承的是老师的心法，而不只是老师的一招一式、一方一药，更主要的是学老师的诊疗思路。实际上，我想老中医经验传承应该是一种思维模式的继承，一种体系的建立。我们要学习老师的体系，学习老师思维的模式，而不是只局限于他对一个病种或者一类疾病的认识。而后我们再形成自己的体系，这叫自己的体悟。如此，才能继续将老中医的经验发扬光大。

肖永华：我完全同意各位专家的见解。治则治法的形成就是名家在解决临床实际问题时，无论是从西医的病理生理还是中医病机出发，发现了一类患者的共同之处，然后将行之有效的治疗方法提炼成个人独特的治法和治则。治则治法的形成，又和经验传承、个人秉性、体质特点相关。如李东垣本人是脾胃病的患者，所以他非常关注脾胃的用药。所以治则治法的形成和医生的性格、秉性、接触人群、用药经验都有关系，但最后都离不开临床的实践。如果我们能够找到这样针对特殊疾病的特殊处方、药物、想法，我觉得这不算西化或者固化，而是找到了这个病真正的规律。

我从2003年至今，一直在做吕仁和的经验传承工作，这些年一直在对吕老的病案进行收集、整理和研究，并且和学生们一起对吕老治疗过的病程长、疗效确切的患者进行病案分析和讨论。在吕老治疗关格的医案中，我们发现在肌酐明确降低的病例中，核心处方的核心药物就五味药，分别是生黄芪、当归、丹参、丹皮、赤芍药。如果我们再进一步观察和研究，结合现代的各种实验研究和方法，也许可以进一步确定、固化成一个降肌酐基本方。我个人认为这是很好的事情，只是例子较少，方法还不成熟。但是提示我们各个专业或各个病种都有可能具备一个独特的治疗处方，而处方实际上体现的正是特定疾病的治则治法。针对特定疾病医案进行数据分析，有利于发掘有效治法，而且这样有可能发现更多值得传承的宝贵经验。

赵进喜：非常感谢各位专家有关治则治法传承的经验分享。大家一致认为，中医治则治法是中医理论体系里面非常重要的内容。各位老师对治则治法的含义也都做了有意义的解释，强调经典著作的学习与传承，是中医治则治法提出和形成的基础，临床问题的解决是治则治法创新的关键。另外，大家都认为治则治法的形成与专家的学术渊源、文化修养、性格、生长环境有密切的关系。至于如何传承名医治法，首先要从理论体系上来理解和学习治法。其中，中医临床思维是传承内容最核心的部分。最后具体到如何传承，灵活应用专家访谈、数据库建立、现代统计学等多种方法，对于我们发掘、传承、学习和创新中医治疗学理论都具有重要意义。

（整理者：孙瑞茜　黄为钧　庞博）

引言：中医学源远流长，在悠久的医学长河中，中医各家学说各有特色，精彩纷呈。各家学说作为历代医家根据自身经验所得出的真知灼见，不断充实着中医学宝库，也让古老的中医学不断发展，日趋完善。如何学习和领会各家学说？如何传承好中医各家学说之特色？如何将其合理有效地应用于临床？本期"铿锵中医行"对此展开了热烈讨论。

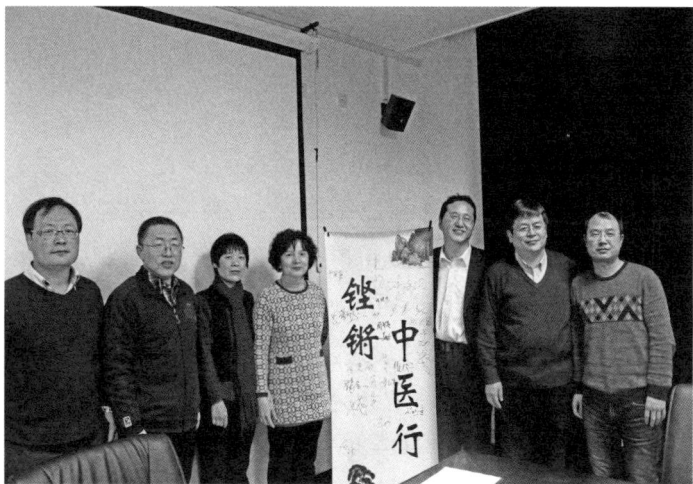

本期部分嘉宾（左起）：张磊　于智敏　关秋红　章红英　赵进喜　贾海忠　赵虎康

赵进喜：大家都学习过中医内科，虽说《黄帝内经》有关于消渴的论述，但是中医内科学教材上说中医最早认识糖尿病尿甜的文献是隋代甄立言的《古今录验方》，一般的糖尿病专家也这么认为。但《古今录验方》那本书已经失传，只是在王焘的《外台秘要》中有记载："消渴病有三，一渴而饮水多，小便数，无脂似麸片甜者，此之谓消渴病也。"章红英研究发现，早在晋代陈延之的《小品方》里面就有记载："消渴病，原发其动，此则肾虚所致，每发即小便至甜，医者多不知其疾，所以古方论亦阙而不言，今略陈其要。按《洪范》稼穑作甘，以物理推之，淋饧醋酒作脯法，须臾即皆能甜也。足明人食之后滋味皆甜，流在膀胱，若腰气盛，则上蒸精气，气则下入骨髓，其次以为脂膏，其次为血肉也。其余别为小便，故小便色黄，血之余也。躁气者，五脏之气，咸润者，则下味也。腰肾既虚冷，则不能蒸于上，谷气则尽下为小便者也。故甘味不变，气色清冷，则肌肤枯槁也。犹如乳母，谷气上泄，皆为乳汁。消渴疾者，下泄为小便，此皆精气不能实于内，则便羸瘦也。"陈延之的论述提出小便甜这一消渴病的临床表现，并认为它与水谷精微运化及肾虚不能固摄有关，与西医学的认识几乎完全一致。章红英的这篇论文，实际上把中国人确切认识糖尿病的历史又提前了一百多年。

这次活动是讨论如何领会各家学说的精神，以提高临床疗效。因为各家学说不仅仅是咱们中医学习的一个必修课，也在中医的学术发展史上具有非常重要的地位。正如《四库全书总目提要》所说："儒之门户分于宋，医之门户分于金元。观元好问《伤寒会要序》，知河间之学与易水之学争；观戴良作《朱震亨传》，知丹溪之学与宣和局方之学争也。然儒有定理而医无定法，病情万变，难守一宗。"可以说各家学说互相争鸣是中医学发展历程中一个极为突出鲜明的现象。实际上汉以前就有经方派与医经派，但真正各立门户、各家争鸣的盛况，还是出现在宋金元以后。因为宋代是文化和经济昌明的时代，但重文轻武，所以就较多动乱，就像春秋战国时期产生了百家争鸣，也是这种动乱的形势造就了金元医术的昌盛，各家学说纷纷出现，刘河间、李东垣、张子和、朱丹溪所谓金元四大家，确实是一下子就把中医理论提高了一个层次。在汉唐时期，更多侧重于临床治疗的一方一药，所谓辨方证，处于有是证用是方的层次。宋朝以后开始重视经典著作，进行诠释。到了金元时期，才真正开始对《黄帝内经》理论甚至是对《伤寒杂病论》进行理论发挥，从而出现了各家争鸣的局面。

咱们还是请各位专家畅所欲言，首先有请专门讲授《各家学说》的章红英发言。

章红英：关于消渴，《中医内科学》教材一直提及的都是"三消辨证"。但古人真的应用"三消辨证"吗？其实"三消辨证"是后起的一种情形，比如陈延之的《小品方》就是一元论，曾解释为什么会出现尿甜。那么这样的思想，如果我们不去看原著，是很难全面了解的。现在的教材传承的内容，来源于明代的新安医学，因为其子袭父业而产生了一大批科普著作，影响了我们的教材。因此，反过来说，我们现在的教材也就基本上是承袭了明代那些医家所选择的内容，而明以前的学术思想基本上没有完整的记录。我们现在认为中医的渊薮来自《黄帝内经》，实际上大家查阅文献就会发现，在以前，特别是汉唐时期，《黄帝内经》没有像现在这样被重视。所以我最大的困惑就是，所谓的"读经典，做临床"，我们在读了这个经典以后，怎么去做临床？《各家学说》中古人的学术思想如何能够应用于临床？

我们知道，现在循证医学对于西医而言，可以说是医学行为学的革命。他们对临床证据已经有了一套非常完整的评价体系，通过研究产生各级证据，然后用于临床。实际上它的本质还是文献。而我们中医也是讲究文献证据的，但我们真正能够掌握的文献的量，实则非常少。也就是说，且不说做临床试验，我们在文献证据这个级别就已经被拉开了距离，我们怎么能够指望中医临床和西医再进行比较呢？所以我非常担心这个问题。

如何找到一个好的方法来评价古籍？也就是说个体化的专家的经验，局限的病例个数，怎么做到更好地外推以指导中医临床？其证据级别究竟如何？仅仅就是专家经验吗？这就是我现在困惑不得解的地方。所以，我也非常希望在座的各位专家能帮我解惑。

赵进喜：章红英老师说得很谦虚，但也说明了一个道理：通过阅读文献可以对各家学说进行一定的了解，例如李东垣补土派、刘河间寒凉派、张子和攻下派、朱丹溪滋阴派等，但真正的各家学说是不是如你理解的那样呢？《黄帝内经》作为中国医学史上现存的第一本著作，到底对后世医学产生了多大的影响？尤其是章老师以"三消辨证"和消渴作为一个例子，古代文献中有关消渴的论述非常多，远不止教材上或《各家学说》上所写的那些。所以就提示咱们，在学习的过程当中还得多看原著。

中医的经典原著绝对不是一个专家经验的问题，应该说是循证级别最高的理论成果。如《伤寒杂病论》"呕而发热者，小柴胡汤主之"等，临床只要按原文精神应用，就肯定有疗效。中医经典是人民群众与疾病做斗争几千年的经验总结，经过反复的验证，循证级别要远远高于任何一个现在所谓的随机对照研究。要说到规范，《伤寒论》的经方运用就是最规范的东西，因为那不是一个人的经验。张仲景明确说了，"勤求古训，博采众方"，一个肾气丸就好几个名，一会儿叫肾气丸，一会儿叫八味丸，一会儿叫崔氏八味丸，说明不是张仲景自己造的八味丸，而是别人的方子，张仲景只是把这张处方在临床上该怎么用规范化了。治疗虚劳也好，治疗"妇人转胞"也好，治疗"男子消渴，小便反多，以饮一斗，溲一斗"也好，是把古代方剂临床如何规范应用，给大家总结出来，并不是张仲景一个人的经验，更不是张仲景创造出来的经方。这些处方也不是出自一人一时之手。比如大柴胡汤，《伤寒论》大柴胡汤就没有大黄，《金匮要略》的大柴胡汤就有大黄，因为它们治疗的适应证不一样。《伤寒论》所治是"心下急，郁郁微烦者"，《金匮要略》治的是"心下满而痛者"。再如方剂里面同样是大黄、黄连、黄芩三味药，《伤寒论》叫"大黄黄连泻心汤"，《金匮要略》就叫"泻心汤"了。说明这个处方是张仲景"勤求古训，博采众方"，把别人的处方综合到《伤寒杂病论》书里，并进行了规范。这种规范的级别，绝对不应该低于现在所谓循证医学的级别。

至于学习各家学说，与学习《伤寒杂病论》的方法又有不同。《伤寒杂病论》是有症状用这个方就能取得很好的疗效，对年轻大夫来说比较容易掌握，有助于提高疗效，也能提高大夫对中医的信心。各家学说讲的道理比较多，用起来就不像《伤寒杂病论》里面的经方那样容易掌握。想要掌握各家学说的内容，必须像学《黄帝内经》《伤寒杂病论》一样阅读原著，去理解其原本的意思，才能更好地结合临床使用并取得良好疗效。比如说李东垣的《脾胃论》，大家理解的是补土派，善用甘温药物，往往理解成李东垣就只会用补中益气汤，再深刻一点还知道他的升阳益胃汤。但实际上李东垣书中内容非常丰富，包括半夏白术天麻汤，再如药性凉的三黄丸，还有治疗盗汗的当归六黄汤，都是在书里有明确记载的。李东垣并不是不用凉药，实际上包括升阳益胃汤里边也有凉药，而这些都必须去阅读原著才能理解。再如张子和作为攻下派的代表人物，临床治疗不只用攻下之法，而是"一法当中，百法备焉"。表面看着是汗吐下，实际上里面包含的内容非常复杂，并不是简单的汗吐下。所以如果想理解各家学说中的精髓，还是要看原著。

现在扶阳派很流行，很多医生不管什么患者，就用干姜、附子、肉桂三味。但实际上翻阅郑钦安的《医理真传》，他说得非常到位，应该是有寒证就用热药，有热证就用寒药，到底是用寒药还是热药，全是根据临床表现和脉证作为依据。郑钦安不但说阴证似阳出现口疮烂赤、心烦躁扰，这个时候该用附子；同时还列举了所谓的阳证似阴，如手足厥冷、出冷汗，应该用养阴的药。在同一本书中，相邻的两个段落分别论述了阳证似阴和阴证似阳。但有些人只看到阴证似阳，一味应用肉桂、附子、干姜，为什么没有看见后面还有阳证似阴呢？因为这些人没认真阅读原著，而是看了后世某些人的歪理邪说，没有正确理解郑钦安的原意。

近代上海扶阳派的领袖人物是祝味菊。祝味菊号称祝附子，祝味菊的弟子中扛旗人物是徐小圃，徐小圃的孙女徐蓉娟是我们糖尿病学会的常务理事，我们关系非常好。好几次我都让徐荣娟在学术会议上讲徐小圃的扶阳学说到底是怎么回事，徐蓉娟就明确说徐小圃和祝味菊不仅是善用附子、麻黄，也善用石膏、熟地黄、龟甲，人家也能将寒凉药物灵活应用。这是徐小圃的嫡传孙女专门介绍他爷爷应用附子、麻黄的经验，说明一切还得辨证，还得识病机，还得根据具体的症状选用寒、热药物。

关于徐小圃为什么拜祝味菊为师还有一段传为佳话的故事。因为当时徐小圃的孩子得了现在所说的肺炎了，奄奄一息，神志昏迷，冷汗淋漓，高热不退。徐小圃按照叶天士温病的思路治疗，疗效不佳。这个时候找谁呀？他本人当时就是上海儿科的第一把手，和他一样思路的人水平肯定没他高，找别人肯定不行，要想救孩子的命就得找祝附子——祝味菊。他也不了解祝附子的学问到底有多深，想着祝附子肯定要用附子，明知道是温热病，这不是火上浇油吗？孩子不就死定了吗？所以他也很矛盾，找他也是死，不找他也是死，怎么办呢？后来他家人就说，既然怎么都是死，就应把祝味菊找来。他认为找来祝味菊以后孩子就死定了，所以找过来祝味菊后他就避而不见，自己躲到一个屋里去了。祝味菊来了以后，非常认真给开了一个方，亲自看着小孩喝下去。喝下去以后，到了后半夜小孩热就退了，转危为安，心率和脉率都慢下来了，按现在讲是虚阳暴脱的症状改善了。天亮了，家人敲门说老爷你赶紧起来，徐小圃一睁眼就说是不是孩子已经死了？孩子不仅没死，神志还清楚了，醒了。他一看开的什么神奇的处方呢？原来是麻杏石甘汤加红参和附子之类！因此，徐小圃专门跟祝味菊学了两三年。所以徐小圃后来成为扶阳派最有名的领袖人物，人家这个才叫真正的扶阳派！这个扶阳派不仅仅只用肉桂、附子，而且在关键时刻比一般人胆子大，敢用大剂量附子，该用附子的时候敢出手，不像一般人到用的时候不敢出手，但并不是不管什么热病都用附子。有些人错误理解了扶阳派的内涵，这是因为没有认真学习扶阳派的学说。如果在临床上见了什么病都用附子，那注定要失败。所以看原著是非常必要的。不但要看原著，而且还要了解这个学说形成的社会基础、渊源以及形成的背景。因为这些对领会各家学说都非常有意义。

贾老师对《脾胃论》研究很深，下面有请贾老师分享经验！

贾海忠：真正做中医临床，不读各家学说肯定是不行的，而且不读原著肯定也是不行的。我用了三年时间重点读了五六家的名著。历代各家著名的医家，其理论、著作之所以能被认可，一是在理论高度上有提高。比如刘河间，他按照病因病机去分类，学习之后很好掌握，临床分析疾病也比较容易应用。另一个特征是在临床上有非常成熟的经验。刚才赵老师说我对《脾胃论》研究比较多。我个人认为李东垣非常伟大，他有好几部书，但我只研究他的《脾胃论》，因为那是他七十多岁的时候撰写的，理论和经验都很成熟，最能突出其四两拨千斤的临床能力。李东垣的处方药物用量都很小，补中益气汤一副药加起来不到30g，但是他的药味组成比张仲景要多，这是他的一个处方特点。其实李东垣最基本的方子是补脾胃泻阴火升阳汤，是能够体现他以脾胃为中心诊治疾病的最核心处方。我在临床上运用自如，超出了李东垣的应用范围，非常好用。我曾治疗一位30多岁的患者，他有20年的湿疹，从内关穴往下手部皮肤开裂、渗液、渗血，指甲凹凸不平、开裂，迁延20年始终未能痊愈。这个患者体型瘦长，严重的脾胃不足，但是诊查还发现有湿热征象。我认为这个湿疹的根本原因是脾胃虚弱，干脆就用补脾胃泻阴火升阳汤原方，一周以后渗出明显减少；继续守方治疗之后，竟然就慢慢都好了，指甲也光滑了。治疗疑难病证的时候，从脾胃去治疗确实是非常有把握的，最起码对患者身体好，这是没有问题的，不至于原病未能治好又变生他病。李东垣的这个医道应该说是"王道"，不是"霸道"。

有一次，我读到凉血地黄汤的条文，联想到我妹妹患有溃疡性结肠炎。因为她常吃生冷，生活习惯不好，所以反复发作。我读到李东垣这个处方后，按照李东垣的加减，加用了木香、槟榔，每味药才1~3g，一副药才一块多钱，就这么小剂量的处方。结果服用之后很快痊愈，至今未复发。

再如《医林改错》，我们在学校学各家学说的时候，老师说：

"《医林改错》，越改越错。"因为他把前面的解剖和西医的对比，说王清任改错了。但是王清任后边的32个方子都非常好用，却没有得到大家的重视和学习，导致大家只知道血府逐瘀汤、补阳还五汤，剩下的都不知道了。一说通窍活血汤，大家普遍认为是治疗头痛的，治眼耳鼻疾病的。其实根本不是，它主要是治皮肤的问题。所以说学各家学说必须读原著，因为历代的名家都是从不同的角度发展、完善、丰富了中医的体系。

此外，我们学习各家学说，不要以一家的学术观点去评价另一家的对错，不能用张仲景的理论去评价李东垣，或者评价王清任。不要用其他任何医家来评价它，而是要用临床去验证它。因为中医的长处和短处都应该是临床验证出来的结果，站在临床的角度去评价各家学说，才算是合理客观，也才能真正明白各家学说卓有成就之处。实践是检验真理的唯一标准。学习各家学说应该广泛学习，兼收并蓄，既不能厚古薄今，也不能厚今薄古，要以兼收并蓄的心态去学习，才能够真正提高解决实际问题的能力。不要觉得大学毕业了，就是称职的中医了，实际上远远不是这样。如果想解决复杂疑难病证，已有的知识就永远显得不足。

赵进喜：贾海忠教授是临床有得之言。强调结合临床，这在学习各家学说方法上，是很有启发性的。这不仅仅是阅读原著的问题，实际上还是要结合临床，在临床工作中验证，才能加深对这个学说的理解。研究学习各家学说，也不是一个单纯查阅文献的工作，不但要结合临床，也要把它放到一个学说体系里面去理解。后世各家学说的理论，不像张仲景写的条文那么简单，理解起来确实是有难度的，尤其是想着直接用来指导临床，不像张仲景的条文那么简洁。但各家学说的内容都是真材实料。想要发掘真材实料，应该通过其中描述的方药来理解它的理论，这是非常重要的一个途径，当然这也不是唯一途径。比如《温疫论》中提到"邪伏膜原"，单单通过文字较难理解；但如果在临床上理解了达原饮，体会到了遇见什么临床表现就应该用达原饮，那么就可以理解《温疫论》中所说"邪伏膜原证"的具体含义了。一部《温疫论》说来说去就是一个达原饮。除了达原饮，就是六和汤和增加大黄剂量的茵陈蒿汤。《伤寒论》茵陈蒿汤中大黄的剂量在三味药里是最小的，但吴又可认为大黄剂量不够，应该加大剂量，因为通过大黄的泻下能够清泄阳明邪热，增强退黄的力量。现在临床上治疗急性肝炎，大家都更重视大黄的应用。

我经常强调，方药是中医理论成果的最高表现形式。如王永炎院士说的中风病痰热腑实，如果没有化痰通腑方、星蒌承气汤等，就较难理解所谓的痰热腑实。很多理论通过方药就能轻松理解，特别是李东垣的《脾胃论》。我在学习《脾胃论》的过程当中曾有许多困惑，尤其是中医内科里反复讲内伤发热，各家学说里也讲内伤热中证。20世纪五六十年代，《中医杂志》上专门登了一系列的论述阴火的文章。到底什么是阴火？有人说阴火是浊邪下流、郁而化热，还有人说是食滞发热，或是血虚阳浮发热，或是清阳不升、浊阴不降发热，不一而足，说法多种多样，但哪种说法都让人看不懂。我在学《脾胃论》时就比较重视方剂的学习。刚才贾海忠教授也说了，实际上《脾胃论》里最中心的方药不是补中益气汤，在李东垣所有的学说里最中心的也不是补中益气汤。再结合《东垣试效方》《兰室秘藏》这些书可以发现，《兰室秘藏》里最经典的一句话就是"甘温除热"，治疗阴火应该用"甘温以益其中气，佐以甘寒之品以去其阴火"。原文后面紧接着提到了知母、黄连、黄芩之类的药物，李东垣认为这些药就属甘寒之品，这跟咱们之前理解的药性完全不是一个概念。所以那次咱们讨论药性时，贾老师说药性不是光靠嘴尝出来的，在一定程度上是中医用来说理的一种东西。阴火到底是实火还是虚火？它是食滞化热产生的火吗？是血虚阳浮的那种火吗？是清阳不升、浊阴不降的那种火吗？实际是很难理解的。但是结合治法和方药，例如书中所说的甘寒之品如黄芩、黄连之类，再如刚才贾教授提到的补脾胃泄阴火升阳汤，或是升阳益胃汤，再结合"甘寒之品以泄其阴火"，你就明白它这个阴火实际上应该如何理解了。

贾海忠：我认为李东垣的《脾胃论》是论述内伤疾病的。基于此，不是所有外感导致的都可叫阴火。

章红英：阴火中的阴实际上是内外的内。

贾海忠：没错。《黄帝内经》里边讲过一句话，李东垣的《脾胃论》里也有，大意是说生于阳者，是得于风雨寒暑；生于阴者，就是源于阴阳喜怒。阴火显然不是从风雨寒暑来的，它是从阴阳喜怒来的，这才是讲的阴火，李东垣的阴火指的是这一类。

赵进喜：贾老师说得非常对，是比较到位的。它就是以内伤之火为基础，内伤引起的火又是围绕脾胃气虚为中心，在脾胃气虚的基础上出现的火。原文讲"火与元气不两立"，你可以理解成抵抗力低了，然后就产生火了，这个火叫作阴火。到底是我们所理解的实火还是虚火呢？是心火还是相火呢？实际上，上述的情况全都包括在阴火之内。所以我给它下的定义是脾胃气虚基础上的病理君相之火。当然，结合贾老师讨论的内容，阴火应该理解为所有内伤为主的病理君相之火，包括书中反复提及的心火、包络之火、三焦之火，等等。

我刚毕业的时候跟上级大夫学习，他叫杜庆云，是邯郸的名医，善用升阳益胃汤、补中益气汤。我当时请教他用升阳益胃汤的经验，交流对于阴火的认识。他当时写过一篇文章，介绍用补中益气汤治疗口眼耳鼻等窍病的经验，其中一个医案是顽固性的口腔溃疡用补中益气汤配合朱砂安神丸，结果把顽固性的口腔溃疡治好了。实际上，这样的应用不是杜主任自己创造的，在《医方集解》中就明确说了。如果是普通口腔溃疡就是三黄汤主之，如果久治不愈的，补中益气汤主之。我当时就问他，这个是不是可以理解成是脾胃气虚基础上又有了火？用朱砂安神丸是因为并不是一般的虚火，还有心火。他说应该还是有这个意思。我接着问脾胃气虚进一步发展是不是就是阳虚，脾胃气虚到一定程度是不是也有血虚，这么理解以脾胃气虚为中心，如果它变成阳虚以后，或者变成血瘀以后，只要脾胃气虚存在，在此基础上出现的病理之火都应该叫阴火。最后他也对我这个观点表示同意。关键问题并不是说我理解的这个观点对不对，关键是这位老先生有三个非常灵验的医案，都是用补中益气汤的思路治疗痊愈的。

除了刚才说的治口腔溃疡这个窍病，还有两个医案。一个是当时我们邯郸地区宗教局的一个干部，冠心病发作，按一般的活血化瘀思路治疗效果不佳。后来由杜主任诊治，他说患者除了胸闷、胸痛以外，伴有心慌、心悸、失眠，还可见大便黏腻，肛门潮湿、瘙痒、灼热。杜主任就在归脾汤的基础上再加用地骨皮、白头翁、黄连等药物，结果冠心病症状很快缓解了，失眠也好了，心绞痛也不犯了。还有一个患者得过脑血管病，又有高血压，还得过三叉神经痛。忽然有几天精神病犯了，神志不清，不认人，头痛得要命，连续几天不好好睡觉。一开始给他用了镇肝熄风汤，一点儿效果也没有，于是到我这儿治疗。我比较崇尚验方，就给他用了日本汉方里面专门治头风的验方，好几味药，有虫类药、有风药，用了之后也没效。后来让杜老师查房，杜老师给他开的是附子理中汤，有附子、干姜、党参、细辛、白芷，再加上黄芩、黄连。结果用了以后真是应手而瘥，第2天所有症状全部消失，头也不痛了，也认识人了。

最后我问杜老师，这三例医案是不是可以理解为都是在脾胃气虚的基础上发展而来，有的脾胃气虚发展到阳虚的程度了，有的发展到气血亏虚了，但都还是有阴火，他觉得也有道理。后来我就与他女儿一起整理出一篇文章，当时发表在《河北中医》增刊，叫"李东垣'阴火'证治发挥"。

我在这里说的意思，其实和贾老师是一致的，就是一定要阅读原著，结合临床，在学习的时候要有所发展，不一定非要局限于原书。再一个就是"尽信书不如无书"，就是不管再大的专家，老师再伟大，你也不要把他想得十全十美，老师也不是说什么都对。所以对各家学说也应该这么认识，既保有怀疑的态度，又要有临床实践的精神，才能学到真正有用的东西。

于智敏：对各家学来说，我认为古代的医案也好，现代的医案也好，它都是一个特殊的、具体的个案，不一定具备可重复性。各位教授每天看的患者可以说是不计其数，如果你出一本书，显然不可能把自己看的所有病例都归纳、罗列写进书中，我们收集的一定是用常法治不好的，别人看没有效的。我的治疗出奇制胜，这个东西虽然很典型，很有效，但是可重复性可能比较差。对一个医生来说，他用这个方法看好一个患者，可能很少有机会再进行第二次试验了。作为一个非常珍贵的临床资料，把它写下来放在书里面，则流传后世。各家学说及一些医家的学术观点，我想也是如此。

学习各家学说应该抱有两个心态。第一就是好奇心，发现奇招、奇法、奇闻妙谈，看了以后有利于开阔思路。第二就是寻根，寻根就与我们现在做的工作有关，搞中医基础理论研究。

一位医家，他的学术传承是从哪来的？一个人穷其一生，只靠个人的医疗阅历很难对复杂的疾病有深刻的认识和全面的把握，这就更强调对古今医家直接经验和间接经验的学习。然而在学习各家学说的过程中，一定要提高自己的认识，不要仅仅把目光局限在寻求一个特效的方药治疗某种特定的疾病，而是应该抱着好奇的心态去广泛地学习各家的思想、经验，去开发思路、创新思维，我想这才是站在"道"的层面去学习。正所谓"道可流传千古，术则暂行一时"，这样的学习定会是卓有成效的。

"寻根"的心态很重要。我们现在有时对某种学术流派强调得非常地高、非常地大，甚至出现了一些自造流派、自封某个流派掌门的现象。我以为这对医学的发展是不合时宜的。学术流派的形成是有历史原因的，这个历史原因就在于过去交通不发达、信息不对称和传播途径有问题。学术流派是历代医家针对一部经典或者一类人群把一个学说、一门技术发展到极致的产物。每一个流派都有代表性的医家，实际上也都是一个普通的人，只不过是他在某一点上有一个专长，把其他人给掩盖了，而这种掩盖是现在专家学者的阐扬和发挥造成的，事实并不一定如此。

另外，我想强调的是我们学习医学要求同存异，叫作"千古文学，最忌相同。千古医学，最忌不同"。一部文学作品，如果雷同的话，人家就不愿意看了，觉得味同嚼蜡，有抄袭的嫌疑。医学如果千奇百态、争奇斗艳，就让人无所适从，所以医学还应该走一条相同的道路。这就要求我们在了解一位医家的时候，千万不要被浮云遮障眼，不要过分夸大他的"异"，而要追求他的"同"。

关于各家学说的学习问题，我觉得刚才赵教授的观点非常好。我们许多人学习各家学说，往往陷入"东施效颦"的境地，老想着一定有他的独到之处，于是忘记了万丈高楼平地起，老想着从里面发掘出几个特效的方药。抱着这种态度、这种观点去学习各家学说，实际上是非常有害的。所以说我们学习各家学说，一定要抱着问题去学习。各家学说具有非常鲜明的特点，不仅仅留给我们许多直接可借鉴的理法方药，也留给我们一种思想、一种方法、一种观念。

高层次的学习应该是"不看手指，看所指"。这句话出自一个故事：有一个小和尚，学艺三年该出师了。他向师父辞行，说："师父，我要出去行脚。"佛教行脚即我们说的游历。师父说："好啊！三年你都学会什么了？"他说："我啥都学会了，五部大论全都背下了。"师父说："那好吧，我考考你！"他说："那考吧！师父！只要您布置的功课，我全都会！"师父说："好吧！"之后闭眼盘坐，伸出食指向上，问道："这是什么？"小和尚不假思索道："一！"师父摇摇头，继续说"这是什么？""手指！"师父又摇摇头，还问"这是什么？"小和尚道："这是师父右手的食指"。师父气得拿刀咣地一声把手指剁下来，"这是什么？（拳头状）"。小和尚仰头一看："这是天花板！"师父说："对啦！这就说对了。"这就叫作"不看手指，看所指"。我们学习经典一定是这样的，希望大家记住这句话。如果我们就事论事，那挖掘出的东西肯定是有限的。如果你能通过这件事情，看见隐身在其中的内涵，或者看到这位名医提出学术思想的背景、环境，那么你的成就就大，你的思路也就宽。刚才贾教授说得非常对，我们在学习各家学说、名家思想时，一定要像海绵吸水一样如饥似渴去汲取，而不要做过多评价。

具体到医家，我跟海忠教授有同感。王清任的《医林改错》里我更欣赏的一个方子叫黄芪赤风汤，有黄芪、赤芍、防风三味药。它的功用是通行一身血气，人之所有者，血与气尔，气血冲

125

和，万病不生。我倒觉得黄芪赤风汤用着比逐瘀汤更好一些，更有中医特色。膈下逐瘀汤和会厌逐瘀汤所治疗的都有一个具体的部位，补阳还五汤所针对的有一个具体的阳气缺乏，这样实际上它的应用范围就缩小了。只有这个黄芪赤风汤，才深入针对我们中医所说的病机。"病因言病之所由生，病机言病之所以成。"徐灵胎的《医学源流论》指出："深入病机，天下无难治之症。"强调谨守病机。实际上中医很多东西都蕴含着数理学的精华，并不一定真正需要大数据或循证医学支持。这些数理学的精华，实际上就反映着中医学智慧的光芒。这就是张景岳在《类经》序里写的"断流之水，可以鉴形""竹头木屑，曾利兵家"，讲的就是这个道理。

我这么一讲，大家再读各家学说的时候可能觉得不枯燥了。同时，要抱着涉猎的态度去读，有些东西看着挺新奇古怪，与我们传统的东西不一致，你反而会记得深、记得牢，到时候返回来一看，处处没有脱离经典。从这个意义上来说，历代医家的学术思想都是对《黄帝内经》《伤寒》《金匮》的诠释，只不过阐释的角度不同，运用的领域、方式不同，所以古人说人人皆可以为尧舜。我们如果抱着这个态度去学习、应用中医，人人都可以成为仲景、东垣。

赵进喜：于教授再一次让我们一览大家风范！于老师站的位置和层次很高。中医是中国传统文化的组成部分，建立在深厚的中国传统文化的基础之上。我们经常说："文是基础，医是楼。"于老师给我们展示的就是，想真正理解中医，需要把中医放到一个大文化、大背景里去。

实际上各家学说没有谁对谁错，无论是李东垣还是张子和的观点，并没有好坏之分。《黄帝内经》每一个条文都有好多家不同的理解，到底哪种理解是正确的，说错的理解是不是就应该批评呢？并非如此，这些不同的理解都丰富了中医学的内容。《黄帝内经》有云："四维相代，阳气乃竭。"其中的"四维相代"，有人认为是春夏秋冬，有人认为是东南西北，有人认为是四肢。王洪图参考了张子和的观点，认为"四维相代"是胳膊和双腿交替出现肿大。实际上《黄帝内经》未必真是这个意思，但是即使它不是这个意思，也不能说明张子和等医家说得不对，反而体现了他们的高明。因为这些不同的认识丰富了《黄帝内经》本身的内涵，一定程度上发展了《黄帝内经》的理论。比如王冰提出的"益火之源以消阴翳，壮水之主以制阳光"，实际这是王冰校注《素问·调经论》"诸寒之而热者取之阴，热之而寒者取之阳"时对这句话的错误理解。因为这句话本意并不是"以水制火""扶阳益阴"的思想，而是讲寒热真假的，但王冰把它理解为阴阳虚实了。事实上，从阴阳虚实进行理解比从寒热真假理解更具有临床意义，也更为常见，诸如泻南补北等治法，很多都是遵循这一治疗思路。所以不能因为这样的理解不是《黄帝内经》的本意，就批评王冰是错的；反而正是因为王冰不同于原意的解释，才将中医理论往前又推进了一步，在这个问题上认识得更深刻，让大家理解得更清楚，简明扼要地把中医最精髓的东西告诉了大家。

所以各家学说里无所谓对错，最终还是看他对临床有没有指导意义。大家学习的时候，最忌讳的就是先把自己当成某一流派，然后对其他的知识嗤之以鼻，这是非常不可取的。想要了解颐和园这个全世界第一皇家园林之壮美，就必须站在佛香阁极目远眺；如果只是身处谐趣园、知春亭，仅仅是窥探到了局部的秀美，终究不能领略真正的颐和园有多么壮美。想要理解整个中医也是同样的道理。于老师从战略的高度提示大家，一定要有胸怀；没有胸怀只会先自己把自己拘泥在某个流派之中，自然没法理解真正的中医到底是什么。我们绝不能受门派限制。只有在临床上融汇百家，才能通古今之变，成一家之言。我们要全面传承中医的精髓，充分地学习一切有利于中医的成果，结合临床实践后才能有一定的见解，所以要"继承，学习，实践，创新"。

关秋红：各家学说的形成与时代密切相关。随着时代变迁，疾病类型也在发生改变，新的治法也应运而生。就《中医内科学》中的疾病而言，其历史沿革部分往往非常关键，记载着随时代演进医家们对同一疾病认识不断增进的过程，反映在不断有新学说、新理论诞生。这一部分实际上就是一个小的各家学说，只有真正领会疾病的历史沿革，才能很好地理解疾病。我在上课的时候注意到，当我讲到历史沿革的时候，很多同学根本就不以为然，觉得没有什么可讲的。其实我觉得如果你把历史沿革当中的一些内容领会了，对理解这个病是非常重要的。

以"咳嗽"为例，从《黄帝内经》时代就讲了"五脏六腑皆令人咳，非独肺也"，是皮毛先受邪气，并且还存在"肺胃相关"等脏腑间的关联。现在慢性咳嗽有一个原因是反流性食管炎，在《黄帝内经》时代就能认识到"此皆聚于胃关于肺"，这是很了不起的。到张仲景的时代，又出了很多治疗咳嗽的方子，诸如麻黄汤、小青龙汤、射干麻黄汤、桂枝加厚朴杏子汤等。到了明朝，张景岳把咳嗽分为外感和内伤，我们又给同学讲，如果你想理解外感内伤，要记住《医学心悟》里有一段话："肺体属金，譬若钟然。钟非叩不鸣，风寒暑湿燥火六淫之邪，若外击之则鸣；劳欲情志，饮食炙煿之火自内攻之则亦鸣。"这段话如果记住了，外感内伤就搞得非常清楚了。后来喻嘉言又提出"燥咳"，桑杏汤和清燥救肺汤都是大家临床上常用的。而金元时期刘河间提出"咳嗽者治痰为上，治痰者下气为先"，通过调气治疗咳嗽，临床效果非常好。在《万病回春》里还提到"自古咳嗽十八般，只因邪气入于肝"，这个观点后来很多人都非常崇尚它。曾有学者在《辽宁中医杂志》发表文章，将叶天士《临证指南医案》里所有治咳嗽的这些处方提炼出来，并对病例进行了归纳，提出了叶天士"从肝论治咳嗽十一法"。我的导师武维屏提出了"肝与咳喘哮"，她认为肝与肺从生理上相关，病理上相连，提出了一个调肝理肺的办法。这就是中医关于咳嗽的各家学说。从中可以看出，随着时代演进，随着各家学说的不断涌现，对于疾病的认识越来越深刻，越来越适合临床，学习历史沿革的过程就是学习疾病的过程。

我的老师不仅仅应用调肝理肺法来治疗咳嗽，在她的门诊当中也用清燥救肺汤、金水六君煎等，根据患者的具体表现，通过辨证来论治。为什么现在调肝理肺这个观点越来越为大家所接纳，是因为我们生存的环境压力越来越大，情志因素在致病因素中起到越来越重要的作用。比如说很多长期咳嗽的患者怎么治也治不好，而且这种患者往往有一个特点，就是咳嗽与紧张压力大有关。还有个典型特点，就是咽痒，时常觉得有个东西卡在咽喉处，吐不出来，咽不下去，大家马上就能想到"咽中如有炙脔"，半夏厚朴汤主之，它的病机是气郁痰结阻于喉咙。但是单用一个半夏厚朴汤就足够了吗？其实不然。如果患者的舌苔白腻，配合小柴胡汤即能取得良好疗效；若是患者伴有气机不畅的因素，经常出现胸部胀满、善叹息，即可合用四逆散。

赵进喜： 学习各家学说，应了解这些学说形成的背景。关老师讲的武老师肝肺同治，为什么肝肺同治？为什么很多医家也开始强调肝肺同治？是有其原因的。祝谌予祝老应用过敏煎实际上也是强调肝肺同治。为什么这么多名家都往一个思路上思考，与这个时代有关系。关老师说因为这个时代竞争激烈，使人心情不舒畅。我20年前在海淀区和朝阳区诊治糖尿病时就感觉到，海淀区的患者多见柴胡汤证，朝阳区的患者则多是气阴两虚夹热。之所以出现这种差异，是因为海淀都是年轻人，来去匆匆，生活节奏快，工作压力大。原来朝阳区的人相对比较闲散，而现在朝阳区的人大多数也是来去匆匆了，所以肝气犯肺可能就多，柴胡汤的使用频率较高。这与时代背景密切相关。所以各家学说的形成，与医生个人所处的时代背景，他接触的患者，甚至是他自己的性格、体质有关。我有个学生是韩国留学生，比较喜欢用扶阳的药，她就是虚寒体质，原来经常痛经，月经不调，怕冷，可能用了附子以后感觉挺好，症状改善，所以她就热心应用扶阳治法。许多因素会对医者学术观点的形成产生影响，所以要研究各家学说的形成，还需要了解他的社会背景和个人背景、文化背景、师承、学术渊源、教育背景，这些都是非常重要的方面。

结语：各家学说在中医学术思想史上具有非常重要的地位，想要成为一个好的临床医生，就一定要学好各家学说。学好各家学说，首先要读原著，要全面领会医家思想，系统掌握医家的学术体系，不能仅仅通过只言片语，管窥蠡测。同时，还要敢于质疑，敢于挑战，学古但不能泥古。最后，还应该立足临床来学习，通过临床来验证古人的理论和经验，才是真正探索真理的路径；不可把自己固守到某一个派别之内，故步自封。中医学理论因为有各家学说才越来越完善，越来越丰满，越来越符合临床实际，越来越能解决复杂的临床问题。全面继承，认真领会，才能开拓创新，继往开来！

（整理者：张耀夫　王昀）

引言：自西医传入中国，至今已百余年，医疗领域发生了巨大的变化。在我国目前中西医两套医学并存的形势下，西药的运用对于多种疾病的中医证候是否存在影响？如何发挥我国医疗卫生事业中西医结合的优势，中西药并用以减毒增效？临床运用中药需要在辨证的基础上进行，运用西药是否需要考虑中医辨证？针对这一系列问题，本期"铿锵中医行"组织专家进行了热烈讨论。

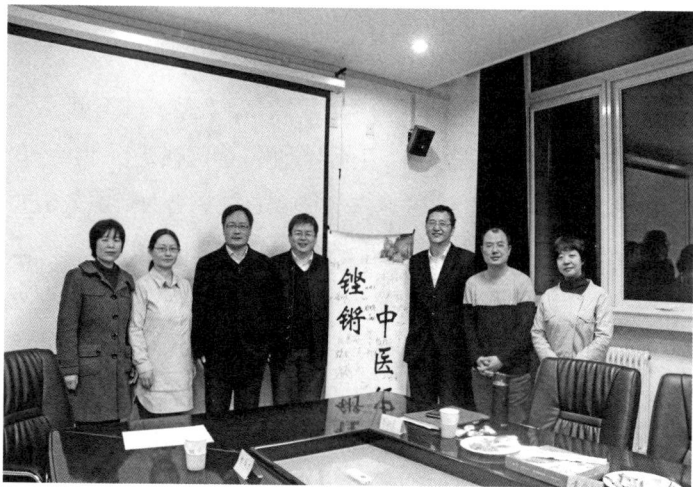

本期部分嘉宾（左起）：关秋红　朱立　张磊　贾海忠　赵进喜　赵虎康　肖永华

赵进喜：今天的选题非常特殊，因为贾海忠教授和黄金昶教授在这方面做过许多工作，积累了非常丰富的经验，今天可以围绕着这个主题充分地发挥。西医跟中医是我国同时存在的两套医学体系。西医在刚进入中国时，发展水平实际上是非常有限的。但在短短的一百年里，西医技术突飞猛进，对中医体系形成了巨大的冲击，可以说中医面临着巨大的挑战。对患者来说，面对中医、西医两套医学体系，从实用的角度出发，有的患者首选中医，有人则首选西医，有人则中西医治疗双管齐下。这种情况下，西药对中医的证候、病情、辨证是否会存在影响？怎样才能更好地做中西医结合？中药、西药如何配合才能减毒增效？这些确实是值得大家思考的一个重要的问题。国医大师吕仁和在治疗肾病的时候，也有激素的"三段疗法"。河北的赵玉庸、李恩，他们当时在肾病中西医结合协作组，也有一些融合中西医的思路。先请朱立介绍一下赵玉庸怎么看待激素对肾病辨证的影响，然后请肖永华介绍吕仁和激素应用的"三段疗法"，最后有请两位"大咖"深入讲解。

朱立：我跟随赵玉庸老师学习了八年，发现这个题目已经有很多人在研究，将其称为"西药中药化"。起初是20世纪80年代，中医研究院中药所的岳凤先老老先生首先提出西药中药化这一概念。药物可分为西药和中药，分别是两套不同的医学理论体系下产生的。西药进入我国以来，20世纪30年代张锡纯的《医学衷中参西录》就对西药的应用进行了探索，他总结了阿司匹林的药性，认为其性凉而能散，善退外感之热，还创立了阿司匹林石膏汤。他对西药进行了性味归经、四气五味的分析，产生了一定的临床认识。我感觉大家认识这个西药中药化，就是给西药分性味归经、四气五味。给西药定性，应该也是从中医的证候学出发再去进行反推的，即从患者应用西药以后证候的改变，去反推这个药物的性质。赵玉庸和李恩当时对于激素性质的认识其实也不是原创，更早之前就有学者认为激素为纯阳之品。在临床上，我们确实观察到肾病综合征的患者一般都是高度浮肿，出现脾肾阳虚的表现；经过一段时间的足量足疗程激素治疗，患者会出现满月脸、水牛背、多毛、痤疮等症状，以及舌红少苔、脉滑细数等阴虚内热的表现。随着激素的使用，或者在激素撤减的过程中，会出现气阴两伤、阴阳两虚的证候。激素的阳热之性，在早期可能发挥了温补肾阳的作用，但也会暗耗阴液，最终损伤元阴元阳，与附子、白酒等阳热之品的性质非常相近。众所周知，酒具有热毒性质，嗜酒之人往往是一派湿热内盛的表现。但一旦成瘾之后，或酒精戒断的时候，往往表现出面白神疲、乏力、皮肤湿冷、怕冷等症状，其实就是阳虚的表现，这和应用激素后的情况相似。患者在应用激素的同时，想寻求中医治疗，这时候就需要应用中医中药来佐制激素的这种副作用。所以在辨证的时候，我们要考虑到激素的影响。

我现在从事消化科。消化科比较热门的是幽门螺杆菌的根治，方案包括"标三联"和"标四联"，都要用到两种抗生素。现在抗生素的使用，一般根据人的状态进行选择，对抗生素产生耐药性的患者，比如对甲硝唑已经耐药到百分之七八十，可能就不推荐使用了。但是应用抗生素时，很少会考虑不同的证候对药物的影响，以及药物对人的不同体质的影响。比如患者具有脾胃湿热或者肝胆湿热的证候，应用抗生素治疗容易导致患者出现一些不适症状；或者脾胃虚弱的患者，在应用抗生素以后，不出3天就会出现腹泻的症状，这都是不能耐受抗生素治疗的表现。这启发我们，临床应用"标三联"或"标四联"治疗幽门螺杆菌时，需要根据人群对抗生素的耐药程度来使用抗生素，或者结合患者的体质加以辨证，然后再选用抗生素，这可能是一个不错的临床治疗思路。有相当一部分患者是偏虚寒体质，无法耐受"标三联"治疗，还未达到足量、足疗程的时候，患者就不得不放弃。但因为没做这方面的观察，比如头孢类、阿莫西林类、克拉霉素或者甲硝唑类等药物，各自具备什么样的性质还不能十分确定。现在普遍认为抗生素是偏苦寒的，所以对于热证效果好。如果将来有机会的话，也许可以设计一下类似的课题，就是根据幽门螺杆菌患者的证候特征分两组，分别给予不同的抗生素治疗，也许能够反证抗生素各自的特性。

肖永华： 近10年来，我们一直在跟随吕仁和老师抄方学习，做了大量的医案收集工作。我的硕士研究生黄苗，系统总结了24个完整的肾病综合征病例。这批患者的诊次多的有五六十次，少的也在10个以上诊次，患者的肾病综合征诊断明确，病程一般在3年左右，都是在其他医院治疗效果不太理想而来门诊的。吕老常用激素配合中药的方式来治疗。我们发现吕老的诊疗思路比较有趣。大家都知道，肾脏病具有多种病理类型。我们发现如果慢性肾脏病患者病理类型属于IgA肾病或紫癜肾，吕老师用激素就不太依据蛋白量，可能患者还没有出现大量蛋白尿，只是尿蛋白（＋）或尿蛋白定量＜1g，吕老师也会毫不犹豫应用激素，跟常规的激素应用思路不太一样。我们总结了这么多例，就真的是这样，差别是很明显的，不是必须白蛋白＜30g/L、蛋白尿定量＞3.5g才应用激素。无论是使用过激素缓解后又反复的患者，还是没有用过大量激素的患者，吕老师都认为应该使用激素。吕老师选择激素的适用人群，没有那么严格按照西医常规要求，不是必须出现肾病综合征的指征才能应用激素，也不是完全按照蛋白尿的情况来应用；而是倾向于认为，一旦患者的病理反应较为活跃、细胞增生较为明显，就应该使用激素治疗。西医应用激素是很严格的，按照体重来计算；而我们的临床患者有十三四岁的孩子，有三四十岁的成年人，吕老师基本上起始剂量是泼尼松8～10片，大部分都从40mg激素剂量起始，不到10%的患者起始剂量用到50mg。这个用量虽然没有严格按照西医的要求来计算，但不是没有这个概念，而是觉得在中药的辅助下，每天40～50mg激素的起始量是安全的。减量也不是按照西医所说的，起始用至少一个月或几周，吕老师应用激素的方法相对简单，让患者先使用激素治疗，不要过于害怕激素的危害，然后定期检查尿常规。一般治疗前蛋白尿（+～+++），激素治疗后一旦蛋白转阴，就立即开始减量。可能对药物很敏感的患者，服用激素一周后尿常规就转阴了，就可以减1片。如果吃三周尿蛋白阴性了，也可以减量1片。激素减量以尿蛋白转阴为标准，与时间没关系。如果减药一周之后尿常规还能保持阴性，就可以再减1片。这是将尿常规看作中医的一个症状来辅助判断。只要保持尿常规阴性，没有尿蛋白，8片泼尼松的用量可能3～4个月就能减成3片了。如果患者尿蛋白指标为弱阳性（±），就暂时不减量，配合中药继续治疗，等下次检查指标转阴了再将激素减量。这是吕老很典型的一种激素用药减量方法。

吕老师另外一个习惯是让患者隔日服用激素。例如第1天服用8片，停用1天，并且逐渐减少用药量，一直变成每日3片、隔日停药的服用方法，最长可能让患者维持服用两年，但能让蛋白尿一直保持平稳状态。只要蛋白尿症状能稳定，就能很快把激素用量减少。有很多患者找吕老诊治之前，每日服用4片激素，但蛋白尿一直控制不佳，波动在+～++。如果单日服用4片激素达不到治疗效果，但其副作用可能还会呈现，所以吕老一般调整用药方案为每日8片、隔日停药的方法。然后在维持尿常规阴性的基础上，再逐渐减少激素用量。其中，激素减量的时间不是固定不变的，而是根据患者症状和尿蛋白指标的变化灵活调整。如果出现症状的反复，或是感染诱发疾病反复，就维持住目前用量，直到尿蛋白指标阴性再继续减少药量。

在激素的使用过程中，吕老还重视应用中药减轻激素的相关副作用。我们发现吕老重视猪苓、茯苓的应用。统计发现，吕老治疗肾病综合征的方剂当中，如果一个处方使用了猪苓，那么使用茯苓的比例约为60%。但是反过来，如果一个处方使用了茯苓，90%的可能会使用猪苓。也就是说如果吕老师用猪苓的时候，不一定会同时使用茯苓；但如果用茯苓的时候，基本上会同时使用猪苓。用猪苓、茯苓常规体现的是利水消肿的思路，但是吕老师还借鉴了现代药理的知识，认为猪苓多糖有利于改善机体免疫情况，所以尤为重视猪苓免疫调节的作用，并非将猪苓单纯看作像茯苓一样的利水药。

另外，吕老师临床常用羌活和益智仁的配伍。吕老治疗儿童肾病的患者时，对服用激素达到半年以上的患者，会常规地使用羌活15～20g，益智仁15～20g。药理研究表明，羌活、益智仁具有保护神经、保护脑细胞、减少脑部损害的作用，所以吕老在激素减量和激素治疗的后半阶段，常将这两味药作为整个处方的第一味和第二味药，尤其重视二者的联合应用。这一用药经验，不仅借鉴了大量现代药理学知识，又结合了病理和生理知识，体现了吕老将中医和西医两方面融合在一起的思考方式。

吕老对红景天和灵芝的用法，也和应用猪苓的思路有些类似，中医讲的是益气补肾、补益精气的治法，但是在跟激素的配合当中，都是针对肾脏病的免疫调节进行治疗的。这类患者一般很容易感冒或出现一些上呼吸道感染症状，但在吃了这个药之后，一般感冒的症状会明显好转，或者不太容易感冒，或者感冒能较快痊愈，这是一个比较突出的反馈。

以上是关于吕老肾病综合征的部分用药经验分享。但我们目前的认识较为粗浅，后续还需要开展更多、更细致的总结。

赵进喜：刚刚朱立老师提到，以前大家都认为激素的药性是大热的，像肉桂、附子之类，所以用药以后可能导致伤阴，出现阴虚表现，而应用很长一段时间后开始逐渐撤减激素的过程当中，又会出现阳虚的表现。最早上海的陈梅芳老师提出了这个观点，后来得到了全国专家的基本认可，但实际临床中也不完全如此。前几年的研究中，中医病证结合模型造模、中医证候学的动物模型，都用可的松造阳虚证的模型，先用大剂量的氢化可的松，然后停用激素，造模动物会表现为怕冷、蜷卧等阳虚表现。阴虚模型则用甲状腺素，现在则用优甲乐了，服用甲状腺素片一段时间，动物都特别急躁，相当于人心烦不得眠，属于阴虚火旺的表现。当时就认为激素是阳热的，甲状腺素片也是阳热的，都能伤阴。所以当时肾病综合征的激素三段疗法，在开始没受激素影响的时候，谈不上激素对证候的影响。足量、足疗程应用一段时间之后，逐渐出现了阴虚的症状，例如烦热、痤疮，阴虚内热表现突出；有的也出现血瘀的表现，例如月经的改变，或者腹部出现紫纹、痤疮，也可理解成血热、血瘀。一般认为这个时候应该配合用知柏地黄丸，有痤疮的加用五味消毒饮，有时候还加点凉血、活血药。等到激素撤减的过程中，常常有阳虚的症状出现，一般主张用一些温阳的药，像赵玉庸老师主要用一些温润、温补的中药，诸如肉苁蓉、锁阳、淫羊藿、枸杞子等，而不太主张用肉桂、附子等温燥的中药。黄文政老师持有类似观点。吕仁和老师更侧重于用益气补肾的药，所以有两个处方，一个是益气固肾汤，一个是养阴固肾。益气固肾汤用药包括黄芪、当归、巴戟天、芡

137

实、金樱子、白术、茯苓等，处方中温阳药只有一味巴戟天，有时候会加用淫羊藿。实际上淫羊藿不太常用，巴戟天就算比较热的药了，别的药基本上就是健脾补气的药物。所以无论有无典型阳虚的表现，吕老师本身也不是特别强调温阳药的运用。

我在临床上观察，在激素撤减阶段，觉得阳虚的症状不是太典型，这可能与减药的速度有关。我观察到的患者绝大多数在减药的过程中还是以气虚、阴虚表现为主，阳虚的症状不突出，部分还表现为湿热、热毒症状，所以用热药的机会就更少，温补的连淫羊藿、巴戟天我都很少用，温润的药也很少用。我比较强调补气药的应用，诸如用玉屏风散、黄芪赤风汤等。根据具体病情，黄芪剂量可以灵活增减。通过健脾益气，怕风、怕冷等症状就都解决了。

一般来说肾病综合征早期还是强调辨证论治，主要根据临床表现来辨证论治，合理选用寒热药物。但使用一段时间激素以后，阴虚火旺的症状确实就比较典型了，一般可用滋阴清热法，再配合活血化瘀、解毒等治法，重用凉血活血、清热解毒的药物。在激素撤减的过程中，治疗方面强调益气养阴的思路。典型的阳虚表现还与原发病有关系。以前咱们看的肾病综合征可能小孩的原发肾病比较多，现在门诊来看中医的患者大多都是慢性肾炎肾病型，临床表现为肾病综合征，实际上是肾炎。肾炎患者应从风论治。虽然这些患者有肾病综合征的表现，但所表现出来的阳虚或气虚仅是表象，内在湿热邪毒、瘀滞伤肾的基本病机始终存在。因此，虽然患者有轻微怕冷的症状，但使用一点热药立刻就引起咽痛，甚至加重病情。所以激素对证候的影响，可能还与具体疾病病理诊断有关系。

所以，我认为激素对证候的影响，既要理解它普遍的规律，又要理解在不同疾病可能表现出不同的特点。如果是原发的儿童的类脂性肾病、原发的肾病综合征，肾脏病理是微小病变，确实可能存在撤减激素后由阴虚变成阳虚的趋势；但如果是肾炎，可能典型的规律性表现就不太突出了。在强调激素对证候有影响的同时，还得关注原发病是什么，不同的原发病其核心病机不尽相同。比如肾水，即原发肾病综合征，是由于脾肾亏虚，不能运化水湿，具有水湿内停的病机；肾风，即慢性肾炎等，病机是湿热邪毒或者风热邪毒瘀滞伤肾。肾水、肾风两者的病机不同，激素对证候的影响可能也有不同。

这是我粗浅的体会。下边有请黄金昶教授！

黄金昶： 其实我研究药物的寒热属性有十几年了。肿瘤患者病情变化快，不会给医生尝试的时间，有可能用错了药患者很快就去世了。许多化疗药副反应特别大。曾治一位患者，使用了一个偏热的化疗药，治完病灶缩小了，病情很稳定，但时隔四五个月，病灶又扩大了。患者住院时有心包积液，治疗一段时间后心包积液逐渐减少，但后来化疗用了紫杉醇，心包积液突然增多，两侧产生大量胸腔积液，患者迅速出现气喘的症状。现在不可否认化疗和靶向药是治疗肿瘤的主要药物，但临床更应该了解它，巧妙地应用它，否则就会给治疗带来反作用。因为患者有可能在你这里接受中药治疗的同时，还在别的医院做化疗，有时候处理不好中、西医治疗关系的话，西医一句话就把"锅"甩给中医了。所以我觉得有必要跟患者讲清应用中药、西药的影响，并得到患者的认同和理解。所以认识治疗肿瘤的化疗药物、靶向药物的性质，对我们的肿瘤治疗是非常有用的。具体可从三个方面来认识。

第一，根据肿瘤部位和病理类型来认识。西医特别强调肿瘤的病理，还有相关的基因检测，能为临床提供很多有利的判断证据。其实病位与病理之间有一定的联系，临床可根据肿瘤部位和病理类型选择用药。从全身来看，皮肤癌、鼻咽癌、宫颈癌以鳞癌多见，还有肛管往下的鳞癌也较为多见，常常是因为用手指头摩擦、刺激它，所以出现鳞癌了。所以有一定规律，病位和肿瘤的病理类型是相符的，肿瘤不是无缘无故长在这里的。曾见一位女性患者是子宫内膜癌，虽然平素体质较好，但因为喜欢吃凉的，从而容易导致子宫内膜癌。《黄帝内经》所谓"寒客胞宫，状如怀子"，讲的就是子宫内膜癌，而不是宫颈癌，因为宫颈癌有接触性出血，性质偏热。再如口腔、消化道，从口腔到贲门口、食管也是以鳞癌为主。要辨别是食管癌还是胃癌，主要通过病理类型判断。如果是腺癌，有可能是胃的腺癌侵润食管；如果是鳞癌，大概率是食管癌。从胃的贲门口往下一直到肛管，基本都是腺癌，腺癌性质偏寒。

　　肿瘤的类型与它的分布存在一定规律。食物进入消化道很快就往下走，但是到贲门就慢了，不像之前那么快了，所以它在那里与消化道接触还比较多，发生鳞癌的比较多。再如肺脏，吸烟的患者容易得鳞癌和小细胞肺癌，这两种癌症的病灶都靠近肺门，鳞癌是吸烟患者最为常见的；但部分吸烟患者也可患小细胞癌，往往是因为肠胃较弱，体内痰湿较重。小细胞肺癌特别容易通过淋巴结转移，主要通过化疗治疗，先得让病灶缩小。很多女性腺癌多，为什么呢？女性在厨房煎炸烧烤，被油烟熏的，偏于寒湿。鳞癌大多是偏火热的，病理形态较大，呈梭形或是散在颗粒；小细胞癌是小颗粒状的，较为密集。我根据部位和对它化疗特别有效的药物，就能定出药物的性质来，起码能定出寒热来。

　　第二，结合药物副反应及《黄帝内经》病机十九条确定药物性质。病因里面最容易造成疼痛的还是寒邪，所以使用紫杉醇化疗的患者出现关节痛，可以据此判断其类似寒邪。所以紫杉醇会造成胸水、心包积液增生，因为其性质属寒。还有帕米膦酸二钠，也就是博宁。通过我的研究认为许多肿瘤主要是通过筋膜转移的，而不是经过血管、淋巴管，尤其是血管，血液循环快，肿瘤细胞是不容易停下来的，淤阻的话就容易停下来。帕米膦酸二钠是一个活血药，而且是很强的活血药，国外研究表明帕米膦酸二钠能减少脏器转移机会，脏器转移主要是靠血管，而帕米膦酸二钠治疗溶骨性的骨转移效果好。再如治疗胸水使用白细胞介素-2疗效好，这一点与中医临床也有关系。白细胞介素-2通过静脉给药，当达到大剂量200万U时，会出现皮肤潮红、发热等症状，在中医看属于热性的药物。《素问·至真要大论》云："诸病水液，澄彻清冷，皆属于寒。"胸水主要是偏寒的，所以热性的白细胞介素-2对寒证有效。这是从寒和热的两方面来讨论，有没有导致阴虚的药物呢？比如靶向药中的易瑞沙和特罗凯，它们用完以后最常见皮疹、口唇干燥等不良反应，所以可以辨成偏燥，一般用于治疗肺腺癌效果较好。

第三，根据骨髓抑制情况分析。通过观察化疗药的副反应可以发现，有的药物使用后第2天白细胞就开始下降，有的药物使用3周以后白细胞才降低，这与药物性质密切相关。热性的药物既伤阴又伤阳，药物的热性能逼迫汗液外泄，阳气也随之耗散，因此既能伤阴又可伤阳。使用热性的药物往往会导致全血细胞的降低，因为伤阳、伤阴都比较快。寒性的药物以伤阳气为主，所以仅仅是白细胞降低，而且有的降得不是特别明显。所以从这个角度来看，骨髓抑制情况也能帮助分析这个药物的寒热属性。

临床结合上述三个方面，基本能确定治疗肿瘤药物的寒热性质。鳞癌偏火，选用凉药；腺癌偏寒，选用热药。分清药物的寒热性质具有很大的临床意义，主要体现在以下六个方面。

第一，提高原有化疗方案的有效率。对无病理的，可以根据肿瘤部位选药，有病理的就不盲从了。现在治疗肺癌的化疗方法，其实就是第一套化疗方案不行立马换第二套化疗方案，是较为盲目的。临床常说诺维本对所有肿瘤都有效，是因为在肿瘤最初阶段，各种类型都有一点火热之性，诺维本药性偏凉，因此短期内都能起效。但如果一开始就能根据肿瘤性质，选择对应的寒热性质药物，治疗就不会那么盲目。

第二，开发药物新的作用部位和新疗效。国外开发一个新药，很多时候就是拿患者来试验。比如伊立替康对越趋于人体下部的病证疗效越明显，这用西医理论解释不清，只能说是通过大量的临床试验得出的结果。我认为伊立替康偏热、偏燥，因为湿为阴邪，易侵袭阴位，湿邪为病的患者多见腿痛，上肢痛少见。伊立替康是对下肢的病证疗效明显，说明伊立替康药性偏燥、偏火。这样有利于开发药物新的作用部位，开拓药物的新疗效。

第三，不用依赖循证医学也可以指导少见肿瘤疾病的有效药物选择，从而制定有效方案。少见的肿瘤用药，没人愿意开发，因为开发的经济价值小。而基于中医理论认识肿瘤药物的性质，可以摆脱对循证医学的依赖，开发少见肿瘤用药，选择有效的治疗方案。例如外阴癌，长在皮上的多属鳞癌，可用紫杉醇治疗。曾有一位患者是外阴癌，我力主用紫杉醇，疗效明显。但因不是我的患者，他的主管大夫认为既然疗效明显，就应该进行更为彻底一点的放化疗。结果一放疗，病情就加重起来了。当时我让用偏凉性的紫杉醇，将偏热性的疾病压制下去了，而如果一开始选别的热性药，可能会导致肿瘤的进一步生长。

第四，认识靶向药物性质，有助于合理有效地治疗各种部位的肿瘤。比如从异病同治角度来考虑，不是这个药物适应证部位的肿瘤，能不能用？答案是可以用。像特罗凯，就是厄洛替尼，它能治肺腺癌，也能治胰腺癌，因为胰腺癌与肺腺癌的病例性质都偏寒湿，因此都可以用厄洛替尼治疗。现在很多人认为健择加上特罗凯治疗胰腺癌效果好，其实是偏胰体、胰尾的或偏疼痛的患者效果好一些，因为疼痛偏寒的多。那偏胰头的呢？胰腺癌以胰头肿瘤最多，这时用紫杉醇配合健择对胰头癌的效果更好。胰体、胰尾癌选用健择配合特罗凯效果好一些。

第五，根据上次化疗的耐药情况，来选择下次的用药。其实化疗药有时候很快会耐药，因为肿瘤很复杂，它不是单纯的寒或热，也不是单纯的燥或湿。那怎么办呢？我可以根据上几次选的药来进行调换，上一次用凉的，我这次就用热的，上次用热的，这次就用凉的，这样就不盲目了。不然用下去没效果，反而肿瘤在生长，患者就不信任你了。

第六，提供最有效的化疗方案，帮助指导少见肿瘤的中医辨证。前列腺癌用紫杉醇有效，因为这个药是偏凉的。中医认为前列腺癌肯定是阳虚，老年人阳虚才得前列腺癌，这与前列腺癌用偏凉的紫杉醇治疗有效的事实之间产生了矛盾。其实，前列腺癌患者大多数不是阳虚。比如美国人菜里面都放肉桂粉，肉桂是壮阳的东西，所以很多国外的老年人是由于长期的瘀滞，精化浊化热，就造成了前列腺癌。所以根据西医的化疗方案可以帮助我们推断中医病机。

赵进喜： 王沛老师治疗前列腺癌的时候，经常喜欢用女贞子，因为女贞子有雌激素样作用，前列腺癌很多是因为雄激素过盛；临床还有应用去势疗法的，还有直接用抵抗性激素的药物来治疗的。所以王沛老师在处方里面喜欢用这一类的药，实际上也是从另一个侧面说明刚才黄老师说的前列腺癌不一定是肾虚，尤其不一定是肾阳虚。

贾海忠： 西药对中医证候影响的研究，以及西药辨证应用的

143

研究，实际是非常有意思的。我在大学期间就立志，致力于做中西医结合工作。我认为中、西医都有各自的长项，一定要把它们的长处融会贯通。所以我在学习西医的课程当中，就已经明白了很多西药的中药特性。比如说我们在学西药药理的时候学到阿托品，它产生不良反应可以出现面红目赤、口干舌燥、腹胀、排尿困难、心动过速，可以出现一派热象，这就是中医里面说的"大热"药。我们再看西药讲到阿托品抢救治疗有机磷中毒，那么有机磷就是一个"大寒"之毒。我不知道大家有没有抢救过有机磷中毒，有机磷中毒的患者会出现四肢湿冷、瞳孔缩小、恶心呕吐、腹痛腹泻这些症状，用上阿托品正好跟它对抗，这就是"寒者热之"。但是这种对抗不是解决问题的根本办法，需要把与有机磷结合的胆碱酯酶分解开，所以在有机磷中毒的抢救时要用解磷定，这是属于治本的方法；相对来讲，阿托品就是一个治标的。就这样我逐渐发现这方面是很有规律的。

再如像青光眼，从中医角度认识一般是属于肝火、肝风。西药治疗青光眼用毛果芸香碱，用上可以使瞳孔缩小，这样房角的房水便于回流，眼压就可以降低；这个药还有一个作用就是可以使唾液分泌增多，所以说这个药表现出来的是寒性。因此用热性的阿托品散瞳后，要让它恢复的时候，也可以点毛果芸香碱，让瞳孔不要散那么大，尽快地恢复。西药本身就存在寒热属性的对立统一。这时候我就坚定了西药完全可以按中医的认识来应用的想法。

在这之前，我的研究生课题是大蒜素治疗不稳定型心绞痛，当时老师的设计实际上是按照西医的研究方法进行对照，看看哪种药物效果好，但是我觉得要和硝酸甘油比。我的动物实验也出现了一些出乎意料的情况。一组用生理盐水，一组用大蒜素，用到的是缺血再灌注的方法。结果在心脏缺血再灌注的时候有一组出现了心律失常，用生理盐水组的狗没有一条死的，用大蒜素组的居然死了4条狗。虽然发现初始数据有一个巨大的差异，但是要是把死亡算进来，初始数据是没有差异的。后来我就分析了这些狗，死了的狗有一个共同的特点，那就是健壮、心率快、血压高，这样的4只狗死了，其他体质比较弱的狗反而都存活了，并且在再灌注的时候还非常好，比生理盐水组的好。我于是发现了大蒜素对热证动物的疗效不好，虽然它能够扩张冠脉而治疗动脉硬化，能够降血糖，可以治疗冠心病，但它只对寒体动物有效，对热体动物反而促进其死亡。等我进入临床观察时，将大蒜素与葛根素做对比，结果大蒜素组34例中4例无效。而对受试者进行辨证区分，结果发现寒证组的冠心病患者用大蒜素100% 有效，热证组仅46% 有效。我就这样先按寒热来分，然后再在热证组中分虚实。4例阴虚的100% 没效，虽然没有统计学意义，但是很一致。通过以上研究，我觉得中药单体也存在一个寒热属性的问题。基于这些实验和临床的结论，结合以前我的思考，以及别人写的有关这方面研究的文献，我就写了一篇《单体药物临床疗效的证候依赖性研究》，其中也谈到了"西药中药化"这么个提法，后来编辑改稿时给我改称为"西药的辨证运用研究"。

我的研究生做过"高血压的西药辨证运用研究"，同时观察了很多药。我们现在看到的文献报道上关于西药辨证运用研究的文章，里面的意见常不完全相同。比如热证，肿瘤专业的和肾病专业的人说的不一样，那就很难判断是热证有效还是寒证有效，因为我们中医一旦定了这个药是寒药，不管你是哪种热证，都应该是有效才对。所以我在这个阶段就在想，如何建立一个统一的辨证思路，然后研究所有药的寒热温凉属性、性味归经及药效特点。我把这个思路设计好以后，我的研究生就是按此进行研究，并在《中医杂志》发表了一篇文章，原题目是《西药辨证运用研究平台建设的关键问题》。刘国正老师认为这篇文章很重要，就亲自请张伯礼院士来审这篇稿子。张伯礼院士看了之后提了一些修改意见，文章经过修改之后发表在《中医杂志》上。那篇文章基本上可以说是我研究的思路和技术，实际上可以适用于所有药物的研究。现在甘肃省进行的西学中培训工作，基本上就是基于我那个西药辨证运用平台来开展的，按照规范化的办法进行研究。这是我搞西药中药化研究的第二个阶段。

在杂志上发表的文章中我只写了阿司匹林，对阿司匹林研究之后总结出的规律和张锡纯论述的是完全一致的。你看张锡纯治外感说阿司匹林是凉药，我总结的全部是冠心病、高血压患者的研究，阿司匹林依旧是个凉药，它对脾胃虚寒的患者就不能用，用上了之后严重的不良反应就出来了，消化道出血、胃痛等症状会加重。无论从它的治疗作用还是副作用来看，它都是对热证治疗效果最好，对寒证疗效很差。所以西药辨证运用是个大课题，而且每个药都可以做。

我在甘肃讲课的时候，有位肿瘤科医生提问，他用紫杉醇治疗，为什么有的患者疗效很好，但也有患者使用后病情反而更坏。我建议他从中医的角度把这个药搞清楚，认真研究就可以把这个规律总结出来。西药辨证运用的重大意义在哪儿呢？就是可以把西药的不良反应降到最低。因为在使用的时候既符合西医原理，又符合中医辨证，实际上是把它的运用范围缩小了，不良反应肯定会减少，而且药物的针对性也更强了。

以大学附属医院为例，病房大多是以使用西药为主，我们以中医的思路来用药的时候，那个西药叫化学药更合适，这样不违背我们中医的精神，我们中医实际上可以按照中医的思路来应用西药。我曾治疗一位老年患者，有糖尿病、颈动脉斑块、头晕、高血压等疾病，住院两个月，黄厚腻苔一直没有解决。有一天我查房，突然发现患者的舌苔变为薄白苔了。查看下级大夫给的用药方案，把所有中药都停了，只用了胰岛素、葡萄糖，结果厚腻苔就没了。我一想，胰岛素是不是养阴生津的药呀？养阴生津的药可以把厚腻苔褪下去，这个我一定要进一步观察。后来我尝试用生地黄、天花粉治疗无论怎么化湿、祛痰都去不掉的厚腻苔。我的一个老同事，舌苔厚腻、抑郁，还有胃息肉，我给他开了方子。前两天打电话给我，说自己舌苔这么厚腻，胃还不舒服，开的方子用熟地黄60g行不行？我说你照我说的办。结果才吃了两副半的药，已经转为薄白苔了。后来我就思考怎么解释这一现象。比如我们吃饭洒了东西在桌子上，它干了粘在上面了。如果你用干抹布擦，往往擦不掉，但你兑点水，一擦就下去了。所以说不要一见厚苔就认为不能养阴生津。由此我想到可能我们中医的某些理论也有缺陷，比如说湿邪重浊黏腻、缠绵不愈，实际上中医之所以这么认为，是因为一直没有找到治疗湿邪最好的办法，才形成了这么个结论。湿邪重浊黏腻就真不容易好么？一滩水用吹风机一会儿就吹干了，就是在治疗上没找到正确的办法。所以说应该打开中西医结合的思路，西药的辨证应用从不同角度给了我太多启发，那就是不要教条，不要过分迷信于知名专家所说的或者某些经典书籍讲的，只有用实践才能检验它对不对。

在临床上，西药辨证应用还有一个好处是有可能发现药物的新功效。比如最早岳凤先老师带领山东的医生开展西药的辨证应用时，他们就研究当时的降糖药 D860。他们总结发现对于阴虚燥热的患者效果好，对其他的就不好。于是他们就想，既然这是一个养阴生津的药，那能不能用于其他阴虚有热的疾病呢？他们就把它延伸到治疗热证的精液不液化，结果竟然很有效。所以说当我们对于西药有了这样的认识之后，可以根据中医的辨证来用它，而不是根据西医的药理，这样反而扩大了西药的应用范围。

如果这样把西药研究一个遍，那么我们以后的中药学应该定义为以中医理论指导的药物学，药物种类包括化学中药、植物中药、矿物中药、动物中药，这样完全可以在我们的中医体系内发挥作用，派上用场。

既然这些药物都有一个属性，那必然会影响我们的体质。现代临床为什么中医有时候疗效不好，很多人不一定考虑过一个因素，这就是因为西药干扰了患者的证候表现，有可能你在治的不仅是这个病本身，还有西药干扰出现的其他证候。所以说我们有时候必须要让患者把西药停用才可能把病治好。比如说查房的时候一个患者脉滑数，如果正在输液，我要先看输的什么药？如果输的是硝酸酯类的药物，这种药物输进去脉就会滑数，根据这个来辨证，自然不会准确。如果遇到一派热象的患者，脉迟，要先问他吃了什么药，如果吃了β-受体阻滞剂，吃了胺碘酮，那有可能药物把证候掩盖了；不能根据脉迟就认为有寒，就要用附子、干姜，这样效果一定不会明显。所以说我们在辨证的时候，首先要考虑西药对于中医证候的影响，排除这部分影响后再分析可能的证候。如果辨证准确，这时候用药过程中可以慢慢减停西药。但是如果辨证为寒凝，那么使用硝酸酯类药物是正确的，不要停药，可以放心地用。

曾治疗一位患者，每天早上起来心绞痛，有时可在睡梦中疼醒。安贞医院使用地尔硫䓬、阿司匹林和阿托伐他汀治疗，患者服药有效。之后患者又去河北石家庄找了一家医院，使用了倍他乐克、5-单硝酸异山梨酯、波立维。我看了治疗方案后告诉他，服用后面开的这个药一定会更不舒服，会出现头痛头胀之类的症状。因为患者面红耳赤，表现为肝阳上亢和高血压，那么他吃钙拮抗剂比如硝苯地平是不行的，吃地尔硫䓬、异搏定都是对症的，因为那是寒凉药，所以用上有效。这个患者的特点是阴寒最盛的时候发病，那是不是该用热药？其实不然，这位患者实际上是外有寒凝、内有郁热，所以用凉药是有效的。如果要用热药，就要把握时机。如果医生常规让他早上吃药，那一定效果不好；考虑他阴寒最盛的时候发病，让他晚上服药半片，一定会效果更好。这类患者还有一个特征——不宜早起。从养生的角度来讲，他适合太阳出来之后再起，必待日光，因为起得早时外面更冷，这时候更容易发生猝死，所以我告诉他不要早起。但是患者说不行，他每天早上要领大家上课。我告诉他一定要早上一起床赶紧吃药，然后再去上课，这样不致于猝死。

两个月前，我在中央党校讲课的时候，一个吐鲁番人问我，说到北京之后出现血压高，看了阜外医院、协和医院的专家，服用硝苯地平缓释片，越治疗血压越高。我告诉他吃错药了，然后我给他换用了降压0号。他说这个药不是淘汰了吗？我说药没有好坏，坏就坏在你用得不对，砒霜吃了可以死人，但治疗某些白血病还有特效呢！所以说用药与药物的贵贱、属于几代药物无关。结果他听我的，把原药停用，就吃一片降压0号，3天后血压正常了。这个案例我从中医的角度一看就知道他是用错药了，因为地平类药物基本上都是热药，而这一患者面红目赤。如果是阳虚寒凝的高血压患者，用地平类药物就很好，而且没有不良反应。所以说，辨证十分重要。在临床上中西药配伍可以有机地结合在一起，而不能认为中药加西药就是中西医结合，我觉得要从本质上来结合。西药的辨证应用从理论上来说是可行的，没有任何问题。

刚才大家都在探讨肾病综合征应用强的松治疗，赵玉庸老师曾写过文章讨论微观辨证，说强的松用多了可能导致长疖子，面红目赤，多食易饥，心烦，夜里兴奋不能入睡，舌象则显示为舌暗红、苔黄腻，一派湿热之象。大家不要以为这是疾病本身的原因造成的，这是强的松导致的。那么强的松为什么会导致这样的表现？实际上包括氢化考的松在内，在早期应用时往往出现一派热象，根本不是阳虚，因为一旦撤停药物，对肾上腺皮质产生了抑制，然后肾上腺不分泌或者是少分泌肾上腺皮质激素了，患者才会表现出阳虚状态。在临床上见到的肾上腺皮质功能减退的患者，他的特点是黑、瘦、冷、食欲减退，一派阳虚的症状；给他补充上激素以后，症状就迅速改善了，相当于他自己不分泌激素，靠外源性的替代。强的松本身从药性上来讲，确实是表现出一片热象；但是用久了，或者停用，就会表现出一派寒象。其实中医讲得非常清楚，《黄帝内经》有云："少火生气，壮火食气。"其实强的松是一个大热的药，但它要是"食气"，就伤阳了。再往深了研究，还有一个体和用的问题，也就是强的松本身是体阴而用阳，它表现出来的是阳的表现，但它本质是阴的。那么为什么是这样？大家不一定都吃过强的松，它是一个苦味药，很苦，苦在中医里面是主泻的。正因为苦，有泻的作用，所以它有留湿的弊端。但是，又因为它的药性中有升散的特性，能导致热盛，从而可出现两种临床情况，苦的一面伤了人的阳气，热的一面激发了人体的阳气，这样合起来等于是把人体的阳气耗竭了。这方面的研究，《中西医结合杂志》曾发表过一篇文章，讨论来氟米特治疗类风湿性关节炎。研究发现它对虚证的患者效果好，对实证的患者效果很差，而且不良反应很多。

另外，在抗生素的选用上也可以运用这种思维方法。其实现在的大多数抗生素是凉药，所以用着用着就出现腹泻、二重感染。中医研究人员曾做过一项观察，发现二重感染多数出现在寒证的患者，而热证的患者很少出现二重感染。寒证的患者用上这些抗生素后，不但不好，而且导致二重感染，死亡率增加。我的经验是这样的：如果是热证的患者，来了之后我就迅速减停激素。因为不迅速减停激素，不仅没效，而且那些不良反应都很严重。而对于寒证的患者要放心大胆地用，用上去以后等他改善，再配合中药，然后再慢慢减停激素，温阳的药再用上，这样就可以很稳妥地把激素撤掉了。

赵进喜： 贾老师提到一个硝苯地平是热药，对阳虚的效果好；β受体阻滞剂都是凉药，相对来说治疗热证比较合适。那么降压0号是热药还是凉药？

贾海忠： 降压0号的成分是利血平。岳凤先老师带领山东的团队做研究后在《中西医结合杂志》发表过文章，指出利血平只是对肝阳上亢、阴虚阳亢的患者效果好。我在这方面体会也是这样的。如果有阴虚，又有水湿，降压0号治疗效果是非常好的，因为降压0号里面的氨苯蝶啶是一个养阴的利尿药。为啥说它是养阴利尿药？因为它是保钾利尿药，保钾利尿药基本上都是养阴利尿药。上海的陈泽霖教授做过试验，慢性失钾的患者是舌红少苔，急性失钾者例外。我曾收治一个患者，舌红少苔，应用六味地黄养阴生津，疗效不佳；后来查出来是低钾，进行针对性补钾，配合保钾利尿药，患者的舌红少苔就恢复了。所以中西医之间真的是可以联系的，不是不能沟通的。不要对立，搞对立说明我们胸怀不够大。临床上看到高血压患者有火旺又有水湿内停的时候，这时候降压0号是绝好的选择。如果说有寒象，患者看上去比较肥胖，血压又比较高，是水湿比较重的，可以用吲达帕胺，效果是非常好的。如果这个人比较瘦，体质比较弱，又有水肿，应用ARB类药，例如厄贝沙坦加安博诺，就能取得很好的疗效。ARB类、ACEI类的药物基本适用于肝肾阴虚的证候，肝肾不足无论阴虚、阳虚，都可以应用，而且不良反应很少。

赵进喜： 降压药基本都分析到了。特拉唑嗪药性如何？

贾海忠： 我没有去研究特拉唑嗪，我很少用它了。α受体阻滞剂能够直接扩张血管，很容易导致体位性低血压，它引起的效应与中医的水饮表现十分类似，因为中医的饮证就会出现起身即头眩，实际上是体位性低血压，就是蹲着猛然起身感觉眼前发黑。中医治疗这种体位性低血压用什么方子呢？苓桂术甘汤！纠正特拉唑嗪的副作用就可以用苓桂术甘汤，效果很不错。

学生提问： 我在西医医院观察到冠心病、心衰、肾病水肿等情况确实用利尿药比较多，呋塞米、螺内酯都用过，用药后患者常出现舌红少苔的情况。您说用养阴的药没有效果，那么应该怎样治疗？

贾海忠： 按照西医的保钾利尿就可以了，要补钾。用强的松也存在这个问题，强的松容易导致失钾。我们说的"壮火食气"，实际上说的就是伤人体的正气。钾低了患者也是觉得瘫软无力。为什么服用强的松的患者的舌头是红的，是与此相关的，所以要考虑在治疗上如何避免药物的副作用。中药的养阴药对于这种情况几乎是无效的，不可能一边用中药，同时用西药仍在排钾，这样永远都治不好。首先是要去除病因，患者用的药就是病因。

学生： 用利尿药、激素等会出现这种问题，是体质原因还是因为用量的比例有问题？

贾海忠：是因为用的量太大、太久，才容易出现这种问题。你说的这两类病我们医院都遇到过，一类是肾病，一类是心脏病，我们经常会遇到这种情况。在这种情况下就应该尽量减少西药的运用，或者补钾，或者用保钾利尿药，这样的话利尿的作用还可以加强，缓解心衰的作用更好一些。关键还是要靠中药来解决这些问题，疗效会具有稳定性。我们治疗这类疾病就是以中药为主，比西药疗效要好得多、稳定得多。现在年轻大夫都没有底气，以为西药强心利尿作用非常快，其实中药见效也非常快，按照小时计算就能将心衰纠正。现在为什么不快了？是因为在病房开方后到药房熬好药需要一定时间，这期间大夫就使用了西药。如果开始用西药有辨证的思想，也会好很多。但是现在的大夫又普遍没有认识到这一点，因此以为中药没有西药快。所以我们现在嘱咐来诊患者拿着药立刻回家熬，尽快服用，效果真的非常好。前一段时间有一个心衰患者，无法躺平，在南京住院，拒绝做有创的治疗，一定要出院找我看病。我看后给他开了汤药，嘱咐他当天立刻服。复诊时患者告诉我，吃完药当天晚上就能平躺睡觉，就没事了，感觉很不错！后续又复诊一次，就回南京了。所以千万不能小瞧中药！我对中医的信心就是来源于临床，根本不来源于理论上怎么讲！但是中医临床之所以有效，就是因为中医理论的高度和正确性远远超过西医！但是在这一点上很多中医大夫都不自信。

学生：谢谢老师！还有一个问题，冠心病患者在住院的时候经常会用活血化瘀的中成药，包括中药注射液，比如常用的丹参酮ⅡA磺酸钠等，这些药应该如何选择？可以认为丹参酮ⅡA磺酸钠和丹参一样是偏凉的，体质偏寒的人不适合使用吗？

贾海忠： 好，在这一问题上我先亮明我的观点——我不主张直接给血管内注射任何药。为什么呢？那是按照医生的主观想法将药物加在患者体内，患者是否需要？所以某种程度上这与强迫没什么不同，可能根本不符合患者意愿就用，所以很多不良反应都是这么导致的。

赵进喜： 那西药输液疗法呢？

贾海忠： 西药输液疗法也是这样的！医生直接将药物注射进去了，完全不是天然的，都是人为的！具体到活血化瘀药，我没有去深入研究。如果从单个药来说，丹参是凉性的，川芎是温性的，制成了注射剂是凉性的还是温性的？我没有研究过，不能发表观点。临床上都是根据西药药理研究结果来应用，我不太赞同这样用药。两周前，国家药监局不良反应中心的工作人员咨询我，中药注射剂安全性再评价怎么做？我对他们讲，西药不良反应的提法是医学无能的遮羞布。为什么中药不讲不良反应？为什么仅说西药有许多不良反应？为什么现在的中成药说明书又加了那么多不良反应？因为中药、中成药都不是按中医的思路用的，而是按西药研究思路来用的。用这种不科学的方法来要求这样高级的医学，就把中医毁了，所以现在很难找到好中医。药监局的人员说药品的不良反应都是按照世界卫生组织的标准写的，说明书中都需要标明各种不良反应的比例是百分之多少。我告诉他们不要以为世界卫生组织说的就全是对的，研究不良反应的发生率是多少有意义吗？不能提高使用安全性，只调查不良反应发生率，没有说明哪一部分人会发生，哪一部分人不发生，对于个体而言，无论怎么做研究都是没用的，数据并不能提高临床上药物使用的安全性。但是，我站在中医的角度就知道抗生素属于"寒凉药"，对大部分寒证患者不能用。寒证患者出现临床症状，比如四肢冷、怕冷、脉迟、腹泻、面色白或黄，没有热象的表现，这样的患者使用抗生素，就容易导致不良反应，不仅不能控制感染，反而有可能"加速"患者死亡。热证与寒证比较，使用抗生素是相对安全的。如果不将寒证患者与热证患者进行分组，其不良反应发生率在5%左右；将二者进行分组后，单纯热证患者抗生素应用后的不良反应发生率为0.5%左右，低于前者，因此这个结果在临床的指导意义就变大了。

学生提问： 想请教贾海忠教授，我第一个问题是：按照中医临床运用西药的经验判断西药的性味归经及升降浮沉的性质是否能够实现？第二个问题是：中药都有方剂的配伍，而西药大多是单药作用比较突出，不像中药的配伍那么常见，今后用中药方剂理论指导西药的联合应用，这种方法是否可行？

贾海忠： 没问题。我现在设计的研究平台，看上去是在研究一种药物，实际上同时还在研究处方。例如β-受体阻滞剂和硝苯地平缓释片联用，合起来就变成了一个平和的处方，既不属凉，也不属热，也不会在降压的同时增加其他的不良反应。因为β-受体阻滞剂减慢心室率，钙离子拮抗剂硝苯地平增加心率，患者服用的药物就是平性的药物，它在降压的同时就不会改变人体的寒热状态。在这个平台上也能够完成药物性味归经的研究。

肖永华： 我想请问贾海忠教授一个问题，刚才您提到D860(甲苯磺丁脲，第一代口服磺脲类降糖药）这类西药都有作用的靶点，药物本身可以降糖，有养阴生津的作用，但如果用于非糖尿病患者，由于该药降糖的作用起效，是否会引起非高血糖患者出现低血糖。

贾海忠：要想回答您的问题，首先要做临床研究，要观察是不是会发生低血糖。如果没有发生低血糖，可以说明辨证用药是相对安全的，按是否降血糖使用药物是不可靠的。因为总有一部分患者使用该药物没有起到作用，也总有一部分患者用药后出现低血糖。如果实验结果是该药不能降低血糖，也不升高患者的血糖，又可以改善其阴虚火旺证的临床症状，那就可以按照您刚才说的那样去用了，就是一个安全的药了。

肖永华：那么也就是说，这些西药在辨证使用的过程中，比如降压药，它们的靶点是不会变化吗？

贾海忠：既然您这么说，我再谈一谈药物靶点的问题。其实这是个伪问题，当我们观点局限的时候就有了"靶点"。因为现代的某些药理研究仅针对药物治疗作用的某一环节，并不去研究药物作用的其他途径或环节，因此并不能说其他途径上该药物没有治疗效果。比如开枪打目标，只知道子弹会打到预定目标，难道不能穿过预定目标打中其他的目标吗？因此现代药理研究仅针对药物的某一靶点或途径，认为西药的治疗目标、靶点是明确的，其实这是错误的。比如阿托品，可能引起心动过速、口干舌燥。给一个流口水的患者使用阿托品，能算是"不良反应"吗？心动过缓的患者使用阿托品，治疗结果就不能认为是不良反应。

肖永华：想问一下，您说到用大蒜素后狗的反应，热性的狗不能耐受大蒜素的作用，通过这一反应推论，大蒜素是偏热性的药物。

贾海忠：首先，大蒜是热药，但不能就此推论大蒜素也是热药。但是通过我的临床观察，对热证的疗效极差，对寒证疗效极好，我是不是可以得出结论？

肖永华：没错。

贾海忠：好，然后我的动物实验又得出同样的结果，是不是进一步佐证了我的判断？

肖永华：没错。

贾海忠：那么，我现在就可以得出结论，大蒜素是一个热性的药，对于热证患者不要用；否则不但无效，而且对血管有刺激，不良反应很重。我在临床都观察过了。

肖永华：如果按照这样的证据来推断，丹参的提取物和川芎的提取物与丹参和川芎原本药物是不是也应该有相似性？

贾海忠：还不能这么讲。为什么？比如说一种物质用水提取的与用油提取的两种方式对比，二者的药性可能极不一致。中药都是熬出来喝进去，可是脂溶性物质提取出来的是另外一部分，不能认为是原本的。即便是用水提取，也要再验证它，不能直接推断。

赵进喜： 实际上，中药里很多东西都不是"尝百草"尝出来的，好多是根据临床实践疗效观察出来的。比如石膏到底是辛凉、辛寒、辛苦大寒，还是辛甘大寒，如果尝石膏，一定是苦的，但中医认为是辛甘大寒，所以都是通过用药疗效来判断的。用后患者能退热，所以认为它有宣透的作用，就认为是辛凉的。实际上中医具有"象医学"的特点，就是司外揣内，通过临床症状、用药以后的反应来推断它的性味、功效。所以这就是为什么中医对于一味药，有的人说是苦寒，有的人说是甘寒，认识不尽一致。黄连，非常苦，但李东垣弟子在《兰室秘藏》也仍说是甘寒，"甘寒之品，如黄连之类"，应该怎么理解？实际上也是从药物的临床效应来讲，认为黄连不仅是苦寒类，也有甘寒的一类药性。

贾海忠： 赵教授说到这儿，我正好谈谈苦味药到底是苦还是甘的问题。拿生活实例来讲，平时喝的水感觉是甜的，但是可能有一天发现水怎么这么难喝，都有这个经历吧？我在临床上就发现，如果方剂中用3g龙胆草，我都觉得非常苦，甚至恶心想吐，但是有的患者将方剂中含有20g龙胆草的药喝进去竟然不觉得苦。人体对药物的感受，与他本身的状态有关系。就如同当我睁着眼睛，我能看到光，闭上眼睛便看不到光。味蕾也是这样。为什么我们在临床上感到老年人讲嘴里有苦味的特别多？为什么我们对苦味特别敏感，我们一有病便口苦？因为大多数苦味药对人体是有害的，所以我们对苦味敏感实际上是自我保护的警觉状态，一看见苦就不愿意吃实际上就是自我保护。其实人的其他的味觉退化得特别早，对苦味的味觉是最晚退化的，它是伴随着你生命存在的，可能其他味道感觉不到了，但是苦味你永远可以感觉到。所以味蕾就是这样的特点。我记得有一次去广西巴马，一个同行者买了神奇果分给我们品尝。我尝后感觉有点苦，有点腥，味道不好。他告诉我嚼完神奇果吐出来以后再喝矿泉水，就像喝糖水一样甜。结果真的是这样。一个多月前，一个学生从非洲回来给我带来了两种保健品，我嚼后再喝水，也是甜的。所以说有的东西可以改变我们的味蕾。中药配伍不光影响药性寒热、功效，有时候也会对味蕾产生影响。这里面学问太大了，我们了解得太肤浅，没有仔细研究它。所以说中医中药里面之所以有很多不确定性，是因为我们感知的时候，各自的状态都不一样，所以描述出现分歧可以理解。

关秋红：贾老师您这么多年大概研究清楚多少种西药的寒热温凉？

贾海忠：其实我是用到什么就研究什么。比如以前我在基层的时候研究甲氰咪胍，就是现在的西咪替丁。我是怎么认识它呢？大家都知道它是治消化性溃疡的，但是我看到报道说它治疗带状疱疹、水痘效果特别好，我就进行了验证，结果确实是那样。我吃这个药感觉很苦，所以我认为这属于中医的苦寒药，苦寒燥湿药，疗效赛过黄连。如果有水痘、带状疱疹，有湿毒，用西咪替丁，水痘就不起了，见效非常快，一般5天水痘就干了，黄连、黄芩、黄柏都起效都没有这么快。所以它是非常好的燥湿解毒药，比中医的黄连都要好。认识到这点后，我在临床上遇到湿疹，以渗出为主的，需要燥湿解毒，就用这个药，效果非常好，用上去湿疹马上就干了，几个小时之内就不流水了，非常快。从中药的角度认识西药后，你就能扩大它的应用范围，而且在临床上你会发现疗效非常好。我曾经用它治疗肝炎，治疗中医认为属于湿温的，我都给患者输这个药，但是别人都不懂这是什么原因。

赵进喜：中医有许多验方，实际上西药也有许多民间验方，很多西药都有一些神奇的疗效。

贾海忠：其实我告诉大家，西咪替丁治疗病毒感染，属于湿热毒邪的感染，比阿昔洛韦等效果好太多了，但是大家竟然不知道这一方法。

关秋红：这种情况下和治疗溃疡的用法用量是一样的吗？

贾海忠：我一般一次用0.4g，一天2～3次。

关秋红：那如果换成奥美拉唑呢？

贾海忠：我不知道，但是有一次药房没有西咪替丁这个药，我用雷尼替丁也有效。由于没有更多的观察，我不敢做结论。西咪替丁是绝对好用的，是绝对可以讲的。当初人们发现这一作用也许是偶然，也许最初是治溃疡的，结果用药后带状疱疹也好了，极有可能是这样的。

赵进喜：还有一个偏方，利福平可以治痢疾。

贾海忠：利福平可以治好多病，比如利福平治腹泻有特效，作为临床大夫一验证就知道了。我最喜欢的是理论研究，干临床就是因为我要观察理论能否经得起临床验证，如果不能，我就不去讲理论的合理性；如果经过临床研究验证发现临床效果很好却不合常理，那么我就要去探讨背后的原因。

赵进喜：实际上，还有我们经常强调的体质问题。同样一个药，要根据体质是否适合来运用。例如阿卡波糖，阳明胃热体质的人本身就能吃、能睡、能干，能干就是大便常偏干，服用阿卡波糖就可以影响小肠吸收，使肠道吸收减慢，对大便干有缓解作用。再如太阴脾虚体质者表现为消化不良，吃了阿卡波糖一定会拉肚子，是不适合的。

贾海忠：二甲双胍可以降糖，但如果用在脾胃虚寒、脾肾阳虚的患者身上，根本起不到降糖作用，而且不良反应很重；如果用于脾胃湿热证的患者则感觉很好。所以完全可以从中医的角度将西药研究准确，但是我们现在都在做中药里边哪种成分能降血糖这类研究了。

学生提问：老师您刚才讲强的松体阴而用阳的问题，让我想到了酒。有人说酒可以助湿热，但我们知道酒也是能宣通阳气的药，这就是体阴用阳或者是气与质的问题，质就变成了湿热之邪，它的气可能就变成了宣通阳气的作用。那么质和气，或者体和用，能否进行拓展来解释某个药，包括中药和西药，存在作用的双向或多向性的问题。比如某种药的适应证，其中一种病是寒的，另外一种病是热的。在这方面是否有解释意义？

贾海忠：这个问题很好，是有深度的问题，因为大多数的学生不会问到体用的问题。体和用的问题，实际上是思想的概念，不是具体的东西。酒实际上是体阳用阳的，但是它有没有体阴的一面？有！最起码它是液体！也就是一个物质常具有多方面的属性。比如我刚才所说强的松，它的表现是阳，但味是苦的，你们要亲自尝尝就知道了，我是尝过的。胰岛素就是无味的，无味的作用要胜过有味的，所以我们在临床上用甘淡的药物能创造很多奇迹。无味胜有味，为什么？我们赖以生存的空气无味，水无味，但都是我们离不开的，有味的物质倒可以少。药物也是这样，不要小瞧无色、无味、无嗅的物质，这恰恰是最重要的。某种物质里，比如空气里，气体的含量是一个方面，湿度是另一个方面，空气湿度不一样，整体的特征就不一样；空气中氧、氮、氢含量不一样的时候，整体特征也不一样。所以我们有时候感觉心慌气短，感觉到一种特殊的味道时不舒服，就要离开这个环境。

机体的识别能力是多方面的，既识别了体的一方面，又识别了用的一方面，体的方面产生一个作用，用的方面产生另一个作用。比如我用一块烧红的煤砸你，一方面你会感觉到疼，另一方面会感觉到烫。你感到疼是因为煤的质，感到烫是它的用。这就是体和用同时在起作用，有时候还可以相互转化。

不能说所有的东西都体用对立的。我们讲四气五味的时候，讲辛甘发散为阳，这是阳的一面；但若是作用于人体以后产生寒性作用，我们就称其为辛凉药。因此凉就是它的阴性，辛就是它的温性，任何一种物质都不是单一的，而是多元的，由多方面构成的，看你从哪个角度去认识。但是在用药的时候，绝不仅仅是你看到的那方面在起作用，而是所有部分都在起作用。就如用强的松后，属性为热的部分表现出热，苦的部分表现出寒，它们是同时起作用的，千万不要分开来讲。我们最容易犯的错误就是容易把阴、阳分开来谈，阴就是阴，阳就是阳，不是这样的。阴阳是分不开的，永远合在一起的。孤阴不生，孤阳不长，没有独立的阴，也没有独立的阳，阴、阳一定是一对。

学生提问：刚才您说用生地黄和天花粉去舌苔的厚腻，您在什么情况下会这样用呢？您是怎么认识生地黄这味药的？因为一般认为它是一个很滋腻的药，容易碍胃。

贾海忠：这实际上是个大问题。对于新出现的厚腻苔，不能单独用生地黄和天花粉去治疗。另外，谈到生地黄、熟地黄滋腻碍胃，你读一读《景岳全书》，患者不思饮食的时候，张景岳是怎么用药的？他就经常用这些药物。熟地黄开胃效果很好，尤其是配上砂仁，是很好用的。用健脾消导等方法都无效的时候，换用熟地黄就能好了。所以熟地黄滋腻碍胃是针对一部分人，但对另一部分人是开胃的。所以读中医的书，应该好好把名著读一读，这些用法都不是我的发明。比如知母、黄柏是很好的治疗瘀血化热的药。李东垣的《脾胃论》中用知母、黄柏治疗瘀血化热，原书就是这么写的。对于白术能化瘀，我们很少听闻，但是古书上很多都提到了利腰脐间血，也就是肚脐和腰之间的瘀血，用白术效果非常好，李东垣和陈世铎都这么认为。所以我们现在是读外语的时间多了，读西医的时间多了，但读中医的时间少了，可最后拿的仍是中医的执照。若想要给中医增光，还有很多路要走。

结语：在实际临床上，中西药并用的情况很常见，了解应用西药对中医证候的影响具有重要的实际意义。因为只有了解了西药对中医证候的影响，才能针对性地应用中药，通过中西药合理联用，以减毒增效。了解西药对中医证候影响的具体特点，应突出中医的临床思维特色，立足于司外揣内的象思维模式，西药的应用也可考虑中医辨证。如此可以增强其临床针对性，扩展其应用范围。辨证应用西药值得进一步深入研究。

（整理者：刘轶凡　吴文静）

十九、突出特色，培养中医原创临床思维；博采众长，正视中西医临床思维融合

引言：近代西学东渐，西医在中国迅速传播。中医前辈为了学术存续，纷纷开办学校，筑中医教育之奠基。现代的中医药高等院校多同时开设中医和西医课程。中医与西医具有不同的理论体系和临床思维，客观上常存在一系列冲突。临床实际工作中，"谈起西医头头是道，谈起中医简明扼要"的现象普遍存在。因此，如何处理好中医临床思维和西医临床思维在头脑里面的碰撞，如何更好地融合两者以切实提高临床疗效，是一个非常重要的问题。本期"铿锵中医行"对此展开了热烈讨论。

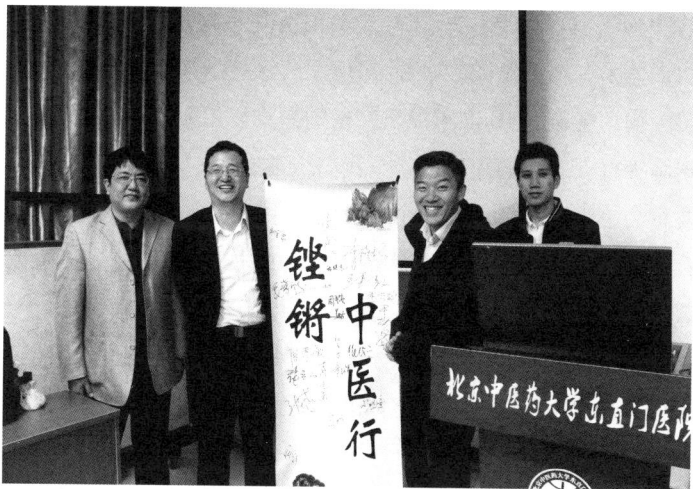

本期部分嘉宾（左起）：刘宝利　赵进喜　姜苗　刘宁

肖永华：中西医临床思维转换，其实是我们每天都要面对的问题。在万方的数据库里以"中医思维"四个字作为关键词，能检索到一万一千余篇文献。在此基础之上再查询"西医思维"，检索到的文献却不足20篇。虽然大家作为中医，每天都在运用中药和西药，都在处理中西医思维转换的问题，但是当直面这个题目时，能将其讲清楚的人可能只有万分之一。

北京中医药大学的谷晓红教授，2013年在《长春中医药大学学报》上发表了《中医学隐性知识特征及中医思维培养策略》一文，提到当代西方文化背景下严格意义上的科学有三个基本要求——逻辑推理、数学描述和实验验证，现在几乎所有的中医学生从小接受的教育都是按照这个思维模式进行的。记得我和学生们一起讨论中医病证"咳嗽"，有同学就说："假设咳嗽是 A，喘证是 B……"完全采用的是数学式的推理和思考。我当时很受震动，思考为什么会出现这种情况。实际上，这些同学因为接受长期的现代科学思维训练，有比较严密的逻辑的、数学的和实验的头脑。但显然这种思维方式，中医并不很适用，因为中医学知识体系存在大量的"隐性知识"。"隐性知识"的概念最早由英国物理学家在1958年提出，指的是难以用概念、数据、表格、图画等直观表述的知识，就是我们经常说的"医者意也"，中医要意会，难以言传。如一个咖啡师的手冲咖啡做得非常好，通过看他的手法、把控的时间等所得到的知识，就是所谓的"隐性知识"，这与跟随老师抄方学习的过程可能有一些共同之处。中医很多的知识没有办法像西医学一样用概念、数据、图表来清楚地表达，需要在实际中通过整体的联系，不断思考、体悟、反复实践才能学到。

西医运用基因、分子生物等很多现代技术方法和知识理论进行研究，但正如李政道所说："基因不能揭开生命之谜，生命是宏观的。"细节的把握再精准，也不能解开所有的生命之迷，因为生命是宏观的，它是一个具有众多关系的复杂系统。

余秋雨说："说中医不符合科学，就像说《周易》和《楚辞》不符合英语语法……天下最让我生气的事，是拿着别人的尺度说自己的祖祖辈辈都活错了。"所以，无论是中医还是西医，它们都有各自的特点和适用的范围，彼此各有长处，不可相互取代。我认为刚入门的初学者应认真学习中医思维，运用中医时完全不要想西医，反之也是相同的。现在对于中西医结合学科有很多的看法，但公认的看法是两种学科的知识要都掌握。一位医者将二者都掌握好之后，才有可能谈到二者的结合和碰撞。例如大家熟悉的贾海忠教授，他会用中医的思维来看待阿司匹林、倍他乐克甚至是胰岛素的性味归经的特点和用法，这就是用中医思维来考虑西药，通过临床实际观察西药作用到人体的反应来归纳、总结，进而指导我们更好地应用西药。反过来，吴雄志医生会用西医的思维来理解麻黄汤。他认为麻黄相当于"白加黑"中的麻黄碱，桂枝相当于解热镇痛药，炙甘草相当于激素类药物。姑且不论他的观点是否准确，但也是基于临床所得的真实经验体会。所以我认为只有到了两种医学修为都比较高的程度，才能对两种思维方式的结合做出基本的探讨，给大家指点方向，启发更多的人。

因此我认为中西医思维是可以融合的，因为两种医学的最终的目标是一致的，都是为了维持生命的健康；二者的研究对象也是一致的，都是人体、生理和病理。两者可以互相借鉴，互相启发。例如我们讲消化系统疾病的微观辨证，就是将西医的知识融合进来，而西医对很多细节的掌握也要通过中医的系统观、整体观思想联系起来，两种思维方式最终都会对彼此有贡献和影响。

赵进喜：实际上中西医思维冲突是必然的，也是客观存在的，因为中医临床思维和西医临床思维确实有不同的特点。毛嘉陵教授曾为中医下过定义："中医最基本的思维方式就是象医学。"正如我们常说的黑箱，也类似于通过西瓜的皮色和敲击后的声音判断西瓜是否成熟；而西医则是用探针取瓜瓤，分析其含糖量、含水量，从而分析西瓜是否成熟，这就是两种不同的思维方式。司外揣内，通过外象如症状、体征、五色诊、舌象、脉象等推测内在的病变；审症求因，根据临床表现推测病因，都是象医学突出的体现。具体到疾病的治疗上也不同。西医遇肿瘤杀肿瘤，遇细菌杀细菌，遇病毒杀病毒，都是"杀"的思路，将细菌、病毒都视为敌人来消灭，最后敌人越来越多，衍生出超级细菌、耐药菌。陆广莘陆老说中医最大的特点是"天地之大德曰生"，也就是顾护生生之气。治疗肺部感染，中药开得再好，无论是麻杏石甘汤，还是银翘散，抗病毒、抗菌的作用能比得过抗生素吗？但是有时候为什么单纯使用抗生素无效，用中药反而有效？说明中药不单纯具有抗菌、抗病毒的作用，还能够扶助正气，顾护生生之气。实际上所谓的发汗、泻下、宣肺、祛邪等，都是在调动身体内在抗病能力驱邪外出，以改善临床症状、控制病情。

中医不论思维方式、治疗思想还是诊断方法，确实有与西医不同的独特之处。比如肾炎患者的血尿症状，西医会考虑血尿是来源于肾小球、输尿管还是膀胱。如果来源于肾小球，就进一步考虑是系膜增生性肾炎、膜性肾病、IgA 肾病还是局灶硬化性肾炎，需要进行肾脏穿刺，经过光镜、电镜、免疫荧光检查，可知肾小球硬化程度、系膜增生程度等，用来帮助判断预后。而中医看到血尿，首先考虑是血热、湿热、热毒、阴虚、气虚，还是气阴两虚，治疗上应该益气、滋阴、清利湿热，还是凉血活血，是与西医完全不同的两种思维。当然，也不是说中西医完全不能融合。比如中医内科的尿血和血淋，尿血不伴疼痛，主要见于肾小球肾炎；血淋属于淋证，伴有疼痛、排尿困难，如尿频、尿急、尿痛，主要见于泌尿系感染、泌尿系结石、泌尿系肿瘤、泌尿系结核。

刘宝利：现在中西医结合做的无非是两件事，一个是做临床，一个是做基础。临床对我自己来说就是在肾病领域，如治疗肾病综合征，如何应用中西医结合思维。西医首先进行肾穿刺以明确诊断，再使用利尿药、激素、免疫抑制剂等标本同治。中医也是标本同治，五苓散、猪苓汤是治标；治本是调阴阳，阴病治阳、阳病治阴，治"阴"我用麻黄、附子、干姜，治疗少阴病用麻黄配附子，治疗太阴病用附子配干姜，少阴太阴合病用麻黄、附子配干姜。

我治疗所有的病都是先辨阴证和阳证，寒热和虚实都是阴阳的属性。例如肾病综合征百分之八九十是阴证，阴证就是少阴证和太阴证，厥阴证就是寒热错杂，我主要是从少阴和太阴去辨。少阴证见高度水肿，舌淡嫩，苔白滑，齿痕舌，因"少阴属肾，肾上连肺，故将两脏"，采用肺肾同治的方法，方用麻黄附子甘草汤，麻黄宣肺，附子温肾。如果是太阴证，里虚寒，脾阳虚，大便不成形，则用麻黄附子甘草汤配四逆汤，少阴太阴合治。张景岳言："盖水为至阴，其标在肺，其本在肾，其治在脾。"也就是肺、脾、肾同治，这是我治疗肾病综合征阴证的主方。早期的急性肾炎，或是刚发生肾病综合征，未经过治疗，未服用激素、免疫抑制剂，往往是阳证居多，用越婢汤或越婢加术汤。我治疗肾病综合征还有一个体会，那就是运用西医激素、免疫抑制剂有效的病例，中医治疗一定有效，而且疗效不比西医差；激素、免疫抑制剂无法治疗的病例，中医的办法也不多，发展到尿毒症就只能进行透析治疗了。

其实中医脏腑辨证的思维和西医辨病的思维一模一样。如肾炎水肿，西医要看是慢性还是急性，与外感有无关系，然后做肾穿刺明确病理类型，之后选药。中医脏腑辨证也是一样，水肿先辨外感内伤，如果是内伤，又看是脾肾阳虚还是脾肾气虚，如果辨证是脾肾阳虚再考虑选用真武汤还是参芪地黄汤，若有血尿要考虑是否需要加止血药。

然而经方辨证不是这样，《伤寒论》是"有是证用是方"，但其背后同样蕴含着病机的辨别。我曾治疗一例失眠患者，反复应用酸枣仁、石菖蒲、远志都无效，一看舌淡嫩、苔白滑、脉沉细，辨为少阴病，故用真武汤，患者还有出汗，故合用麻黄附子细辛汤。虽然未用酸枣仁、石菖蒲、远志等镇静安神的药，但疗效却很明显。可见如果见失眠就用酸枣仁、远志镇静安神，降蛋白尿就用芡实、金樱子收涩，这是典型的西医思维，丢弃了中医辨证思维的精华。

具有中西医结合素质的人才，西医基础应该很扎实，中医思维也很强。我也经常批判，遇到头痛就用天麻钩藤饮，遇到腰痛就用杜仲、桑寄生，这不是中医，而是典型的中药大夫。知道什么时候选择西医治疗，什么时候选择中医治疗，而不是中药西药叠加，这才是中西医结合的最高境界。

赵进喜：中西医临床思维在临床上都有用，同样重要。刘老师没有否定西医的临床思维，肾病综合征首选做肾穿刺，以明确肾小球硬化程度、性质、预后等，临床明确诊断十分重要。我经常给学生讲一个例子，著名的伤寒大家李克绍曾诊治一个胃痛、烧心、口渴、呕吐物如黑豆汁的患者，李老认为患者符合"厥阴之为病，消渴，气上撞心，心中疼热……下之利不止"的厥阴病，用药以后效果非常好，呕吐、胃脘灼热疼痛、口渴症状都好转了。

后来患者的一个老乡去济南让李克绍看病，李老问起之前那个患者，老乡说患者已经因胃癌去世了。为什么我崇拜李克绍？因为一般老中医不愿说自己失败的例子，而李克绍就把这个医案发表在《北京中医学院学报》上，专门探讨怎么理解辨证论治及辨病的重要性。

李军祥：西医从物质和还原论来认识世界，应用归纳法、逻辑法诠释疾病，与"一元论"的西方文化直接相关。比如诊断溃疡性结肠炎，需要根据症状、胃镜、病理来归纳、分析；诊断肝硬化腹腔积液，需要根据病史、腹部 B 超、肝功能等生化检查和腹腔积液穿刺检查等进行逻辑论证。治疗方面，西医依赖循证医学的随机对照、双盲、多中心、大样本的实验数据和结论。中医是系统对比的观念，比如下雨湿气重，重庆天气潮湿就是外湿明显，这种对比的方法根植于中国传统文化和哲学思想。中医还常采用疗效反推的方法，比如某病有痰湿证，经过二陈汤治疗有效，则推理出二陈汤可以治疗痰湿证，这种疗效反推就是我们经常说的黑箱理论。当然，西医也有疗效反推，进行试验性的治疗，但是相对很少。

西医思维主要是以结构单元为基础，以实验方法为手段，得出比较客观的科学结果；不足的地方是缺少宏观的把握。当然西医也提出多学科融合。中医的思维是阴阳五行，应用方法是辨证论治，强调在"道"的层面看问题；不足之处是缺乏对于人体结构细节的精细把握，对人体的结构、生理、病理认识不足。而这恰恰很可能成为中西医结合的突破点。中医的认识方法也与中国文化有关。

中西医思维各有特点，各有所长。中医长于辨证，西医长于辨病；中医长于扶正，调理整体的功能，西医长于祛邪、抑杀细菌和病毒；中医长于治疗功能紊乱性疾病，调节胃肠的功能，西医强调切除，外科手术切除后疾病立即就痊愈了；中医长于治疗慢性病、各种重大手术后的调理与康复，西医长于急症、危急症的抢救性处理；中医强调缓慢、长效地抑制胃酸，西医强调短效、速效地抑制胃酸；中医强调增效减毒，调节免疫，增强胃肠功能，西医强调消炎、抑制病态的免疫反应等。

建立中医思维需要全面传承中国文化与中医理论的精髓，其中重点包括：第一，太极思维。把人体内部视作一个转动的整体，强调太极升降论。如左温升，右凉降，脾胃为中焦枢纽，将心火与肾水、肝木与肺金联系起来，强调了气机升降与脏腑的关系。第二，五运六气。强调天人合一，整体观念。如今年岁水太过，少阳相火司天，厥阴风木在泉，所以寒热错杂，寒热交争。还有三阴三阳开阖枢，如少阳是早上3点到9点，阳明是下午3点到9点，厥阴是夜间1点到7点。若凌晨1～3点出现胃痛、心痛、咳嗽、反酸、烧心、胃胀、下利等，欲出到阳而不得出，属厥阴病，用乌梅丸。第三，中和、中庸思想。中医的阴阳平衡、气血调和等很多思想都受儒家中和思想的影响。比如，溃疡性结肠炎不管从阴阳气血思考，还是从内治外治或者寒热、湿热的理论分析等，都强调要调整平衡，这些都是中和思想的体现。第四，针灸、推拿、按摩、刮痧及音乐、精神方面的治疗等各种非药物疗法，都有助于提高疗效。所以说中医人才要上知天文，下知地理，中通人事，否则难成"明医"。

赵进喜：中西医思维模式的形成与临床实践、师承都有密切关系。要达到中西医的融合，首先还是要学好中医临床思维，这就不仅要基于临床，还要全面传承中国传统文化的精粹，尤其是中国传统哲学。"文是基础，医是楼。"萧龙友、施今墨、秦伯未、任应秋等中医前辈具备深厚的中国文化底蕴，是其能成长为中医大家的重要条件。其次，我们还应该具备科学研究的思路和意识。临床上治疗的有效病例，应该明确诊断并评价疗效，及时保留与病例相关的完整的检查和诊断资料等。没有明确的证据支持，就难以说明疗效，过分局限于传统方式难以得到普遍认可。所以还要强调"古为今用，洋为中用"，加强中西医临床思维的沟通、碰撞。

中医临床思维在比较高的层次上是可以和西医融合的，借助西医学的技术手段和理论在一定程度上可以指导中医临床治疗。比如，田德禄教授将胃镜视为望诊的延伸，利用胃镜检查结果指导用药具有一定的临床价值；治疗慢性胃炎、十二指肠溃疡等可借鉴中医从"痈"论治的思路。

中医治病的原理可与西医对疾病的病理生理认识相吻合。比如心衰，西医治疗的方法是强心、利尿、扩血管。《金匮要略》曰："膈间支饮，其人喘满，心下痞坚，面色黧黑，其脉沉紧者，木防己汤主之。"面色黧黑是长期心衰缺血缺氧导致的；脉沉紧就是脉率快，心率加快是心衰的典型表现；肺气肿、慢阻肺、肺心病发展成心衰，所以其人喘满；长期肝病，上腹部胀满，所以心下痞坚。这就是以右心衰为主或肺心病所致心衰的表现，用木防己汤治疗。木防己汤由人参、石膏、桂枝、防己组成，防己利尿；桂枝的作用是温经、解肌、平冲、降逆、活血，也有利小便的作用；人参补气、强心；石膏清热。西医治疗心衰常用的强心、利尿、扩血管、抗感染思路可以说已经具备。20世纪60年代，北京中医医院的许心如教授用人参、葶苈子益气泻肺利水治疗心衰，泻肺是当时比较创新的思路，实际上也源于《金匮要略》葶苈大枣泻肺汤，可见临床思维也源于经典。

中西医临床思维有相通之处。但若见到肾小球硬化就"散结"，或针对血液黏稠度高就仅"活血"，这是比较低层次的融合。例如糖尿病肾病合并糖尿病视网膜病变，都属于微血管病变，糖尿病视网膜病变早期有微血管瘤、渗出，晚期有增殖即新生毛细血管生成、玻璃体积血，西医用血栓通等治疗，中医也用一些活血通络的药，但仅是如此就没有突出中医临床思维。因为就眼病而言，中医有"五轮学说""肝开窍于目""目病多郁"及"巅顶之上，惟风药可到"等多种观点。在传承这些原创思维基础上，结合西医改善眼底微循环、保护眼底内皮系统功能的治疗思路，才算中西医结合。中西医的融合是完全可能的。

姜苗：中西医思维碰撞的最终目的是提高临床疗效，那么我们就必须从一个更高的层次去考虑这个学科的发展及如何结合。现在中西医结合学科的发展现状不容乐观。第一，中西医结合方向的国家自然科学基金申报比例少；第二，这个学科的分化程度较低，仅粗略分为中西医结合基础、中西医结合临床、中医药学研究的新方法和新技术；第三，中西医结合人才储备较少。自新中国成立以来，中西医结合的成就也仅有以下方面：①中西医结合证候学的研究，如陈可冀院士的血瘀证、沈自尹院士的肾虚证研究；②动物模型，如类风湿关节炎的动物模型和冠心病心衰的动物模型；③证候生物学，如李梢教授的网络药理学；④中西医结合药理学，如屠呦呦的青蒿素、陈竺的亚砷酸治疗早幼粒细胞白血病；⑤中西医结合临床研究，如王辰院士发表的一篇关于达菲和传统中药治疗 H1N1 甲流的 RCT 研究、吴以岭院士芪苈强心的研究、中药单体成分黄连素的研究等。现在认为包括肿瘤在内的很多疾病都与肠道菌群有关，中药治疗其实特别有优势，但在国际上的学术影响力却很小。所以，在很多方面都值得进一步深入研究，以促进中西医结合学科的发展和中西医的融合。

那中西医结合学科未来如何发展，中西医如何更好地融合？接下来我分析一下中西医结合学科未来5～10年可能的发展趋势。第一，传统的中医病证结合的研究是中西医结合的根本点，还可以再加上体质因素；第二，中西医结合药理学的研究，主要有中药和西药的合用，比如中药、西药是否能合用、怎么合用、合用后的疗效究竟是增是减，以及复方配伍的研究，单体混合物的配伍研究；第三，中西医结合临床的研究，就是临床医生怎么做临床科研，目前中医临床医师普遍缺乏此类方法学知识；第四，中西医结合的新技术和新方法的研究，即中西医的器械、设备的研发；第五，中药的网络药理学研究，从单病、单人、单靶点、单药物这种模式转变为多靶点。

中西医结合研究的热点基本集中在中医药的优势学科、优势病种和重大疾病，如心脑血管疾病、糖尿病、肿瘤、免疫系统疾病、纤维化、皮肤病等。除了这些研究热点外，一些目前支持力度不大但对学科内部发展很重要的"冷点"的研究也很重要，例如：第一，中西医结合的基础理论研究。比如北京中医药大学刘铜华教授就认为，缺乏坚实、稳固的基础理论，中西医结合难以独立成为一个专门学科。第二，中医的病因病机和西医的病因学结合的研究，主要是探讨中医的病因病机和西医的病因到底能不能结合、如何结合。第三，证候的演变规律和严重程度的研究。比如刘宝利老师提出的脾气虚和脾阳虚到底有多大的差别？孰轻孰重？重到什么程度？第四，针对复方的快速筛查技术的研究。单体的成分研究是一个方向，单体的配伍也在逐渐成为热点。

因此，要实现中西医思维的融合，还要做到像武维屏教授提出的"西医跟得上，中医承与创"，中西医基础一定要牢固；同时要掌握新的技术和方法，吸纳其他学科的智慧。

林芳冰：中西医是有区别的。中医的象思维是宏观的、形而上的，强调的是功能，是动态认识疾病，讲究平衡，重视"神"，是有机的、整合的理论，所用的药物也是自然的药物；西医思维则是物化的、实证的思维，重视微观的观察，是形而下的，更强调结构，认识疾病是偏于静态的，根据病理表现用药，如果不清楚病理便无药可治。中医讲平衡，西医讲纠正，有了肿瘤可以切除，有了炎症可以消炎。西医是依托现代科学发展起来的，如果没有现代的技术手段，便不能取得大的进步。

赵进喜：姜良铎教授认为中医是状态医学，中医对于问题综合考虑时空、动态变化因素。如证候的"候"就是时间的意思，随时而变的称为"候"，有外象表征的称为"证"。例如，胃镜明确诊断为慢性胃炎的患者，可能初始表现为典型的肝郁气滞证；过两天出现口苦、咽干、烧心、反酸、苔黄等症状时便转为肝胃郁热证；如果再出现眠差、心烦、舌红少苔等，提示演变为肝胃阴虚证。教科书上列出的只是典型证候，临床上很难见到单纯用柴胡疏肝散治疗的肝胃气滞型胃痛；若肝郁化热，可加左金丸，进而伤阴者加百合、石斛。证候在病程中是随时变化的，中医治疗方案也需相应变化。但若从西医思维出发，无论出现哪组症状集合，都是按照慢性胃炎统一的治疗方案进行，相对定型而规范。

我虽然强调三阴三阳辨证的方法，但脏腑辨证和六经辨证各有各的特点和优势，实际上也是殊途同归。如胆囊炎的患者口苦、恶心、厌食油腻、胁痛，按照脏腑辨证是肝胆有湿热；按照三阴三阳辨证，口苦、咽干、目眩是少阳病，两种辨证方法都用小柴

176

胡汤。我曾治疗一位急性胰腺炎的患者，此前他在协和医院已经治疗了两周。找我看的时候，患者腹痛，检查淀粉酶1600 U/L。《金匮要略》言："按之心下满痛者，为实也，当下之，大柴胡汤主之。"故使用大柴胡汤原方，因为患者有胆囊炎，还加了虎杖、金钱草、木香、槟榔。7天后患者的淀粉酶就降至正常了。有一个经方派的同道认为，这不是经方，经方不应该加减。但实际上经方肯定是可以加减的，例如桂枝加附子汤、桂枝加芍药汤等，桂枝汤本身也有很多加减，张仲景明确说桂枝汤在出现不同症状、病情变化时可以加减。小柴胡汤、四逆散、小青龙汤也都有加减法，咳嗽加干姜、五味子，口渴加葛根、天花粉，诸如此类。这些本身就是示范。《伤寒论》里的桂枝汤类方、柴胡汤类方，既可以理解为不同方剂，也可以理解为一个组方基础上根据临床加减变化、化裁而成的新方剂。可见，各种辨证思维完全不矛盾。中西医临床思维可以融合，中医不同的辨证思维也可以融合。

贾海忠：中西医思维方式有时感觉水火不容，但是仔细分析，从根本上讲还是一致的，两者都注重局部与整体的统一；但是中医思维更注重对患者整体状况的判断，而西医思维更倾向于患者局部疾病的判断。

中医的临床思维以中医的基本理论，包括阴阳、五行、太极等指导思想，和具体的脏腑、经络、病因、病机、治则、方药等共同组成的思想体系，来对疾病进行认识，给患者制定出适合患者证候特点的治疗方案。中医临床思维的诊断特色是在于"证"，辨出证便能得出相对应的治疗方案。而西医的临床思维是在西医解剖、生理、病理、诊断等理论基础指导下，对患者做出疾病的诊断。中医是以概括为主，西医是以分析为主。西医分析出疾病，然后考虑怎么消灭疾病，看到有形态的东西就可以采取手术的方式进行治疗，查出细菌就可以杀菌。西医以消灭疾病为临床的基本目标。中医则以人为本，通过调动人体内在的积极性来维持人体正常的功能、治愈疾病。西医临床思维本来也有整体性，但由于它倾向于用分析的方法来认识疾病，临床分科细致，所以侧重于得到疾病的确切的部位；一个患者可能被诊断许多病，病和病之间难以说清内在联系。而中医的临床思维侧重于人体各部位之间的关系。所以中西医临床思维在疾病的定位、定性及定量方面都有很大的差异，尤其是在对于疾病与疾病的关系上、人体整体与部分的关系上，中医是高度概括的。

中西医结合临床思维的融合最重要的是"病证结合"。"病"与"证"的侧重点是不同的。当病变部位明确时，重点在病，辨证就简单，比如急性骨折。有时西医诊断有许多病名，中医辨证可能仅一两个证，这时中医的"证"实际上就是患者目前诊断的侧重点。所以在临床应用时，要把疾病诊断和证候诊断二者有机地结合，这样西医的理论针对"病"可以指导选药，还可以结合中医辨证选用西药。例如冠心病是冠状动脉堵塞、狭窄引起的，阿司匹林作为抑制血小板的抗血栓药，常被滥用。但如果我们知道患者属脾胃阳气虚证，就不能用阿司匹林。中医辨证也可以在西医辨病基础上进一步发挥作用。所以中西医结合临床思维要有病证结合的思维，这样中西医临床思维之间就能得到有效的互补。

刘宁：中医是中国传统文化的一个"种子"，最核心的特点是注重阴阳五行的"圆融和合"观。中医最早从神农尝百草开始，然后到《汤液经法》，到东汉张仲景的《伤寒论》。《伤寒论》中提出"观其脉证，知犯何逆，随证治之"，强调方药的加减变化和对疾病的动态把握。中医大部分是在解决功能状态的疾病，西医则大部分解决的是器质性病变，通过外科手术等措施，或者是在功能完全丧失以后的一些支持疗法来实现。所以通过现代技术，了解脏器或者器官组织是否病变，再选择中医或西医进行治疗也是十分重要的。

中西医思维方法各有其优缺点，取各自的优势，再把两种思维方式结合起来解决临床问题最为重要。例如在临床中，针灸治疗颈肩腰腿痛或者一些内科疾病，按照传统中医针灸的循经辨证取穴有的可以取得疗效，但是有些疗效欠佳。之后随着对于解剖学和神经内科学等学习的逐渐深入，我们开始接触神经触激术等一系列的方法，如治疗腰椎间盘突出卡压神经根导致的"多卡综合征"。"多卡综合征"是上位椎体神经根的卡压导致下段神经元出现供血、供氧不足，从而出现麻木、疼痛，上位椎体即使解除卡压，仍会有诸如下肢放射性疼痛等症状。中医按照经络辨证循经针刺，实际是给予神经刺激，能在短时间内缓解疼痛的症状；西医的神经触激术等方法也是按照神经走向进行刺激，解除神经根的卡压，殊途同归。因此不管应用何种手段，在最短时间内能最有效地解决问题，就是临床上中西医思维碰撞融合最根本的目的。存在器质性病变时，西医某些治法更具有优势；对于功能性病变，中医治疗更具有优势。在临床中，中医思维也好，西医思维也好，更主要的是解决临床问题，取其优势，把不同学科融会贯通。

赵进喜：脏腑辨证和别的辨证方法相比，最容易被现代的人们所接受，最重要的原因之一是脏腑辨证与西医的思维方式更接近，容易被西医专家所认可。20世纪50年代，《中医杂志》专门讨论过中医理论的核心到底是什么，有人说是阴阳五行学说，有人说是藏象学说，最终大多数人认为藏象理论是中医的核心内容，这就是脏腑辨证和藏象学说受到重视的最主要原因。实际上这是有历史渊源的，藏象理论确实在中医核心理论中具有十分重要的地位。阴阳五行学说更多是一种哲学基础，一种说理工具，一种认识观和方法论。理解了这一层，就能理解三阴三阳辨证、卫气营血辨证、三焦辨证、病因辨证各自的特点。例如外感头痛就是经络辨证最重要，痛痹、寒痹、着痹就是病因辨证最重要。各种临床思维既不一样，但又是相通的。

对于同一个疾病，不同的医家有不同的治法，就跟吃馒头、吃米饭都能吃饱是一样的，开这张方有效，开另一张方也有效，但我认为辨方证是最近的一条路。比如肾衰的患者，气血阴阳俱虚，又有气滞、血瘀、痰湿、浊毒。如果开出的方有益气的几味药，养血的几味药，滋阴的几味药，温阳的几味药，和胃的几味药，化湿的几味药，利水的几味药，活血化瘀的几味药，就可能会开出含有几十味药的方，肯定没有辨方证开出来的方子效果好。我有一个比较成功的例子，病房里有一位尿毒症合并急性心衰的小伙子，正在服一张最少十六七味药的方，方中还加大黄排毒。服药后患者一天大便七八次，心衰仍无法纠正。我诊治的时候，患者拉得肚子痛，恶心呕吐，心慌，浮肿，尿少。当时透析还没有完全普及，西医强心利尿、扩血管、纠正电解质紊乱等所有手段都尽数使用，效果仍然不好。《伤寒论》言："伤寒胸中有热，胃中有邪气，腹中痛，欲呕吐者，黄连汤主之。"实际上喻嘉言早就有一个治关格的方叫"进退黄连汤"。所以我以黄连汤为基础，加大黄、葶苈子。患者当时服药后立刻感到肚子温热，当天大便次数从七八次变成3次，两三天内心衰就纠正了。虽然仍是用排毒的思路，但选的是黄连汤，黄连汤就是取效最近的一条路。益气养阴活血药也能治恶心呕吐，但在这位患者身上疗效就不是很好，所以辨方证还是中医取效最近的一条路。

不仅伤寒的方能辨方证，金元四大家和温病学派的处方有的也能达到辨方证的层次，比如达原饮、柴胡达原饮、升降散，完全可以上升到辨方证的高度。经方容易上手，行之有效，所以能增强医者的信心。我年轻时写的《古方妙用》中记录了一个病案，一位七十多岁的老太太患有颈椎病，同时伴有心慌、心烦、不得卧眠，我用了治颈椎病的验方，之后又开了知柏地黄丸，这是用于舌红少苔的方，效果都不好，酸枣仁加大用量仍没有效果。后来我想到这就是典型的"少阴病，得之二三日以上，心中烦，不得卧，黄连阿胶汤主之"的黄连阿胶汤证，故予黄连阿胶汤加沙参、麦冬、五味子、鸡子黄，患者服用几剂药后睡眠就恢复正常出院了。之前有一位大夫，他治疗一位寒湿腰痛的患者，按教材开甘姜苓术汤，再加了川断、寄生、狗脊等药，效果并不好。后来他在《中医杂志》看到治腰椎间盘突出的民间验方，应用后效果特别好。我有一位老乡患有腰椎间盘突出，生活不能自理，卧床一个多月，我就把这首方抄给他，里面有麻黄、附子、马钱子、牛膝、芍药等，吃完后到现在20年，疼痛未再发作。所以我特别强调方的重要性。为什么说中医成果的最高体现就是一张处方？因为这张处方不是按照药理研究组成的处方，而是临床实践当中总结出来的经验结晶。

中医有一些条条框框，如柴胡劫肝阴、细辛不过钱、十八反、十九畏等，实际上常常是不太可靠的。甘遂、芫花、大戟、藜芦这些药有毒，单用过量就能致死，未必是与甘草配伍导致的。乌头本身就能导致心律失常，未必是跟贝母、半夏合用才有副作用。但是没有经验的时候，还是要小心使用，不要轻易触碰红线。我们应大胆假设，小心求证。中医需要建立自己的评价体系，中医若能解决疗效评价的问题，中医科学研究就能有很大的发展。但对于公认的、共识的部分，如客观的实验室指标，临床必须解决。

如治疗肾炎尿蛋白不减，治疗肾衰肌酐上升，这样的特异性指标解决不了，就不会有说服力。

　　结语：中西医临床思维碰撞是客观存在的，但二者并不是绝对对立的，中西医临床思维是可以融合的。在临床上，我们可以根据中西医各自的思维特点，实现优势互补，以提高临床疗效。展望医学发展前沿，我们应该突出中医学原创性临床思维特色，同时吸取西医临床思维方法与现代技术，通过临床研究，逐渐实现中西医临床思维的高层次融合，为促进医学事业发展、造福人类做出更大的贡献。

　　（整理者：王逗逗　赵翘楚　袁慧婵）

二十、辨证运用中药注射剂，保证临床用药安全有效

引言：中药注射剂是指饮片经提取、纯化后注入体内的溶液、乳状液及供临用前配制成溶液的粉末或浓溶液的无菌制剂，是传统中医药理论与现代工艺技术相结合的产物，突破了中药传统给药方式，是目前临床用药最重要、最常用的剂型之一。中药注射剂作为中国独创的一种中药新剂型，具有注射剂所共同的优点，又一定程度地保留了中医药特色，在医疗实践中发挥了巨大作用，尤其在急危重症抢救，感染性疾病、脑血管病和恶性肿瘤等治疗中，具有其他中药剂型不可替代的作用。但在具体临床使用过程中，确实存在种种问题，影响了用药安全与临床疗效。如何认识中药注射剂？如何有效防止中药注射剂不良反应？如何更好地使用中药注射剂？本期"铿锵中医行"将围绕此话题展开深入探讨。

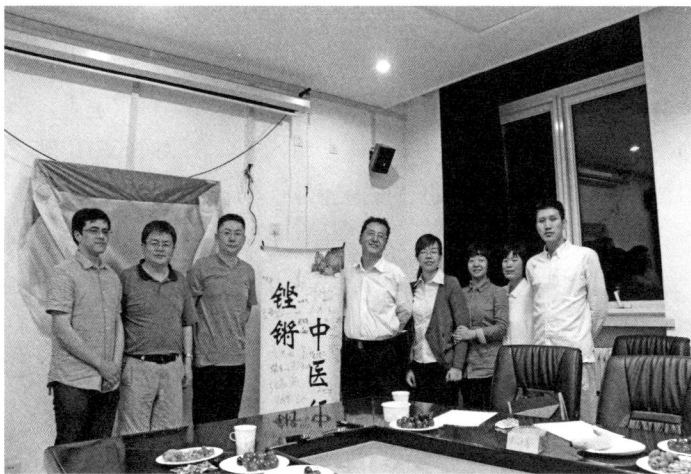

本期部分嘉宾（左起）：黄茂　贾海忠　梁腾霄　赵进喜　杨丹丹　肖永华　关秋红　刘宁

关秋红：中药注射液，就是把中药的有效成分制成注射液剂型，通过静脉注射发挥药物作用。虽然制成注射液，但它仍保持着中药的四气、五味、归经特性，遵从配伍原则。在万方检索"辨证"加"中药注射液"，2006～2016年共有83篇文献，主要集中在脑病科、呼吸科、心血管科、肿瘤科、急诊科。如何辨证应用中药注射液以提高临床疗效是一个非常有趣的话题。此次我们请每位专家结合临床实践来谈一谈，在临床应用中药注射液时，怎样能使其发挥最佳疗效。希望通过这次的探讨，让同学们对中药注射液有全新的认识。

刘宁：这里我想讲一个病例。有一次我值夜班时，来了一位做康复治疗的截瘫患者，住院期间因为饮食不慎出现了腹泻、脱水，导致肾前性的急肾衰，引发了多脏器衰竭。我17点接夜班的时候血压是80/50mmHg，并且还在往下降。当时的治疗是泵入多巴胺、输注糖盐水、代血浆等补充容量。到晚上12点时，患者出现了脱象，即亡阳的表现——四肢冰凉，大汗出。在应用多巴胺和持续补液的同时，我考虑这应该是中医亡阳的表现，于是给予参附注射液静脉滴注，之后患者症状很快就缓解了。我认为在临床上有时可能来不及煎煮汤药，那么静脉滴注中药制剂参附注射液补阳固脱，在急救方面还是有一定疗效的。

关秋红：我相信大家都想知道患者在使用参附注射液之前的血压是多少？

刘宁：当时他的血压是50/30mmHg，单纯用多巴胺持续泵入。

关秋红：参附注射液当时给的量是多少？

刘宁：50mL 配入糖盐水中持续泵入。

关秋红：用参附注射液多久后患者血压开始回升？

刘宁：我17点接班的时候血压是80/50mmHg。之后血压开始下降，给予纯多巴胺持续泵入后，血压维持在80/50mmHg。到晚上12点多，应该是夜间阴气最重的时候，突然就出现大汗，摸着手脚全是汗，而且浑身冰凉，是典型的脱象。我当时想到参附注射液有补气固脱、温阳救逆的作用，就给患者用了，静脉滴注1个小时后症状缓解，收缩压升至80~100mmHg。我认为配合参附注射剂比单纯用西药升压有效。

关秋红：当时多巴胺仍在继续泵入吗？

刘宁：一直泵着，第2天转入肾内科，持续泵入近一周。

关秋红：这种情况梁老师所在的急诊科应该也经常出现。

梁腾霄：是的。

关秋红：您觉得参附注射液用量够吗？您那边也是这么用吗？

梁腾霄：对，正常是这么用，但我们的用量可能比常规还要大一些。

肖永华：说到肾脏病的患者，其实我们主张少用药，所以包括中药注射剂在内的许多药品用得都不是很多。但是，肾脏病的患者中透析患者很多，重症患者、终末期需要抢救的患者也较多，透析室的患者1分钟之内血压收缩压从150mmHg或180mmHg掉到0，都是很常见的，所以在我们肾病科参附注射液和生脉注射液的应用很多，这两种药在终末期抢救用得最多，平常应用其他中药注射剂则相对较少。

我在病房当住院医师时，参附注射液用50mL或100mL直接静脉滴注也很常用。但是生脉注射液更常用，也是纯液直接给患者静脉滴注。我们发现，在多巴胺、阿托品等药物持续使用的同时，用一些纯中药的注射液，作用虽然柔和、缓慢，却能持久起效，和西药的多巴胺、阿托品等药的特点不一样。所以在患者危重期的时候，我们往往用生脉注射液、参附注射液这些药物。开始的时候，我们常常会怀疑，用多巴胺可能都无效，用生脉和参附注射液会有效果吗？但是我们的体会是确实管用，很多的危重患者临终前能够坚持3～5天甚至一周以上，就是靠生脉和参附注射液支撑。

我们肾病科大夫用活血药不是很多，但是我们曾用丹参注射液做穴位注射。如果患者有水肿，如肾病综合征患者，同时有脾胃相关症状，我们就会在患者的足三里、内关等穴位，取1mL或0.5mL丹参注射液做穴位注射，对患者的症状也有一些缓解作用。现在科里是否仍在持续用？

同学： 现在仍在用，但是现在不用丹参注射液，是用甲钴胺，或者是腺苷钴胺。

肖永华： 这些药和中药注射液还是不一样的，用丹参注射液穴位注射应该也是可以的，可以试着观察，也许会有好处。

刘宁：甲钴胺注射也不是针对这些穴位，主要是神经系统损伤。

肖永华：我们那个时候运用穴位注射要更加普遍一些，不仅仅针对神经系统病变，或者是神经损伤，此方法还可以用于很多情况。一般我们常选用足三里、内关等，多数是肢体上皮肉丰厚的地方；而三阴交等皮肤比较薄的地方则要减少药量，否则药物刺激痛会比较剧烈。我觉得西药品种过多，或许会导致我们中药的利用受到限制，或者适应证上有其他不同的要求。

刘宁：临床上中药注射液应用确实在减少。您所说的丹参注射液以前临床应用很普遍，包括针灸科，用丹参注射液、红花注射液等进行穴位注射治疗一些内科疾病。但是后来我们科也不用了，目前一般用甲钴胺、腺苷钴胺治疗神经系统的损伤。

肖永华：是因为用甲钴胺这类药的效果更好吗？会优于中药注射液的效果吗？

刘宁：没觉得。

肖永华：所以这是一个问题。为什么会出现这样的情况？

朱立：可能与制剂的安全性有关。

关秋红：那您用的时候发现过什么不良反应吗？

肖永华：在我当住院医师和主治医师的七八年中，病房患者接受此类治疗的，没有出现过明显问题。

刘宁：我在肾病科转科时，管过一个乙肝相关性肾炎的患者，出现大量腹腔积液，我就思考怎样消腹腔积液。由于我认为他有阳虚的表现，就向上级大夫申请用参附注射液以温阳利水，看看能不能使腹腔积液有所消减，上级医师同意了。当时我观察到这个患者用了参附注射液后，腹腔积液明显减少，但是这个药一停，腹腔积液马上就多起来了，可见参附注射液确实有暂时的利水作用。

关秋红：我认为参附注射液起到了真武汤的作用。参附注射液里面有附子，可起到温阳的作用，人参补气固脱，所以该药不仅能够治疗脱证，还能治疗腹腔积液。

刘宁：其实参附注射液的组方就是取生脉散里的人参，取四逆汤里的附子，将两味君药提出来，既补气又能回阳救逆。

肖永华：肾内科一般选用生脉注射液，是因为当时有些避讳附子，所以参附注射液的应用没有生脉注射液那么广泛。但是可能有些偏于保守，对于参附注射液是否会加重肾脏损伤，还是应该多观察。当时为了安全起见，偏于保守，所以应用生脉注射液更多，并且用量非常大。

关秋红：我们呼吸科心功能不全的患者请心内科会诊，心内科的大夫往往建议给患者静脉滴注生脉注射液，所以使用最多的就是生脉注射液。后来心内科的孟伟医生还开展过课题研究，观察生脉注射液的疗效。贾老师您在中日友好医院心血管科，生脉或参麦注射液用得多吗？

贾海忠：用得多，这是我们的常用药，而且这些药确实很好用。我们医院原来有中医心肾科，患者主要是冠心病、心衰、肾脏病等。后来成立了全国中医心血管中心，即中西结合心内科，目前治疗的病种主要包括三大类，一类是心脏病，一类是神经系统、中枢神经系统疾病，一类是肾脏病，这些药物基本上都会用到。比如肾功能不全的患者，常用肾康注射液，可以降低肌酐，在短期内可以取得不错的效果。受住院时间的限制，长期疗效尚未观察。但是现在用这些药时很少辨证，为什么？因为药物本身并不是按辨证论治的思路研发出来的，所以使用时基本上不需要辨证，这是一个问题。

我在研究冠心病注射液的选择上，还是下了一些功夫。我们常用的几种药物中包括大蒜素注射液，该药是史载祥老师发现的，抗动脉硬化的作用非常好。我的上一届研究生的课题就是应用大蒜素治疗脑梗，我上研究生的时候研究的课题是大蒜素治疗不稳定性心绞痛。因为那是在20多年前，当时很多人总以为西医就是先进的，按中医设计课题就是落后的，所以研究基本完全是按照西医的思路方法来设计。但是我不这样认为，所以我在设计试验、采集资料的时候，将全部信息采集下来。按照西医的思路设计项目，当时研究出来的结果跟硝酸甘油比没有任何统计学意义，因而试验结果就没有什么意义。但是根据辨证结果来分析，却发现很有意义的地方，该药对于寒证的患者百分之百有效，对于热证的患者只有46%有效。所以该药的药性、寒热的属性，通过试验得以体现。

在我做动物实验的时候，发现一个问题。因为我当时研究的是大蒜素治疗缺血再灌注损伤，需要把冠脉结扎以后再打开，观察心律失常的发生情况及心功能恢复的情况。结果发现，用大蒜素的治疗组狗死了半数，但用生理盐水的对照组没有一只狗死，似乎用大蒜素不如不用。但是用大蒜素后没有心室颤动死掉的狗，心功能恢复情况都比用生理盐水的对照组好。每一只动物我都有详细记录。等临床试验的结果出来以后，我们再返回来看，结果发现死的狗和不死的狗有一处明显的不同，没有死的狗都是比较虚弱的，血压偏低，心率偏慢，但全部存活下来，再灌注的时候也没有问题；强壮、血压高、心率快的狗，再灌注的时候全部死了，具有非常明显的规律。这与临床试验的结果是一致的，因为死掉的狗是阳热的状态。所以当时就得出结论，大蒜素保持了大蒜温性的特点，所以对于寒证的效果很好。此外，在临床有一部分患者用大蒜素后不觉得痛，没有任何感觉；但是有的患者静点时疼痛剧烈，这样的患者例数较少，没有特意总结，但是我认为这一定也是有规律的。

对于冠心病心绞痛患者，只要辨证属于寒证的，不论虚寒还是实寒证，应用大蒜素确实疗效很好。对于热证的患者可以选葛根素。葛根性凉，对于不稳定性心绞痛辨证属于热性者，以及肝阳上亢型高血压，效果不错。热象明显时应选什么药呢？用脉络宁注射液，它是由四妙勇安汤制成的注射液，对于脉络瘀热的患者疗效非常好。如果用大蒜素效果不好，改用此药效果很不错。在用注射液的时候也应该辨证。另外一个常用的药是丹参粉针或者丹参注射液，虽然丹参药性偏凉，但总的来讲是平性偏凉一些，所以它的适应证就比较广。这是我们在治疗心脑血管疾病时通过验证得到的经验。

在治疗休克的时候，参附注射液和生脉注射液都是必备的抢救药品。这两种注射液也有其各自的使用规律，参附注射液适用于阳气虚脱而大汗淋漓、四肢虚冷者，如果同时出现脉迟，效果更好。我记得有一位特殊的患者是一位老太太，心动过缓，心率低至每分钟30多次，是转到中日友好医院的。在其他医院的时候，一直给患者应用异丙肾上腺素泵入，转到我们医院的时候还带着输液泵。到我们医院以后，我们就改用参附注射液，再配合中药，患者很快就脱离危险了，到现在仍活着，80多岁了。参附注射液对于阳气不足病证的治疗效果确实很好。

生脉注射液实际上就是生脉散制成的注射液，以益气养阴为主。西医用多巴胺等升压药维持血压，在难以维持的时候，联合应用生脉或者参附注射液，血压就很容易维持，而且西药很容易撤掉。也就是说，西医病房解决不了的疑难问题在中医这里能得到很好地解决，所以中药注射液还是有一定优势的。生脉注射液我们一般用于脉比较弱，或比较数，或比较大的患者，效果确实很好。感染性休克的时候这种情况也比较常见。对于哮喘的患者，生脉注射液非常好用。一般我们都是通过静脉输注原液或者用输液泵控制，这样不会增加太多液体入量，不增加心脏的负担，药物的作用还能发挥出来。我们抢救患者用生脉注射液大多在250mL左右，持续给药，患者大多是可以抢救成功的。生脉注射液的使用指征，一是脉数，或者是大，或弱，都可以用；再者是哮喘患者。我记得有一次值班，一位患者喘促剧烈，西药平喘药都用了，但脉更快，大汗淋漓，喘憋严重。注射生脉注射液，十几分钟之后喘就平息下来了。所以这个药物起效非常快，而且很稳定，这是我们使用的经验。

至于说中药注射液穴位注射，我20多年前曾经用过，但是那时候没有辨证，而且没有太多的注射液可用，用得比较多的是当归注射液，用它进行穴位注射，但不是在辨证基础上进行的，实际上是通过穴位起作用。

中药注射剂还包括消炎的药物，如喜炎平、清开灵，这些都很常用。前不久我去参加原国家食品药品监督管理局不良反应中心组织的喜炎平药品说明书的修改，那天赵老师也去了。我看到喜炎平有一条不良反应是腹泻，但没有便秘。因为喜炎平是穿心莲内酯总酯磺化物，穿心莲是寒性的药，因此不良反应里面没有便秘，而有腹泻，所以穿心莲的药性在注射剂中仍然能够表现出来。至于喜炎平的抗菌消炎、抗病毒作用有多强，因为我没有做过这方面的深入研究，所以就不妄作评论了。总之，使用中药注射剂还是要辨证，不能够仅仅按照西药药理研究结果使用。我刚才提到的大蒜素，如果按照药理研究结果使用，就会使一部分患者的病情加重。所以不要以为能用西医知识来讲的就是高明的，绝不是那样的。

在临床上不论是单体药物，还是复方药物，都有各自的药性、归经和功效，必须从这几个方面来认识它。现在大家用药的时候严重忽视了药物归经，其实这是不应该的。举一个西药的例子——硫酸镁注射液，如果口服可以导泻，那么它的归经就在大肠经；但如果静脉点滴使用则绝对不会导泻，这样还能认为此药归经在大肠经吗？不能了。所以疗效实际上与用药途径密切相关。中药用注射的方式给药，是不是仍会表现出口服给药表现的药性、药效，这是需要进一步研究的。不能认为口服是什么药性，注射就一定是什么药性。可能大多数时候是一致的，但一定还有一部分情况下不会吻合，需要继续研究，尤其是功效。有时口服可起到的作用，注射给药就不一定出现。如肾康注射液，其中含有大黄，但是静脉给药后不会出现如口服大黄导致泄泻的表现。所以我认为这一部分仍有很多值得研究的方面。中药注射剂的出现可以认为是中医现代化的需求所在，是中医向西医靠拢的需求。当然，我认为西医的技术是可以用的，但用西医的理论来指导中药的使用，就会犯错误，这是我的体会。

关秋红：刚才贾老师谈到喜炎平具有消炎抗菌的作用，在这方面使用经验较多的包括急诊科和呼吸科，梁老师请您先讲。

梁腾霄：中药注射剂这种剂型是新中国成立后才出现的，是将传统药物提炼出可以直接注射入血管中的物质，其中有制药技术提高的原因。中药注射剂的优点有以下几个方面：第一，见效快。不需要口服，不需要经过胃肠吸收的过程，脾胃运化转变为精微再上归于肺这样的过程都不需要，直接进入血管，所以起效非常快。第二，效果专一。目前每种中药注射剂含有的中药种类基本都相对较少，像清开灵这样多种中药组成的制剂很少，比如生脉注射液、参附注射液、丹红注射液等基本都是两三种药物的配伍，所以这种剂型效果比较专一。第三，适合用于急救。"得胃气则生，失胃气则死。"现在有一部分危重患者就是靠中药注射剂来维持胃气。患者常有不能口服的，或者没有胃肠功能，或者胃肠功能很弱，不能耐受口服药，我们就用注射剂。同学们在急诊科常会发现有些患者抗拒治疗，如醉酒后抗拒治疗，拒绝打针、吃药，怎么办呢？只能输液。现在大家对于输液这种治疗方法已经普遍接受，符合患者的心理，患者认为输液就是在进行治疗，口服中药自己在家就能实施，为什么还要来医院？输上液后，患者就安静了，就不敢离开医院了，因为患者怕输液管扯断了性命有危险，所以输液就能够管住患者了。

中药注射剂有这么多优点，但是也有弊端和局限性。第一，维持效果的时间较短，基本上没有哪种注射剂是长时间起效的。第二，安全性问题。正是因为注射剂直接进入血管，所以存在安全性的问题。此外，注射剂的输注涉及多个操作环节，医生开具注射液后需要护士取药、配药等，还需要观察是否出现静脉渗漏、静脉炎，这比口服药的使用更加复杂。患者还可能出现皮疹等过敏现象。而且注射剂的使用受很多外界因素的干扰，这些在口服途径中都是少见的。第三，我们刚才讲到注射液起效快，持续时间比较短，效果比较专一，那么适应证的全面性自然就差，所以不能用中药注射剂解决所有的问题。一种疾病的变化必然是多因素的，很少是单一因素导致某种疾病，所以中药注射剂有天然的不足。

再讲一下辨证使用中药注射剂的问题。我们知道"证"的中医含义，是概括患者现在所处的病理阶段，在病的某一阶段我们要从整体提炼出"证"。中药注射剂由于疗效专一，可能只能够解决"证"的某一方面，如冠心病患者单纯静点丹参注射剂可能不行，所以要全面看待。患者不能口服可能是因为胃肠功能弱，或者某种急症突然发作，所以要选择中药注射剂。可能丹参注射剂的选择很正确，但是一定要全面理解"证"，判断患者是否还有其他的问题没有解决，不能单纯解决某一症状，这是无法涵盖"证"的。中药注射剂的优点是起效快，可以迅速缓解症状，所以我们使用。但是不能把这类药作为我们治疗的唯一方案。我们急诊科犯这种错误非常多，没有做到从"证"的角度来看待问题，没有全面考虑疾病这一阶段的所有问题。

"证"的含义是广的，但是中药注射剂的适用范围是窄的，应该如何辨证使用？我认为应该从中医角度来分析，从辨病或者辨病机的思路来看待这一问题，思考疾病的本质是什么。比如冠心病患者有瘀血阻滞，用丹参注射液这类药是契合病机的，这时使用不会发生原则性的错误。若是肺炎或者肺部感染患者，出现肺热夹痰的病机，那么就可以用痰热清注射剂，这就是针对病机

194

用药。

另外，需要注意掌握应用注射剂的时机。若患者出现了脱证，在欲脱将脱时，及时而恰当使用中药注射剂，能够迅速解决问题。我们急诊科医师常常需要及时掌控时机、判断时机。葛洪《肘后备急方·救卒中恶死方第一》曰："虽涉死境，犹可治而生，缘气未都竭也。"意思是患者猝死，但是仍可治，为什么可治？是因为"气未都竭"！这就是把握时机。如果气竭，就是死证。所以抢救胸痛患者，应该在欲脱将脱还没有脱的时候用药，元气已脱时再用药恐怕无法挽救。

临床应用注射剂还有一个实际问题，即如何评价其疗效。我们现在进行疗效评价时，可能存在弱化辨证的问题。如管理患者，患者入院的时候记录为痰热证、瘀血证或者气阴两虚证，用参麦注射液、痰热清注射液、丹参注射液、丹红注射液等，然后配合一些西药。在用西药的时候，我们很注重疗效评判，比如使用抗生素，用药后患者体温、血象恢复正常，肺内啰音也消失，我们就停用抗生素，或者改为口服，都有明确的调整原则。中药注射剂则不同，开始选用中药注射剂是针对证候，但停用大多因为已达到一定的使用疗程，如14天，所以停药。没输够14天时是否应该提前停药？当病情出现变化时，比如瘀血征象消失了，痰少了，证候发生了变化，是否应该停药？所以最初选择中药注射剂的时候可能是正确的，但是后续可能就忽略了辨证使用药物的问题。

我们还需要思考其他一些问题。临床用中药注射剂的同时可能口服中药，两者的关系是什么？如果口服的汤药里有与注射剂相同的成分，两者的关系到底是什么？是认为口服中药的成分不够，想通过注射剂增加效果，还是出于其他目的？我认为注射剂是不得已而使用的，是因为不能口服，需要起效快，或者紧急情况，以及患者不能配合治疗等情况。当患者能够口服，配合治疗，口服汤药里也有相应的成分，此时口服中药与注射剂之间又是什么关系？比如静脉用某种成分的抗生素，同时口服同一种成分的抗生素，这恐怕不合理，我们基本选择一种方式就够了。再如口服安宫牛黄丸和静脉予醒脑静注射液，我们应该如何看待二者的关系？如果静脉滴注起到的作用和口服是不一样的，那么两种途径同时给药是没有问题的，但如果二者作用相同，为什么还需要这样用药？此外，中药注射剂还有如刚才肖老师谈到的穴位注射的问题。甲钴胺的说明书中写明可以用于穴位注射，但丹参注射液没有写明可用于穴位注射，应该如何选择？突破说明书的范围使用是否有风险？临床大夫要规避风险，所以未来应该进行临床试验，以扩大适应证。另外，还可以评价中药注射剂用于穴位注射是否比甲钴胺疗效好。如果二者等效，我认为用甲钴胺即可，没有必要一定使用中药注射剂。我认为中药注射剂必须比甲钴胺疗效好，才有临床价值。

关秋红：下面请黄茂老师介绍一下呼吸科用中药注射剂的情况。

黄茂：先给大家介绍一个病例，是发生在我值夜班的时候。呼吸科的患者到了晚上很多都会有憋气、喘、心烦，所以夜班故事比较多。这个患者因为骨折收入骨科，住院期间出现了肺部感染，然后转入呼吸科。当时病情较为严重，查体等操作都难以进行，给他上了心电监护。当晚1点左右，患者突然出现心率加快，达每分钟200多次，心电图显示心动过速，没有心房颤动。抽血化验排除了低钾。患者无冠心病史，也无其他相关病史。当时的表现是心慌、气短、遍身微汗、手足发凉、无房颤，血压为

70/30mmHg，总入量只有500mL，饮食减少。当时考虑是低血容量休克，给他静推生脉注射液40mL，然后快速补液。40mL生脉注射液推完后血压升至80/60mmHg，同时继续快速补液，然后予60mL生脉注射液持续泵入，泵速40mL/h。大概1个小时之后，他的血压慢慢就升高了，心率慢慢降下来了。

第2天我回想这个病例开始思考，当时为什么用生脉注射液而不是参麦注射液或参附注射液。因为考虑患者是低血容量的休克，入量不足，生脉注射液的说明书中适应证就是心悸气短、乏力自汗，和患者还是比较符合的。当时比较紧急，辨证也比较匆忙，认为患者有阴竭阳脱的表现，综合考虑认为这样辨证是对的，之后从结果来看效果也是比较理想的。当时患者心率每分钟200多次，按照西医治疗思路可能会先予患者倍他乐克，但仔细思考就会发现问题，因为患者血压很低、容量不足，这样治疗是不合适的。

关秋红：他当时也有汗出吗？

黄茂：对，他手脚也发凉。

关秋红：那要请刘宁老师看看是不是参附注射液适应证。

黄茂：从治疗效果来分析，这个辨证还是对的，所以我认为临床急救的时候，辨证很重要。

刘宁：是气阴两虚吗？有没有阳虚的表现？

黄茂：阳虚肯定有一点，阴虚可以及阳，阳虚可以及阴。还有中药注射剂不良反应的问题。我曾遇到一位支气管炎的患者，没有发热，静脉滴注喜炎平注射液之后就出现寒战高热。当时排除其他原因后才考虑到药物的不良反应，停药后高热就慢慢缓解了。所以使用中药注射液还是要辨证，这例患者的不良反应可能与没有辨证有关。

肖永华：咱们呼吸科用中药注射液主要是痰热清注射液，是用两周够疗程就停药吗？

黄茂：我们不会这样停药，还是要辨证。

关秋红：呼吸科用痰热清注射液的时候一定要看患者的舌象，询问大便的情况。舌红、舌苔黄厚腻、大便偏干或者不是稀溏的患者，我们才用。有一次我们在协和医院参加呼吸方面的学术会议，会上安排了一位朝阳医院的教授讲痰热清注射液的使用，但没有讲清楚。然后他很谦虚地问有没有中医大夫在场可以讲一讲，我就上台与他交流了一下。他问我们临床怎样用痰热清？我说我们中医讲究辨证论治，使用中药注射液我们也要辨证。他问什么是辨证？我就告诉大家这个药适合的证候是咳嗽、咳痰、咳声高亢、痰稠色黄质黏、痰量比较多、舌红苔黄腻，以及大便偏于干燥。那位教授说这不就是细菌感染吗？大家觉得这仅仅是细菌感染这么简单吗？

刘宁：细菌感染也不仅仅是单纯的痰热证。

关秋红：我说那不是一回事，即使患者血常规很高，如果没有这些症状表现，我们也不能使用。在呼吸科学习的同学们应该知道，我们使用痰热清注射液还是非常注重辨证的，我们每天都要问患者症状的改变，尤其是大便的情况。我们呼吸科大夫查房要求必须戴口罩，为什么？我们要看患者的痰。很多患者会拿一个罐，透明的玻璃罐，盛着他的痰液让大夫看；然后还要看舌象，再问其他。如果用痰热清注射液3天后患者黄腻舌苔消退，大便变溏，还继续用吗？当然不能了。所以我们不可能两周后才停药。

梁腾霄： 关于黄老师刚才讲的那个夜间抢救的病例，我想请教一个问题：每分钟心率两百多次，如果我们不补液，只用生脉注射液，可不可以解决问题？

关秋红： 也许可以，但不敢这么冒险。

梁腾霄： 我在临床中遇到一个病例，是一个广泛前壁心梗的男性患者，50岁左右，来诊时发现广泛前壁心梗。监护过程中，患者出现血压下降，冷汗，随后就进入了休克状态，意识模糊。在吸氧、开通静脉通路以后，我们直接就用了参附注射液，然后马上就推到导管室置入支架，患者过几天就好转出院了。于是我就开始思考，这个患者从临床症状来看属于心阳暴脱，如果只用参附注射液，好转的可能性会有多少？如果不用参附注射液而只用支架开通冠脉，好转的可能性会有多少？我认为如果不开通冠脉，仅仅用参附注射液，即使辨证没有错，好转的可能性也比较低，很可能就去世了。如果没有用参附注射液，单纯开通冠脉，以现在的技术来讲，有大半的可能性是可以存活的。

那么接下来要考虑一个问题，这个患者到底是什么证？到底是不是心阳暴脱？刚才贾老师也讲到，在研究大蒜素对心脏的影响时，阳虚那部分的认识是以症测证而来，以患者的表现揣测证型，这也是中医传统的辨证方法。现在患者的冠脉堵塞了，实际上是最严重的瘀阻证，也就是《黄帝内经》里面讲的"至虚有盛候，大实有羸状"，因为"大实"，所以表现出一派的虚弱症状。这时候应该首先解决"大实"，不是解决表现为脱证的"羸状"。过去由于技术水平的限制，人们认识不到"大实"，而只能认识到虚，因而辨证为心阳暴脱；按照现在的认识，心阳暴脱前面要加上瘀阻心脉，这个证才完整。不重视瘀阻心脉的病机，只想用参附剂回阳固脱，即使把患者泡在参附注射液里面，恐怕也是九死一生。

黄茂老师刚才所说的病例，进行液体复苏也是这个道理。要进一步提高中医的认识，如果我们只停留在原有的层面，就无法进一步理解气阴两虚的本质到底是什么。气阴两虚的本质是可用生脉散治疗作用来解释的一个疾病状态，用液体复苏去纠正那个状态，液体在这里面应该是生脉散益气养阴的一部分，这才是我们更应该认识到的本质。不是用了液体就不是中医，用了液体也同样是中医。如果要纠正气阴两虚，应该怎么补阴呢？患者亡脱，亡血，亡阴，作为中医怎么来纠正呢？不是只用中药才叫中医，现在有技术可以直接补阴液，那我们中医当然可以用这些技术。如果患者补液后水肿了，可以再健脾益肾，让水液运转起来。当然这就不是要不要应用液体的问题了，而是用液体是否恰当，能否形成有用的精微物质的问题。以上是我的一点看法。

贾海忠：谈得很好。刚才谈冠心病是血瘀引起的，是不是血瘀的认识就准确呢？还需要进一步探究。冠脉堵塞是真正的血瘀，但是冠脉是怎么堵的？不同的原因都可能导致堵塞，有的是栓子脱落，其他地方形成的血栓堵塞在冠脉，也有局部内膜破坏以后形成血栓，也有局部动脉粥样硬化破裂的，都有可能，许多因素都会导致冠脉的堵塞。正如交通堵塞，如果一个步行的人倒在路中间，或者一辆马车行驶在路中间，或者发生交通事故，或者桥坍塌了，所有这些因素都可能导致交通堵塞，最后甚至导致整个城市的瘫痪。这时候就需要明确是什么原因，从而采取相应的措施。如果一个疯子站在路中间，将他拉走，路就通了；如果一辆马车在路中间，牵走马车，路就通了；如果一辆汽车坏在路中间，拖走车，路就通了；如果桥塌了，把桥架起来，路就通了。我们仅仅认识到血瘀导致的心阳暴脱是不够的，因为这是生病以后的事。有人认为，谁能够把一个人抢救过来，谁的本事最大，我不这么认为，我认为谁能使其不生病而保持健康才是本事。扁鹊就说他的大哥水平最高。为什么？他的大哥能让别人不生病。那么扁鹊说自己为什么有名呢？因为他能够为别人治病，别人觉得他能使死人复活，所以他的名气最大。其实，从医学健康的角度来讲，我觉得还是应该要注重前期未病先防。

今天谈的是中药注射剂的辨证使用问题。需不需要辨证？一定需要。但是目前的中药注射剂全部按照西药的模式研制开发，即使说明书里面写了中医辨证，实际上临床并没有按照中医辨证对药物的有效性做进一步研究。由于完全按照西药的模式研发，说明书里会明确说明适用于什么疾病。我们可以按照说明书来用，但是在用的时候我们还是应该进一步分析适用于哪些证，不适用于哪些证。如果不分析，那我们就把中药注射剂降低到了西药水平，我觉得这是不应该的。我们可以将西药按照中医的辨证来使用，从而使其应用范围缩小并精确；我们不能按照西医的思维指导中药注射剂的使用以扩大适用范围，比如只要是心梗就都用某药，只要是肺部感染就用某药，这样是不可以的。

说实话，我不赞成使用中药注射剂，除非是急救的时候。为什么我不赞成使用中药注射剂呢？原因是它毕竟有一定的安全隐患。如果不得已要用，也一定要谨慎地使用，因为中药注射剂的不良反应很多，尤其是含有皂苷的药物。我在临床上很少用三七、人参制成的制剂，除非是抢救的时候，因为在用这类药物时我发现出现皮疹的不良反应率非常高，尤其是三七类的药物。因此中药注射剂主要还是应该在治疗急症时使用。

另外，我认为临床用药的原则应该是能口服不肌内注射，能肌内注射不输液。但是现在医院这方面做得实在是太差了。我和赵进喜老师之前去参加过一个关于药物不良反应的专家咨询会，是因为某种中药注射液导致了8例患者死亡，请专家来分析讨论该药物和这些死亡病例到底有没有关系。我发现其中有非常明显的规律：第一个特点，这些导致死亡病例的中药注射剂全部是西医大夫用的，没有一个是中医大夫用的。第二个特点，大部分死亡的患者都在骨科，都是滥用中药的活血化瘀药引起的。所以中药注射剂确实存在滥用现象。

肖永华： 虽然我个人认为，从现代治疗技术进步的角度来讲，中药注射剂仍然不失为一个途径，但是我在近五六年出门诊中，没有开过一次注射剂的处方。为什么我这些年几乎没有用过中药注射剂？一是担心药物品质问题，二是门诊患者病情一般没有那么危重，达不到住院患者需要抢救的程度，所以我认为没有必要用注射剂。但是我到社区医院看到，社区大夫、全科医生包括他们自己的家属，只要感冒就会输液，更不用说其他患者了。我很奇怪，为什么都要输液呢？感染了出现血常规高，血常规高就要输液吗？我觉得现在面临的情况还是很严峻的。但是我认为，这并不是注射剂本身的问题，而是使用者的问题。中药注射剂使用后为什么出现不少过敏反应的患者？很多都是使用不当或者药品开发者没有研究到位造成的，所以我认为本质上还是药品生产工艺的改进和规范使用的问题。现在中医在全世界都是研究的热门，未来发展的方向一定是要用包括纳米机器人在内的最先进技术把中药分子带到人体里，所以静脉给药这个途径不仅需要保留，还要我们中医人共同参与，只是在生产和使用的规范上必须严加注意。

今天我们请赵老师和贾老师过来，讨论一下如何使中药注射液的质量更加完美，开创一些更加贴合我们中医辨证的品种，以补充西医学没有的一些品种和治疗方法，是有意义的。此外，要制定正确的使用规范，设置一系列准入资质，医生一定要会用才可以使用中药、中成药，不能想开就开，以免造成滥用。

赵进喜： 贾老师的担心肯定是客观存在的。肖老师的观点也有合理的一面，药物不同剂型之间在疗效和安全性上确实存在差异。

实际上，在急证治疗中，中药注射液的运用是口服药、汤药都不能取代的，甚至是丸散也无法取代。中药注射液有其特殊的重要作用，尤其对于儿童、婴幼儿，输液常常能接受，中药却无法接受。中药注射液有其存在的合理性，而且有别的剂型不能替代的作用，所以才使用广泛。

但是还有一个问题，使用中药注射液是否应该辨证论治？我同意刚才各位说的应该辨证论治。但是，中药注射液到底是不是原来的中药？这也值得商榷。如三七既能活血，又能止血，有双向调节作用。血塞通是三七制剂，是不是仍有止血的作用？那必然是大打折扣了。一般认为血塞通是活血药，而不能止血。还有诸如丹参酮、丹参素、丹参酚，与"一味丹参，功同四物"的丹参是否一样？在西药体系下，丹参酮成了治痤疮的药物，变成抗炎的药物，它与中药丹参究竟有什么关系，目前是不确定的。所以，强调辨证肯定是对的，但是还要注意中药注射剂的有效组分与中药生药本身不完全是一回事。

另外，中药注射剂是按照西医的理论研发的，因而有人认为不会辨证也能用药。有一次，北京市邀请各医院的院长们谈话，许多院长都抱有贾老师这样的观点，有的与肖老师观点类似，认为中药注射剂是因为西医用的方法不对，所以才有副作用。有一位王院长听后认为不辨证也可以用，因为研发中药注射剂的时候，本来就是按照西医的病来进行的，为什么要辨证？包括丹参滴丸、速效救心丸之类的中成药在研发的时候，临床试验的纳入标准必须是什么病什么证。"病"肯定是客观的，因为如果不符合这个诊断标准，就不能被纳入。而所谓的"证"，要求必须是气阴两虚证。但气阴两虚证不伴有血瘀吗？不伴有热吗？有没有伴痰湿？怎么会是单纯气阴两虚证？"病"本身是客观存在的，药也是按照西医的思路研发的，所以临床还是按照西医的思路使用就可以了。

中药注射剂在使用的过程中还有普及中医的作用。比如西医院在治疗肾脏病的过程中，发现百令胶囊、尿毒清在临床上确实有疗效，于是逐渐对中药有了一定程度的认可。这对中医实际上是起到了普及的作用。

肖永华：不是不让西医大夫用，他们可以用，但是需要先学习中医后再用。

贾海忠：你的说法不符合现在的情况。因为刚才我讲了，现在的中药注射剂也好，中成药也好，基本没有按中医的思路使用，是按照西医的思路在使用。西医的思路是：既然药品批准下来了就按说明书去用，不管结果的对错，只要和说明书相符就算对，至于对患者是不是合适那就是另外一回事。但我们本着对患者负责的态度，还要思考到底对哪种证型适宜。如果已经知道某药对某证适宜，对某证不适宜，还继续使用下去，那是对患者和社会的不负责任，从长远来讲实际上是毁坏中医的。

中药注射剂虽然是按西医的思路研制出来的，但是还需要进一步分析适应证到底是什么。刚才我说过，我上研究生的时候做的课题是有关大蒜素的研究，确实发现疗效和证型之间关系非常密切，动物实验和临床试验结果完全一致。如果不辨证使用中药注射剂，一定有一部分患者的病情会加重，所以我认为中药注射剂的适用范围还是要细化。如果真的出现不良反应，要走法律程序，自然是要按说明书来。但如果我们真的想给患者治好病，那就不能完全按说明书来看病。

赵进喜：实际上临床超说明书用药，尤其在前些年，是司空见惯的。按中医辨证来说，只要有气虚，不管什么病，都可以用黄芪注射液；心脑血管病、肾病、风湿、胃痛等，只要有血瘀，都可以用丹参注射液，因为丹参活血化瘀。按照黄芪注射液的说明书，可以治疗肾病蛋白尿，因而黄芪注射液是肾病科常用的注射剂。

北京的医院强调两种液体之间不能乱配，要求严格按说明书使用，否则不能报销。我许多年前在河南杞县的一家肾病专科医院查房，每一个患者的输液架上都挂着五六个不一样的输液瓶，有100mL的盐水、葡萄糖，瓶子里有白色的、红色的、黄色的、咖啡色等颜色的液体，就像一串彩灯或者一串葡萄似的，每位患者都挂着三五个不等，患者也都说有疗效。但在北京是见不到这种情形的。当然，我并不是推崇这种做法，但是由此启发我思考中药注射剂治疗慢性病进行联合应用，可能也有它的优势。

贾海忠：我并不是说中药注射液没有优势，只是从安全的角度来讲，不要轻易下结论。因为中药注射液中有形的东西比较多，进入血管后不容易出来，从长远来讲，它带来的危害不好控制。

赵进喜：肾康注射液是叶传惠教授的处方，刘玉宁、刘铜华、赵宗江教授等都是当年参与研究肾康注射液的博士生。现在西医不仅把肾康注射液用于治疗肾衰，还用于肾炎。肾康注射液中含有黄芪、红花、大黄、丹参四味药，这四味药治疗肾炎的效果比肾衰好，所以西医都将其用于治疗肾炎，基层大夫很多一见到肾病就输这个药。关于肾康注射液的文章也发表了许多，应该还是有一定的疗效。

贾老师强调的安全，我也觉得非常重要。比如服小柴胡颗粒就能退热，何必去输双黄连呢？况且即使输了双黄连也未必能退热。所以我也同意贾老师说的应该持谨慎的态度。

我认为，利用好现在的注射剂，让安全性再提高，开展疗效再评价，开展扩大适应证研究，应该是中医注射剂目前研发的主要方向。上市多年的药物安全性已有一定的保证，只要基础实验研究出能治什么病，就更容易获得新的成果，这可以说是一个捷径。

刘宁：刚才梁大夫说的关于中药注射剂的思考，让我很受启发。我也在思考，我前面列举的这个患者，当时表现为脱象，如果不用参附注射液，继续用多巴胺持续泵入治疗，有可能这个患者也能抢救成功。但是如果不用参附注射液，这个患者有没有可能死亡呢？

贾海忠：应通过临床观察，开展对照研究，以判断用和不用到底相差多少。

梁腾霄：现实情况就是现在很多地方都不用中药注射剂，但也抢救了很多患者。现在我们强调中药注射剂的好处，但好处到底有多少，其实也缺少观察，我们应该拿出新的临床证据。我们确实在使用，而且用的很多，但依然不敢说用中药注射剂加上多巴胺就能稳住血压。

刘宁：临床观察患者症状确实减轻了。

梁腾霄：但要明确的是，临床观察是不是一个真正严格的临床观察，是不是真正有证据的临床观察。

赵进喜：急性病的临床观察肯定不能像慢性病那样设计严谨。

梁腾霄：所以中药注射剂到底起了多大的作用，我们一定要小心地下结论。另外，我们可以比较一下，包括参麦注射剂、生脉注射剂在内的中药注射剂，它的说明书篇幅和西药大扶康说明书的篇幅差了多少。大扶康的说明书像一本小书，各种内容一应俱全。我认为中医也要有科学、严谨、坦荡的态度，对于不良反应的说明，有就是有，没有就是没有，就像大扶康的说明书并不否认有肝损伤的不良反应，降脂药说明书不否认有肌溶解症的不良反应，胺碘酮的说明书不否认有肺纤维化的不良反应。现在一些人为什么总是强调中药的不良反应？因为我们中医人一直强调中药无毒无害，所以这些人就认为既然你说中药无毒无害，我就非要看看中药有毒无毒。我认为我们应该以客观的态度去承认中药不仅有疗效，有些也有毒副作用。对于中药产生的一系列不良反应要客观看待，这样大家可能就不会抓住这一点不放了。比如我们急诊科抢救的横纹肌溶解患者中，很大一部分都是吃降脂药导致的，但因此较真的患者不多，大部分都认为自己不吃这个药就行了，因为降脂药的说明书已经写明了这一不良反应；而中药注射剂总是写"未明确"，"未明确"到底是有还是没有？没有人知道。

我们同学常常说中医归零。我认为归零就是思考到底哪些是值得大力宣扬的精华，哪些确实是值得检讨的，首先自己要检讨，不要总是等别人去检讨，我们先一步不怕检讨，就会立于不败之地了。

肖永华：实际上这是科学精神问题，要敢于质疑自己，承认自己的问题，这是科学的态度。

刘宁：刚才梁老师提到的病和证的关系，还有中医的辨证分型在注射剂使用方面怎么应用，我原来就思考过这两个问题。门诊患者一般不是急症，所以大部分还是以口服药为主。临床上注射剂除在病房常规使用外，其他基本上在急救时使用。刚才黄老师所讲的病例，患者心率突然加快，血压降低，是低血容量性休克。从中医气血阴阳的角度讲，休克就是由阴虚导致的气阴两虚。这种情况下首要的治疗手段一定是补液，最直接有效的手段就是静脉注射和静脉补液，这本身就是补阴的过程。同时他又有气阴两虚的症状出现，我在补液的基础上用生脉注射液是锦上添花还是必须的过程？如果单纯补液而不用生脉注射液，患者是否也能被抢救过来呢？这是我有疑问的地方。如果不用生脉注射液患者会死，说明中药注射液在对症治疗方面是有优势的。

梁腾霄：我认为这不是绝对的"能不能救过来"的问题，而是怎么样能更好、更有效地救过来的问题。不用中药注射液，单纯补液，维持血容量、血管紧张度，控制心率，就有可能把患者救活，但可能用了生脉注射液会更容易把患者救活，所以中医比西医可能更高明一些。但是反过来，如果将生脉注射液看作用于治疗气阴两虚证，那么它只能解决气阴两虚证的问题，单用生脉注射液不一定能救活。所以辨证论治还是要针对病机的核心。当然，我们用中药如果能契合病机，就能更好地发挥作用，我是这么认为的。

肖永华：关于这个话题我想再补充一个认识。关于中药注射剂联合西药治疗的基础方案，如果没有中药注射剂会怎么样？我想起10年前我在北大医院肾内科进修时，在那里我确实看到西医学存在很大的局限性。他们收治的难治性肾病综合征的患者比例非常高，肾病综合征患者在应用激素或高度水肿时静脉血栓形成的概率非常大。科室每周都有病例讨论会，经常会讨论某床患者出现不对称的下肢疼痛、肿胀，检查发现是静脉血栓。还有几个患者因静脉血栓截肢，非常严重，甚至出现血栓脱落引起肺栓塞等情况。当时我已经临床工作五六年了，在我们医院就从来没有见过肾病综合征并发血栓、栓塞的患者。我进修结束回来和我们科的高菁老师讲这个事情，高老师说她20年前进修时也是这样，西医院治疗难治性肾病综合征使用激素时，虽然严密监测各种凝血功能指标，使用各种抗凝西药，但还是容易出现血栓。高老师认为西医和我们治疗上最大的区别，是没有使用丹参注射液，因为他们认为这类药不科学，所以从来不用，导致肾病综合征患者血栓比例非常高，这种情况直到现在还没有改变。这些患者往往都有舌暗或舌红的情况。我们在使用西药的同时，一定会配合中药注射液，因为我们知道肾病综合征患者非常容易出现全身状态的改变，所以我们提前会给予措施预防。现在我们经常会遇到从北大医院来的患者，西药都用了，症状仍很多，西医大夫建议转到东直门医院看中医。这种情况现在越来越多，因为他们认识到中药在治疗难治性肾病的优势很明显，很突出。

当时我在那儿进修学习，看到西医在治疗思路上真是有点"黔驴技穷"。他们在理论上会深入到细胞、分子和基因，会和国外顶级的专家共同查房、讨论，但治疗上还是那一系列药或者透析，没有其他手段，眼看着患者出现脑梗、截肢却没有任何办法。

关秋红：我们科有一个病例，一位肺癌晚期的老年男性患者来我们科住院。当时这位患者一般状况差，家里已经有心理准备了。入院后我们就告诉患者儿子，肺癌的治疗现在有一些注射剂可供选择，比如用参芪扶正注射液再加上艾迪、消癌平、康莱克、鸦胆子油、榄香烯等，有的药是很贵的，比如消癌平，数百元一支。根据家属的要求，我们给患者选择便宜的参芪扶正注射液和艾迪注射液。参芪扶正注射液由人参和黄芪制成，有补益作用；艾迪注射液的成分有4种，分别是人参、黄芪、刺五加、斑蝥，所以该药扶正祛邪兼具。患者虚象非常明显，夏天来的时候还穿很多衣服，明显阳气不足，所以我们用艾迪联合参芪扶正注射液。第一次输完后，患者就非常神奇地可以吃饭了，然后就出院回家了。之后我们让他每个月来一次，半年后让他3个月左右来一次，患者一直按期复诊。近两年患者不来了，询问缘由，他儿子说自己颈椎病犯了，无法带父亲来看病了。又过了一段时间患者就去世了，大约多活了两年。我想通过这个病例说明，中药注射剂的确在肿瘤的治疗方面有很大贡献，我们科有一大部分这样的患者因此受益。

我们科曾经还有一个患者，是一位老年女性，在安贞医院做过换瓣手术。做换瓣手术的时候，医生发现她肺上有一个小的病灶。因为她的手术很大，医生说如果把肺上的病灶连带一起切除有可能会有生命危险，患者家属就没有要求做。大概5年前，这位老太太因呼吸病来我们科就诊，复查发现那个小病灶在慢慢生长，我们也不断地从她痰中找癌细胞，最终确诊是腺癌，然后就开始给她用参芪扶正注射液加中药口服。这位患者从发现这个肿瘤开始，共生存五年半，从来没有用过西药的化疗方案。当然最后的死亡原因并不是肿瘤，因为她的肿瘤很小，最后仅仅出现少量的胸腔积液。患者是因心律失常而去世的，还是由于心脏的问题。这个病例也给了我们一些启发。

中药在治疗肿瘤的过程中，有的患者用完参芪扶正注射液鼻子会出血，这部分人大多都是阳盛的体质。于是我们就总结出不能给这类患者用参芪扶正注射液。那我们用什么？用复方苦参注射液。因为苦参有清热解毒、燥湿的功效，对于治疗出血症状效果也不错。所以我们后来在呼吸科给患者选择药物的时候，都很认真地为患者辨证，患者是什么样的证型，我们就给他选对应的药。所以我认为在临床应用中药注射剂，一定要以辨证为基础。尽管中药注射剂只提取了中药的部分有效成分，相对于原中药的成分已经不完全，但它依然是这个中药的有效组成之一。所以我们要在观察之中发现问题，然后再思考，这样才能有所收获。

赵进喜：各位看看还有没有问题，同学们有问题吗？

同学：在临床上，患者得了糖尿病周围血管病变的时候都会用活血药，例如丹红注射液之类，有时候还会和前列地尔一起用。这时候就会发现一个现象：如果先用前列地尔，再用丹红注射液，就很容易出现静脉炎；但是如果先用丹红注射液，再用前列地尔，就不会出现静脉炎。这个现象怎么解释？

贾海忠：我们科用前列地尔比较多，其引起静脉炎的概率确实很高，但是你说的先后问题，我还没有注意过。因为上级大夫不会天天在病房里看，所以没有注意这件事情，也没有年轻大夫告诉我这个问题。但是前列地尔确实容易引起静脉炎。根据你提供的线索，或许丹红注射液有预防前列地尔引起的静脉炎的作用。这只是一个可能，应该要好好观察，寻找规律。

刘宁：该药说明书上的副作用有没有对血管方面的损伤？

贾海忠：是有的，这一点是没有问题的，无论临床实际还是说明书都是一致的。问题在于同学说到的丹红注射液和前列地尔的使用次序。

刘宁：丹参对血管壁有保护作用。

贾海忠：极有可能是这样，极有可能！我现在仔细一想，倒觉得这个事实与医理也是符合的。患者如果面无光泽、皮肤发暗，注射前列腺素以后，患者面色就能够逐渐变红润，所以从这个角度来讲，前列腺素应该属于热性的药；丹红注射液中的丹参是化瘀药中的凉药，极有可能预防热性药物引起的不良反应，这只是推测。

刘宁： 这是指西药的药性？

贾海忠： 对，西药也是有药性偏性的！从中医的角度分析就可以了。如果你不从中医角度分析，就什么也不明白。

同学： 刚才各位老师说到参麦注射液和生脉注射液，我查过文献，这两个药就只有一味五味子的差异——生脉注射液有五味子，参麦注射液没有五味子。关于两者的区别，文献里说如果患者有邪实，考虑五味子有留邪的作用，所以就会用参麦注射液而不会用生脉注射液。我想请问各位老师，有没有这两种药物选择上的经验。

贾海忠： 好，我来回答这个问题。有关五味子敛邪的说法，纯粹是荒谬的，根本不符合实际。我们在临床上治疗咳嗽患者，用五味子并没有出现"敛邪"的表现。用生脉注射液还认为有敛邪的作用，我觉得更荒谬了。这纯粹是想象，没有任何证据、任何数据证明，纯粹是从理论推演的。酸涩留邪就是一个错误的理论，不要以为这是对的。我们中医有很多结论是错误的，包括"利小便以实大便"，实际是通过实大便才能利小便，是因为不拉肚子了，胃肠炎好转，才有小便，而不是利尿后才止泻，"利小便以实大便"的理论是因果颠倒了。中医里面这一类的错误很多，大家自己要通过临床去体会。

赵进喜： 关于生脉散的配伍，原南京药科大学的严永清教授对它进行过详细的研究。他得出的结论是：人参、麦冬是用于抢救休克、治疗心律失常的主要成分，五味子主要起酸碱调节的作用。他还用醋代替五味子，效果也很好。这是他得出来的结论。

贾海忠：动物实验和人体还是有差异的。根据现代药理研究，实际上五味子具有很好的细胞膜稳定作用，所以过敏煎里面要用五味子，细胞膜稳定就不容易将细胞内的成分释放出来。五味子降肝酶效果很好，原因就在于此。一旦停用五味子，转氨酶就反弹上去，就相当于激素，用的时候症状可以得到稳定，但是一旦停用则立即反弹，是一个治标的作用。对心律失常来讲，用它是不是能起到这样的作用，没有人做过研究。但它有细胞膜稳定作用，所以在很多情况下我都用它，如用于安神等效果都很好。

赵进喜：所以即使通过实验得出结论，也不一定可信，是这样吗？

贾海忠：用大鼠做的实验和在人身上做的观察是截然不同的。二者在生理特点方面不同，如大鼠是昼伏夜出的动物，我们人正好是反着的，这点上二者就相差甚远。

赵进喜：所以不能轻易把话说得太绝对。为什么研究人员做动物实验后经常说可能的机制是什么，为什么结论要留有余地，也有这方面的原因。可能五味子调节酸碱度是作用的一方面，但不是唯一的方面。

中药注射剂是这个时代新的剂型，能在治疗很多病种中提高临床疗效。首先，无论是急症还是疑难病证，确实有疗效，有它存在的价值，它也是中医学发展的重要标志之一。第二，中药注射剂确实存在许多安全隐患，所以怎样用好中药注射剂，发挥其最佳作用，也是我们需要探讨的。比如对于一些急症该用就用，但对于慢性病，由于存在一定的风险，中药注射剂的使用仍须谨慎。中药注射剂的配伍，辨证选用中成药，针对不同的环节选择不同的中药注射剂，注射剂要间隔使用，注射剂要尽量按说明书使用……都是尽量减少副作用、提高疗效的前提。第三，站在科学不断进步的角度，还需要进行疗效再评价。无论是基于中医临床还是大数据，还需要进行疗效与安全性的再评价。刚才梁老师提到，在抢救休克、心律失常方面中药注射剂确实有优势，但是优势到底有多大，还是需要严谨的科研设计进行评价。其中需要做的工作还有很多，不仅有安全性评价，还有疗效评价，还要对适应症、适应证进行研究，这些都是以后需要做的工作，涉及临床、临床试验甚至动物实验。此外，还包括我们刚才提到的扩大适应证的再研发，这都是中药注射剂今后继续研究的方向。

总的来说，中药注射剂还是很有存在的价值，关键是要掌握如何正确应用，寻求最适宜的适应证，发挥最大的疗效，保护患者的安全，这才是医者应该考虑的。

结语：中药注射剂是传统中药给药途径的创新成果，弥补了传统中医药在危重症领域的不足，在临床使用过程中有独当一面的地位，在治疗急危重症、肿瘤、心血管疾病等多个领域都显示出良好疗效。但目前中药注射剂的使用仍存在不少问题，如诸多不良事件发生等。因此，应该重视合理使用、规范使用、辨证使用中药注射剂，尽量减少药物不良反应发生率，提高临床疗效。应该重视中药注射剂上市后再评价工作，更好地明确适应证，以保证用药安全与疗效。基于临床开展中药注射剂扩大适应证研究也具有重要意义。相信随着中医药现代化步伐的加快，科学技术与制造工艺的提高，中药注射剂的临床应用一定会有良好的前景。

（整理人：肖遥　赵翘楚　王若溪）

引言：剂型是按照方剂组成的药味、药量，通过一定的加工方法，制成供内服或外用的各种式样中药的总称。中医现代临床上最常用的剂型虽然是汤剂，但丸、散、膏、丹等传统剂型也有其特色和优势。如何把握不同中药剂型的适应证，发挥其特色和优势，以提高临床疗效。本期"铿锵中医行"特邀相关专家展开深入讨论。

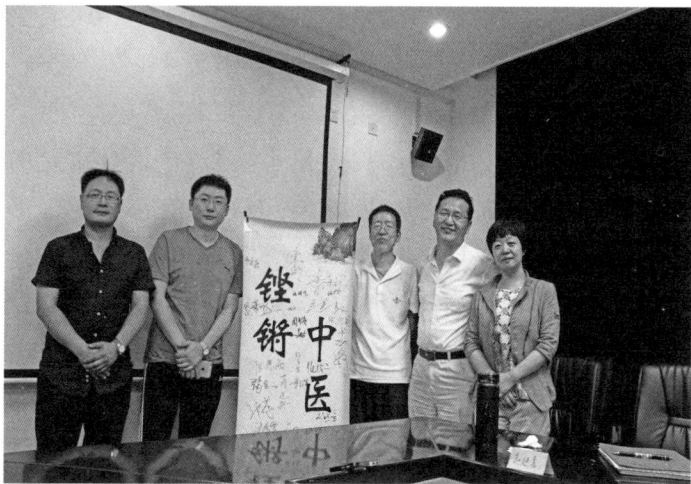

本期部分嘉宾（左起）：张磊　梁腾霄　赵进喜　张洪钧　肖永华

赵进喜：今天讨论的主题是如何发挥中药丸、散、膏、丹不同剂型的优势，提高中医临床疗效，这对临床是很有意义的。现在谈到中医开药，大家好像觉得就只是开汤药。汤药处方水平高低，确实能在很大程度上反映一个中医的水平。但实际上，中医自古以来就有多种剂型，并不是只有汤剂一种。比如，参苓白术散本来是散剂，现在我们用作汤剂，疗效还不如散剂、丸剂。再者，大家常用的六味地黄丸，改为汤剂效果会更好吗？也未必。举个例子，我以前和杨晋翔教授主编《疼痛性疾病中西医现代治疗学》一书，查到一则医案记录了一位腰椎间盘突出的患者，以腰腿痛为主症，受寒冷潮湿加重，中医辨证为寒湿腰痛、肾虚腰痛。辨证没问题，但服用汤药后疗效不好。后来，作者看到《中医杂志》刊登了一个治疗腰椎间盘突出的丸药验方，就如法炮制给患者服用，结果治愈了患者多年的腰腿痛。这个医案一方面说明民间验方的有效性，另一方面也体现了剂型选择的重要性。再一个是我母亲的例子。她曾患系统性硬皮病，出现坏疽、脚趾溃烂。开始我给母亲服用顾步汤加穿山甲（代），同时配合我家祖传的治疗顽固性溃疡的散剂，效果不错。后来第2次发病，疼痛明显，遍请名医，汤药吃了数百副，效果也不好。后来我想起我们医院中医外科张耀圣博士的论文，关于应用地龙液治疗顽固性溃疡的研究，就是应用地龙提取物制成的散剂，实际上就是蚓黄散，用它来外敷创面，疗效非常好。按照此法给我母亲用药，当晚疼痛消失，十多天后创面就愈合了。可见汤剂和散剂，内服和外用，各有优势。

《灵枢·官针》云："九针之宜，各有所为，长短大小，各有所施也。不得其用，病弗能移。"强调不同的针具有各自的适应证，临床应用各有所长；如果不得其用，疾病就难以治愈。其实，中药剂型的选择也是如此。没有选对剂型，在治疗的大方向上就有问题，就难以取得满意疗效。这也是我们讨论要发挥中药丸、散、膏、丹剂各自优势的原因。

下面首先请我们东直门医院周围血管科的李友山老师来谈谈。

李友山：我的科研方向是中医外用药对创面的干预。我认为，对于外伤的创面，外用药的效果是优于口服药的。

丸、散、膏、丹中，目前我们用丹类药最少。丹药里面有轻粉、红粉，都是汞制剂，祛腐能力最强。九一丹中生石膏和轻粉的比例是9∶1，此外还有七三丹、五五丹。我们常用的是七三丹，即生石膏和轻粉的比例是7∶3，祛腐效果非常好。大家可能都对北京中医医院的红纱条有所耳闻，该药已经上市售卖。红纱条是用凡士林调制轻粉敷在纱条上，属于油膏，也可称为油纱条。该药的缺点在于腐蚀作用太强，且油膏不易清洗，同时油膏也不利于引流创口里的脓液。红纱条以祛腐为主，所以需要根据伤口情况现配药物，当见到新肉芽时，就不适合应用这类药物了。这类药外用后有使坏死组织扩大的可能，出现这种情况应该用剪刀修剪，直到坏死组织和正常组织之间的分界线清楚，此时丹药就基本可以停用。丹药的适用范围特别严苛，不要轻易应用。若创面过大，祛腐药物也尽量不要使用汞制剂，避免体内残留汞中毒的风险。

其次是膏类药。"膏"指的不是外贴膏药，而是指用凡士林调和掺药的油膏，其应用范围比较广，可以用作"箍围药"。中医"护场"理论对于坏死创面周围的红肿部分，可以用箍围药，并用透托的药辅助排脓，托毒外出，以清除掉坏死的组织。比如，患者的两个脚趾头发黑、紫暗，若按照西医理论，是由于脚趾缺血严重，需要截肢。而我们中医是先在创面用丹药，将坏死组织全部腐蚀净，接着在创面用生肌膏，也就是用凡士林调和而成的油膏，并在创面周围涂敷膏药透托，用较长的时间让组织修复。油膏在创面上的作用时间长，药效缓和，换药方便，创面干净，外观整洁。若是用散剂则会粘在创面上，不容易分离，不如油膏方便。

膏药既可以用在创面内，也可用在创面外。比如我们医院的如意金黄膏，就是一种托毒外出的油膏，最早来源于拔毒膏。如果被蚊虫叮咬，外涂周围一圈，中间空出不涂抹，一天就能治愈，疗效很好。如果将叮咬处的中心区域抓破出血，再行涂抹四周，效果更佳，即给邪以出路。疖在未成熟之前还表现为红肿时，在中间最容易破的地方留白，周围全部涂抹，疖肿也会很快消退。若疖中间逐渐化脓，就在中间挑刺，使脓流出，继续在周围涂抹，疖很快就可拔净。

还有一类是散剂，即药面、药粉。除了痱子粉，单纯的散剂现在很少用了。究其原因，以糖尿病足不以缺血为主者为例，患者往往创面臭秽溃烂严重，渗出较多，按理说需要应用散剂，以吸附渗出。但应用散剂之后会发现创面不易清理，药面在创面上结块难以分离。而且散剂的渗透性不如膏药，即使涂抹非常厚，也仅仅是最下层贴近创面的部分起作用。所以现在多将散剂浓煎后外洗患处，药物经过高温煎煮，不易给创面造成感染。有些患者会心存疑虑，担心患足已经感染了，一般的医院都禁止患处沾水，为什么还要用中药泡脚？会不会加重感染？答案是不会。首先，浓煎的浓度要比常规汤药高一些；其次，中药开水煎煮之后相当于进行了消毒。用中药泡脚后，患者创面的异味很快便会消失。

我们临床应用丸药的范围相对更广，包括水丸和蜜丸。为什么要用丸药呢？周围血管科的常见病主要是动脉硬化、下肢动脉缺血性疾病、下肢静脉功能不全，这些都是有器质性病变的疾病。与内科常见功能性改变的疾病不同，外科大都是器质性改变的疾病，治疗周期较长。我们做手术时发现病变血管的斑块非常硬，常伴有钙化，服几副药不可能解决问题。针对这种患者，我个人的习惯是先开7副中药，再开14～28副中药。如果患者比较适应，大便正常，无明显胃肠道反应，就嘱咐患者去药店自行配制蜜丸或者水丸，坚持服用半年。这期间患者无需复查，服药半年之后再来门诊复诊。其病情决定了见效较慢，经常复查会影响患者心情。唯一需要患者自己判断的是患肢温度是否上升，步行距离是否增加，皮肤色素沉着是否变浅。所以丸药的使用在临床上具有重要意义。

赵进喜：李友山老师讲的丸剂使用方法非常有启发意义。根据病情先开汤药，若效果理想，无不良反应，可制成丸药长期服用，过一段时间再观察疗效。我们治疗肾病同理，西医应用激素、免疫抑制剂都是3个月为一个疗程，短期服用中药是很难降低尿蛋白的。若3天化验一次尿常规，患者看不到指标变化，信心会更加不足。祝谌予老师治疗糖尿病一般都是先开汤药，达到预期效果后将汤药制成丸药，长期服用以巩固疗效。当然，丸药不仅仅有巩固疗效的作用。虽有"丸者，缓也"之说，但并非所有的丸药都是缓剂，也有用于急救者，比如治疗胸痹心痛急性发作的乌头赤石脂丸。煎煮汤药较为耗时，如遇急症，无暇煎药，可紧急使用薏苡附子散、乌头赤石脂丸这样的丸、散剂型。

贾海忠：谈丸、散、膏、丹及汤剂，重要的是如何用好各种剂型。我们先来讨论一些最基本的问题。不论是什么剂型，都从方中来。"方"是什么意思？《黄帝内经》中有"请陈其方"，"方"不是方剂之意，而是原则的意思。我们古人讲原则的同时也强调灵活，也就是"方圆"。"圆"是灵活性，"方"是原则性。当掌握处理问题的原则之后，就需要进一步选择药物。在选择药物时需要考虑什么形式最合适，如何能使药物和形式相互匹配。也就是说，我们在辨证以后确定了治则治法，还必须选择一种最适合病情的剂型，这就是"剂"的含义。"剂"字是由"齐"和"刀"组成，是刚好适合的意思。

我不太赞同"汤者，荡也"的说法。汤剂制作容易，使用方便，应用最为广泛。"丸者，缓也"的说法也没有切实的依据，例如安宫牛黄丸、薏苡附子散就是著名的急救药物。要根据具体的病情选用具体的药物与合适的剂型。丸剂的特点是使用方便，可长时间应用，每次用量较小，节省药物资源。

现在的中药新剂型"配方颗粒剂"，即中药单药提纯后混合，用开水冲服，以代替汤药。我个人认为颗粒剂不能代替汤药。汤药是多种药物混合煎煮，单味药物分别煎煮提纯以后再混合冲泡的配方颗粒，是否能具有与药物共煎相同的效果，我对此表示怀疑。比如有一道菜叫东北乱炖，你要是煮一锅盐水，再煮一锅调料水，再煮一锅白菜、一锅土豆、一锅肉，最后兑在一起，那是乱炖吗？不是，肯定不是那道菜原本的味道。但颗粒剂携带方便，如果实在没有时间煎药，也可选用，但是疗效很可能与汤药不一样。不能认为单药提纯有效成分的浓度高就好。其实有效成分这个概念本身就可能有问题，所谓的有效成分未必是真正起效的成分。

散剂是一种很好的剂型，但并非所有的药都适合制成散剂。适宜制成散剂的药有以下几个特点：一是药物成分容易溶出；二是药物含有挥发性的成分，不适于汤剂煎煮；三是药物含有不溶于水的成分，而该成分也需要服用。岳美中先生曾谈及玉屏风散，言其汤剂不如散剂有效，疗效差很多。再如薄荷，后下煎出汤药具有薄荷味；但若煎煮半小时，汤药的薄荷味就没有了，薄荷的作用也就消失了。此外，例如滑石也适合制成散剂。王清任用滑石治疗痢疾、腹泻，就是用滑石冲入水中服用，治疗痢疾、腹泻比其他药物的效果更好。滑石起到吸附剂的作用，进入肠道后，各种有害的物质包括细菌、病毒都被吸附，所以能起到很好的作用。若煎煮则疗效相对较差。

此外，散剂还有一个优点，即可通过嗅觉来调理脏腑功能，发挥疗效。古代防疫常常佩戴香囊，以预防瘟疫；心情烦躁或睡眠不佳，也可佩戴香囊，可舒缓情绪，镇静助眠；白天困倦，佩戴某种药物香囊则能提神。

总之，丸剂使用广泛、方便，几乎在各种情况下都可以用，主要根据药物组成和适应证选取。膏剂中内服者有阿胶补血膏、八珍膏等，无论是内科、外科疾病，无论缓急，只要病情需要都可以选用。

丹剂，"丹"意为精华。丹剂绝不是只用汞和硫黄，而是用其升华的成分。如红升丹、白降丹，是经过升华以后，取结成固体的部分，古人认为这部分才是精华，将其制成丹药。另一类丹剂由贵重药材制成，含牛黄、麝香等，如紫雪丹、至宝丹。我们的丹田穴，即精华所在的地方，在脐下三寸，实际上指的是小肠。因为人体吸收精华物质的地方就在小肠，那才是真正的丹田。人缺少胃、大肠都能存活，但没有切了小肠还能存活的。如果没有丹田，气血津精便失去了源头。

在临床上，除了开汤剂，我也常用一些经典的中成药，比如附子理中丸、藿香正气水、参苓白术散，但汤剂有它的灵活性。比如要用滑石，我会嘱咐患者将药熬好，用煎出的药汁冲服滑石。因此，应用时可以根据具体情况、具体药物进行灵活变通。

肖永华： 实际上，滑石粉和蒙脱石散是一样的剂型，都是混悬液，对于泄泻的治疗，临床确实具有佳效。

赵进喜： 蒙脱石和赤石脂是一样的。单纯用散剂，如参苓白术散，治疗脾虚泄泻也很有效。临床上有时开了参苓白术散的汤药方，还要让患者配合服用参苓白术散的丸药方，是因为汤剂治疗脾虚泄泻有时候反而没有丸散剂型好，这可能与剂量加大后胃肠负担过重有关。我开汤药时，一般加上黄连、肉桂就能止泻，因为黄连能厚肠胃止泻。有些药确实适合制成丸剂。而且，并非药物剂量越大效果越好，选择正确的剂型很重要，就如参苓白术汤往往不如参苓白术散效果好。丸剂也并非都是缓慢起效的。当然，确实也有丸剂适合长期服用，缓慢取效，比如六味地黄丸、参苓白术丸、补中益气丸等。

若想理解不同剂型的妙处，还要向经典学习，问道仲景。《伤寒杂病论》里的薯蓣丸、金匮肾气丸，是典型的丸剂，二者都是治虚劳的，可长期服用。这些丸药确实适合治疗慢性病，符合慢性病补养的思路。另外，丸药并非都是起补养作用，也可以治疗实邪疾病，如桂枝茯苓丸、大黄䗪虫丸、鳖甲煎丸等。乌头赤石脂丸则是用来救急的。所以不能把丸药的用途完全理解为治疗慢性病，还要结合药性和药效来思考，不要完全拘泥于"丸"这个字。

还有一种情况，《伤寒杂病论》的经方中还有叫"丸"而非丸的药，比如抵当丸，这一点很多研究《伤寒论》的专家都没有注意到。现在都认为桃核承气汤治疗太阳蓄血的轻症，抵当汤治疗太阳蓄血的重症，抵当丸治疗太阳蓄血的缓症。这是"一叶障目"，典型的文字游戏。实际上，抵当汤治疗的是重症，抵当丸治疗的是更重的病证。就是因为有所谓"丸者，缓也"的讲法，才形成了错误理解。实际上抵当丸的药力很强，张仲景多次说"以丸药大下之"，都是讲丸药作用峻猛。张仲景及其后那个时代的不少丸药，都有巴豆这类峻猛药物。如三物备急丸，药效峻猛才称为"丸"，大陷胸丸也是丸药。抵当丸中有"丸"字，但实际是煮散，是药物按照剂量配成丸药后，使用时用水煎煮，并且"不可余药"，要把药水连同药渣一起喝下去，因而药力是最强的。抵挡丸里不仅有大黄，还有水蛭、虻虫，其药物组成和抵当汤一样。抵当汤吃完的反应是排便，所以"得下者，止后服"，提示抵当汤药力比较强。那么，抵挡丸吃了之后什么反应？"晬时当下血"，哪儿下血？便血、尿血都是病理反应，唯一可能的生理反应就是阴道出血，也就是妇女的月经来潮。所以这个下焦蓄血既不在肠，也不在膀胱，而是指妇科经闭，患者服用抵当丸24小时后出血，只有阴道出血才是病情好转的体现。所以不能仅仅通过一个"丸"字来推断药物作用是急还是缓。

张仲景的丸药方中，用于攻邪的像大陷胸丸、抵当丸、乌头赤石脂丸等，其特点是药物少，药效峻猛，多含有大黄、水蛭、虻虫等，更甚者如甘遂、芫花等，必须有强力峻烈的药，甚至是有毒的药。另一类是用于滋补的方剂，薯蓣丸就是最典型的例子，该方用药平和，攻补兼施，脾肾同治，表里同治，寒热并用。对于这种慢性滋补的处方，张仲景往往选用的药味数比较多。后世有大活络丹、小活络丹、三宝丹这些方，小活络丹药味少，但里面都是毒药；大活络丹药味众多，寒热并用，有活血药、行气药、补益药，还有贵重药品。所以，治病的丸药一定要有峻烈药，不然就难以保证疗效。为什么近几十年来研发了不少中成药，如排石冲剂、感冒清热冲剂等，临床疗效并不是特别好。并不是因为处方本身不好，而是因为这些药方基本上都是汤药的经验方，把汤药剂量缩小之后制成颗粒剂、胶囊或者片剂，其药物浓度远远不够，对于疑难重症、顽固性疾病很难取得疗效。总之，一个丸药方中，如果没有峻烈药、毒药、贵重药的话，就只能是慢性补养药，不能治疗疑难病和危急重症。

梁腾霄：我们急诊科常常遇到比较紧急的病情，花时间煎煮汤药不符合实际情况，因此常用几种丸药，包括急救三宝紫雪丹、至宝丹、苏合香丸及云南白药等。云南白药是散剂，外用于伤口，使用当时就能止血。实际上，用于急救的药物越固定剂型越方便使用，发作时直接使用就可以。

丸散和汤剂相比，在具体应用时，也有相近的地方。比如安宫牛黄丸要温水化开服用，灌胃时也需要把安宫牛黄丸化开，变成汤剂后灌入胃管。散剂也有煮散的用法。

刚才说到毒药、贵重药，实际上还有鲜药，例如鲜生地黄、鲜沙参、鲜石斛、鲜薄荷、鲜马齿苋等，尤其鲜马齿苋在皮科挺好用，没有什么刺激性，鲜品搅汁后直接敷在患处，可以治疗很多种皮损。治疗中耳炎时也可以应用这些鲜药，包括鲜生地黄、鲜生地黄汁，直接涂抹于患处就可以起效。但鲜品药物应用的知识，我们现在比较匮乏。

张洪钧：我个人在临床上经常会应用散剂，加入很多药食同源的中药，效果也很好。比如莲子，细细咀嚼有一种淡淡的清香，尤其饥饿、乏力、没有胃口时，吃了非常长气力，比人参效果还好。我临床常用食疗散剂来平调体质。如体质平调散，药物组成有莲子肉40～50g，山药40g，黄芪40g，炒山楂20g，葛根20～30g，山茱萸20g，红参30g，炒芡实30g，酸枣仁30g，生麻黄10g，胆南星10g，草果2～7g，一次10g，一天3次，相当于两勺的量。此方是根据当今六十年五运六气的特点制定。当今六十年的大司天是厥阴和少阳，厥阴司天，少阳在泉。现在是后三十年，少阳在泉，基本上是厥阴病，大环境、能量场的影响导致处于厥阴少阳态，上厥阴下少阳。在这个时段怀孕、出生、生活的人，不管是先天还是后天，整体气化的特点都受五运六气的影响。因为人与天地相应，人的自主调节能力是比较弱的。我们如果要纠正这个偏颇，就要参考这个自然界的因素。所以基于《伤寒论》厥阴篇的麻黄升麻汤和乌梅丸而拟此方，以食品代药品。

另外,《伤寒论》厥阴篇中的乌梅丸最应强调的应该是米。原书中记载:"乌梅去核,蒸之五斗米下,饭熟捣成泥。"麻黄升麻汤的煎服法,原书记载:"上十四味,以水一斗,先煮麻黄一两沸,去上沫,内诸药,煮取三升,去滓,分温三服。相去如炊三斗米顷,令尽,汗出愈。"为什么两张处方都提到用米呢?因为到厥阴病的时候,人的气血阴阳俱虚,寒热错杂,升降逆乱,如不补足精气,后续任何药都难以很好地发挥作用。李东垣的处方思路也是如此,是先吃饭,吃完饭后取两钱匕药,也就是比小指头还要小的两勺药,嚼服,服后小发汗。

补的方式并非通过药物本身来补,而是通过药物调动脾胃功能,使脾胃健运,能够摄取水谷精微,从而达到补益的目的。因为人就诊时已经非常虚弱,人的胃气非常弱,用常规剂量的药物难以承受——虚不受补,因此就需要通过食疗的方法,加一点引动脾胃之气的升提之品。治疗中焦不足以黄芪为主,可以用黄芪、白术、党参、人参;升不上来再加柴胡、羌活、独活这些风药,使气得以升提。若上焦有热便用少许知母和黄连,下焦有热用少许黄柏和生地黄,这样就把人体的后天水谷之气从中焦上升到肺。肺与天气合,司呼吸,"天食人以五气,地食人以五味",五气与五味和,就变成人体需要的、能够利用的营卫之气,布散五脏。脾胃坐镇中州,以灌四旁,为五脏提供后天水谷之气,五脏方得以安定。乌梅丸中的乌梅两三百枚,蒸五斗米下,蒸完那五斗米不会扔掉,米蒸熟捣成泥,作为赋形剂,蒸完了的去核乌梅所剩无几,而五斗米就算用小斗也至少有一大碗,乌梅肉的剂量都达不到米的1/5,所以该方中剂量最多的还是米。

关于麻黄升麻汤,有一个日本的专家提出的意见我觉得很正确,意思就是服用麻黄升麻汤要喝粥,喝到汗出病就好了。我在临床上体会就是这样,用麻黄升麻汤,前3副药往往效果非常好,之后就无效了，什么原因呢？根本还是因为没有解决好精气不足的问题。所以我在用麻黄升麻汤时要嘱咐患者，吃完饭立刻喝药，可以不喝那么多，少喝一点，这样效果就会很好。

我们创制的这个体质平调散，近似于麻黄升麻汤与乌梅丸的合方，尽量选用药食同源之品，并且药物的功效既能通，又能补，像莲子、山药、芡实、大枣，没有任何副作用。尤其是莲子，是最重要的，剂量最大，气血阴阳都能补，还可以利尿，出淤泥而不染，还能够祛邪，制成散剂非常好。要是煮汤药就很可惜，因为这些药吃起来味道都很好。

赵进喜：什么病都可以吃这个方吗？

张洪钧：临床基本上都是服这个方。不同患者需要调整的时候，也就是加减两三味药。从体质角度来说，这个时期的人受五运六气的影响，寒热错杂、阴阳逆乱者多，因此都可以服用与此类似的食疗方。

赵进喜：那两三味药根据什么来调整呢？

张洪钧：根据患者五运六气的禀赋来调整。胚胎期如果有太阳寒水在泉，就用附子。如果没有太阳寒水在泉就用肉桂，原本已有肉桂，就将肉桂加倍。如果禀赋中有两个火，就加阿胶，将补阴的力量加强。如果湿气比较重，就加木瓜。如果禀赋当中是厥阴，有厥阴司天、厥阴在泉、少阳司天、少阳在泉，这种体质的患者气虚更严重，按照木克土的理论，可以加归脾丸。

丸、散、膏、丹也常用于外治法。《理瀹骈文》是系统的外治法典籍，体现了很多独特的、原创的中医思路。如加蜜煮、加水煮与不煮等，它们之间都是有差别的。中药首先讲气化，主要涉及四气、五味、升降、浮沉、归经；然后再说功效，这个功效首先是气的方面，其次是形的方面。形可以是化痰的、泻下的、固涩的，等等，这是形方面的作用。中药不管是否煎煮，只要混合在一起，各种药之间的气味必然要互相影响。煎煮的过程中可能出现新的化合物，或原有的物质发生分解，但实际上对气的影响并不大。

虽然外用药与内服药有一定区别，但道理基本相同，主要区别在于使用外用药的时候需要用辛味药辅助透皮吸收。实际上，外用药起作用的机理不是吸收药物，而是通过药物本身气的刺激发挥作用，与灸法起效类似。灸的过程不是让人体吸收艾叶的成分，而是靠能量的刺激起效。外用药靠能量的这种刺激效应发挥作用，和针灸具有相同的原理。现在的西药也有透皮药，如止痛药芬太尼透皮贴剂，是通过皮肤吸收，是在形的层面发挥作用。

外用药的治疗机理主要有两个方面：一是药物本身的气化作用，二是穴位的作用。穴位本身的作用是很重要的，与外用药起效密不可分。外用药绝对不是哪痛贴哪，一定要找准穴位，否则外治之理和内治之理就不完整了。很多患者说关节痛，然后贴很多膏药，刚开始贴的时候还有效果，到后来就无效了，是因为贴太多膏药导致耗气太多。目前三伏贴最危险的做法就是没有贴肚脐。因为现代人的体质都弱，尤其老年人多精气虚弱，仅贴身体上部，用温药引动阳气，便容易出现阳气升提后难以下降的情况。如果加了任脉的天突穴还好，否则很容易出问题。三伏贴贴肚脐便能固守元气，这样体质虚的老年人应用也无大碍。

外用膏药也可以养阴，如大补阴煎可以用来贴肚脐，但现在很少使用。《理瀹骈文》有非常系统的记录，里面的方剂很有效，医案举例众多，大家一定要认真学习。我在临床中发现，现在的外用敷贴方法非常好用，可以用麝香壮骨膏。如治疗哮喘、咳嗽，用麝香壮骨膏贴敷天突、大椎二穴，并以大椎为中心向下贴敷肺俞穴和定喘穴，向上覆盖风池穴，重要的是在腹部一定要将肚脐到关元穴覆盖。这样进行贴敷后，喘在五分钟内就可以开始明显缓解，起效非常快。

赵进喜：这是什么类型的喘？是心源性哮喘、支气管哮喘，还是肺部感染导致的喘？

张洪钧：是支气管哮喘或者慢性咳嗽气喘，肺部炎症不是很明显的。如果炎症明显，就需要先进行系统规范治疗。现在慢性咳嗽患者很多，按上述3个部位贴麝香壮骨膏，贴一晚上，第2天就可痊愈，见效非常快。呼吸系统以气管、支气管为主的疾病基本都可以用，直接用麝香壮骨膏就可以了。

还有一个经验，将大活络丸捏成长宽近似小指大小的薄片，置于肚脐到关元部位，外面贴膏药进行固定，对于下焦虚寒所致疾病效果非常好。虚象明显的患者可以加服大活络丹。慢性的腹部疾病、妇科疾病都可以用，仅用于肚脐部位就可以。用在肚脐部位降压效果也非常好。降糖可以用麻黄升麻汤、乌梅丸，加上莲子、山药，使用赋形剂，如两滴蜜，与药物混合起来，敷于指定部位，外用膏药贴敷固定。实际上外用的治疗范围是非常广泛的。

赵进喜：许多丸、散、膏、丹中成药可扩大运用范围，国医大师徐景藩教授最有名的创造就是用藕粉配合三七和白及治疗消化道出血、糜烂性溃疡，所以我也经常让患者用藕粉汤送服六神丸、梅花点舌丹等，治疗食管癌、贲门癌。还有用锡类散灌肠治疗溃疡性结肠炎，疗效也颇佳。我的硕士生导师全国名中医黄文政教授擅用速效救心丸、苏合香丸口服治疗肾绞痛、胆绞痛等，效果也很好。

梁腾霄：除了刚才说到的安宫牛黄丸水化后用胃管送服，重症感染用参附注射液和痰热清静脉输注或口服，效果也特别好。临床常用的清开灵注射液和柴胡注射液也可口服，退热效果很好。

张洪钧：我们原来一位血液科的同事，发现内蒙古的西医血液科不用清开灵注射液，患者死于重症感染的情况比较多；后来我那位同事用了清开灵，疾病就能很快好转；现在的风湿免疫科也常使用清开灵，效果也很好。前几天有位患者在呼吸科住院，发生了交叉感染，同样是口服清开灵注射液，也取得了效果。可见用与不用结果大不相同。

张磊：各位专家讲的注射剂口服的经验非常有趣。

赵进喜：以前农民打针不普遍，柴胡注射液经常直接饮用，一般喝两三支，退烧效果很好。当年在偏远乡村，庆大霉素老百姓也都是直接拿来喝，现在的法规可能不太允许，改变说明书的给药途径了。

梁腾霄：实际上就安全性而言，静脉可以用，口服就更没有问题了。

张洪钧：梅花点舌丹我用了一年，抗肿瘤效果一般，但牛黄醒消丸效果不错。

赵进喜：牛黄醒消丸里含有雄黄。

张洪钧：牛黄醒消丸里面雄黄的量大些，梅花点舌丹里面雄黄的量太少，但是还有很多其他的成分，具有抗肿瘤效果。

赵进喜：那就还是说明砷有效。有位患者告诉我他用斑蝥鸡蛋将癌症治好了，许多年都未复发。斑蝥是毒药，患者将其磨成面，然后放入鸡蛋里使用。此外还有开关散，古人服食该药以腐蚀烂肉，吐涎则愈。

不过我不完全同意张老师刚才说的《理瀹骈文》上所说——内治之理即外治之理，我认为还是有一些药适合外用，有一些药不适合外用。如乌头、附子、花椒这些药，外用起作用非常快，除了取其气以外，还有较好的透皮吸收作用。但若将酸枣仁煮水泡脚安神，就不合适。将虫草、蜈蚣、水蛭等煮水泡脚治疗糖尿病足，也不合适。内治之理即外治之理，是指总的原则，选用具体药物的时候还是应该有所区别。

结语：汤剂是现代中医临床应用最广泛的剂型。首先，丸、散、膏、丹等剂型各有特色，并非单纯汤剂所能代替。若要在临床上取得良好疗效，必须根据具体病情灵活选用不同剂型。丸、散、膏、丹不同的剂型各有其适应证，临床要结合患者的病情缓急、药物的毒性、挥发性等特性，来选用合适剂型。其次，不能把丸散处方思路等同于汤剂处方思路，应该深入理解古人创制不同剂型的内涵，以正确的思路指导不同剂型的处方。同时，在经典剂型常规用法的基础上，应重视推陈出新，在临床实践基础上拓展适应证，或进行二次开发，不同剂型的中药制品未来必将具有广阔的应用前景与市场。

（整理者：刘轶凡　赵翘楚　王茗敏）

二十二、《医林改错》，倡导存疑求真精神；逐瘀妙方，开创活血化瘀法门

前言：王清任是清代著名医学家，他在阅读古人所作脏腑论及相关绘图后，认为前人立言多有错误，于是历经艰辛，著《医林改错》一书。《医林改错》在中国医学史上具有极高的地位，但是历年来各医家对该书的评价褒贬不一，有人尊其为稀世之宝，也有人讽其"越改越错"。我们应如何看待王清任及《医林改错》的学术地位？如何合理发掘、学习并应用其宝贵的临床经验？如何看待其治学精神？本期"铿锵中医行"围绕此话题展开讨论。

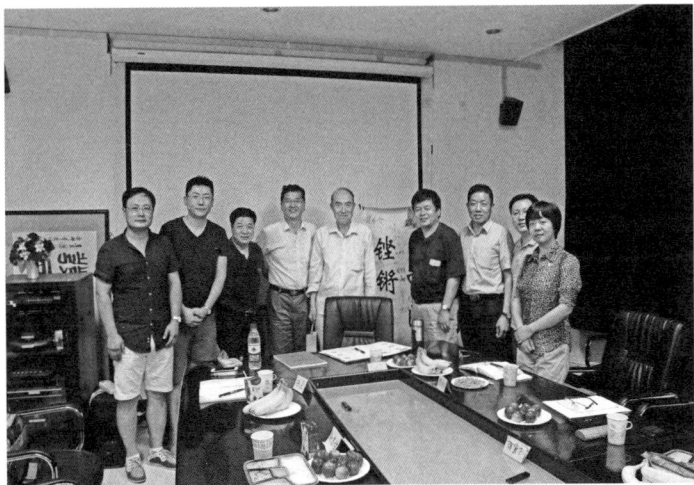

本期部分嘉宾（左起）：张磊　梁腾霄　张昱　赵进喜　赵志付　贾海忠　王暴魁　肖永华

赵进喜：在之前的"铿锵中医行"论坛中，我们已经讨论过"如何学经典""如何提高悟性""如何拜名师""如何处理辨病辨证的关系""如何运用丸、散、膏、丹""如何运用中药注射剂"等主题。贾海忠教授提议接下来的讨论应深入具体内容，因此咱们打算对历代名家名著进行讨论，既可督促临床大夫的重新学习，温故知新，也为同学们开启名家名著的学习之门，教学相长，让大家都有所收获。

第一次选的书就是王清任的《医林改错》。选择《医林改错》的原因，首先是其贴近临床，行之有效，另外就是其中有很多创见。今天讨论的重点就是如何把《医林改错》学好、用好，以提高临床疗效。今天邀请到了张昱老师、贾海忠老师、王暴魁老师、赵志付老师、肖永华老师、梁腾霄老师。相信今天大家能在探讨中碰撞出更多的火花，得到更多的收获。赵志付教授是河北玉田人，对心身医学很有研究，咱们先请赵老师发言！

赵志付：我和王清任都是玉田人。王清任是河北省唐山市玉田县鸦鸿桥镇河东村人，生于乾隆道光年间，一生基本都在玉田和北京行医，并在北京创立了知一堂。我们从小就知道王清任，因为王清任的侄曾孙王茂堂就在玉田县鸦鸿桥镇医院坐堂，一直行医到1966年去世，我们当地很多人都曾去找他看病。

我认为王清任有两大贡献。第一个是其创新精神，体现在他对人体解剖的深入研究。由于历史的原因，古人在脏腑图论方面多有矛盾之处。王清任认为"古人所以错论脏腑，皆由未尝亲见"，故而不避污秽，审证亲验。他在唐山市稻地镇行医时，发现"彼处小儿正染瘟疹痢症，十死八九"，于是他"每日清晨赴其义冢，就群儿之露脏者细视之"。在奉天及北京行医时，王清任也时常观察受刑犯人的脏腑结构，并登门请教行刑者及见多识

234

广者。他还多次对动物进行解剖研究，并将所见的人体脏腑结构与古书记载进行对照比较，前后"访验四十二年，方得的确，绘成全图"，纠正了前人在脏腑解剖上的不少错误。古代中国医学在解剖研究上有诸多不足，王清任能亲绘脏腑图形，使中医的解剖学前进了一大步。虽然与现代解剖学相比相差甚远，但在那个时代确实无人可及。

第二个贡献就是他的活血化瘀方剂。王清任认为很多疾病都由血瘀造成，理气活血、通畅气血则疾病可愈。这个理论影响十分广泛，有不少医家研究活血化瘀的治法，如西苑医院郭士魁、陈可冀两位教授。我认真研读了王清任的《医林改错》及其注释书，认为瘀血不是因，而是果。比如气滞能引起血瘀，阳虚可致血瘀，气虚可致血瘀，阴虚可致血瘀，热邪也可致血瘀。王清任的思想不是单纯的化瘀。中医理论主要是讲阴阳、邪正、虚实的关系，正能胜邪则无瘀血，正不胜邪则有瘀血。化瘀也有两方面，一是扶正化瘀，二是祛邪化瘀。

王清任生前，《医林改错》被某些人评价为"越改越错"，去世后相关评价才有转变。我是王清任研究会的副会长，研究王清任主要从实用价值方面来入手，因为他的方子确实有效。我创立了刚柔辨证思路，把人分为两类：一种是阳刚的，如张飞一样；另一种是阴柔的，如林黛玉一样。像张飞的人就容易患心脑血管病，而像林黛玉的人则易患癌症、肿瘤、抑郁、痨病等病。刚柔辨证不是凭空创造，而是在《黄帝内经》的基础上发展而来的。《黄帝内经》言："余闻人之生也，有刚有柔，有弱有强，有短有长。"刚柔之中还分少刚、少柔、太刚、太柔，就如同太阳、少阳。男性应该阳刚，但有的男性就偏温柔；女性应该温柔，但有的女性却挺阳刚。王清任的思想就偏于柔，而张锡纯的思想偏于刚。刚柔辨证分两纲四型十六证，王清任的血府逐瘀汤适用于柔证的实证类型；张锡纯的镇肝熄风汤则适用于肝阳上亢、肝风内动的刚证。

我是董建华院士的博士研究生，有幸跟随董老学习，最主要收获有两点：第一个是自信，中医要自信、自立、自强、自觉。中西医可以互相渗透，但是不能西医打头阵，中医做陪衬。第二点是董老的临床经验。董老医疗技术高超，治疗疾病知道服药需要多久，什么时候可以治愈。缘于实力，方能自信。

赵进喜：赵志付教授的讲话不仅提到《医林改错》的创新精神，王清任方剂的实用价值，还提出中医要自信、自觉、自强、自立，这是十分重要的。如果同学们没有真正的 "信"，就不可能对中医有深刻理解。所以首先要 "信"！有了 "信"，再深入临床，就能如吴鞠通所言 "进与病谋，退与心谋，十阅春秋，然后有得"。不管是学习王清任还是别的医家，都是在实践当中逐渐加深认识的过程。但不能学了《医林改错》，就一直在《医林改错》的体系下看病。王清任虽然伟大，《医林改错》也不可能解决所有的临床问题，仅靠掌握《医林改错》的内容就想当一个技术高超的名医，也是不现实的。所以不论是学习经典著作，还是学习各代医家经验，不仅要强调 "信"，还要强调 "怀疑的态度"，绝不能迷信！"信"是必要的，是基础；但是 "疑"也是学好经典著作和历代医家著述的重要方面。《黄帝内经》中有解剖相关的论述，如心脏的大小、肠道的长度等，人体解剖在历代医书中也都有记载，为什么王清任还要亲自去解剖？这实际上就是一种敢于怀疑的精神，怀疑古书、怀疑经典、怀疑伟大人物、怀疑权威的精神，也是王清任所以能取得创新性成果的重要原因。

王清任的影响十分深远。活血化瘀是我们这个时代的中医学术特点，在心脑血管病、肾脏病、肿瘤、胃炎、慢阻肺等各种疾病治疗中，都特别重视活血化瘀治法。一般的活血药如丹参、川芎，有时甚至无法满足人们的要求，又转而应用活血力度更强的虫类药，如水蛭、虻虫、土鳖虫，国医大师朱良春就十分善用虫药。这些都说明活血化瘀治法在当今应用非常普遍，甚至可以称之为当代中医第一特色，而王清任就是这一时代特色的"启明星"。

张仲景的《金匮要略》虽有"血不利，则为水"这样的认识，也专立了"瘀血病脉证治"，立抵当汤、下瘀血汤、桂枝茯苓丸、大黄䗪虫丸等方剂，但是对活血化瘀治法的特殊重视，确是从王清任才逐渐开始。大家都知道，刚开始西医抢救休克都用缩血管的办法，直到20世纪七八十年代，才认识到休克抢救的重点应当是改善微循环；而在《医林改错》中早就有活血解毒汤、回阳救逆汤用于治疗霍乱的记载，在那个年代就已经理解到在抢救重度感染、感染性休克的患者时，仅仅清热解毒，甚至回阳救逆，都是不够的，还需要结合活血化瘀治疗。西医在百年以后才提出改善微循环的治法，才开始强调血管活性药物的应用，这充分说明王清任思想非常超前，认识非常深刻。我认为在整个医学史中，除张仲景、叶天士以外，实在鲜有人望其项背。

张昱老师是西苑医院肾病科的著名专家，师从国医大师王绵之教授，学有功底，又是中医世家，在肾病方面尤有造诣，尤其善用王清任的黄芪赤风汤。下面请张昱老师发言。

张昱：虽然《医林改错》一书很薄，但内涵极其丰富，具有重要的学术价值，其地位远远超过与他同时的医家。梁启超在其《中国三百年学术史》中，对清代医学仅用"不具举"三个字一笔带过，却唯独强调说："唯有一人，不可不特笔重记者，曰王清任，所著书曰《医林改错》。"诚中国医界极大胆之革命"者。通过梁启超这句很高的评价，可见王清任确实出类拔萃。就血瘀证的治疗和重视程度而言，王清任可谓集大成者。《黄帝内经》《伤寒论》虽然都有活血化瘀的论述，但到了王清任时代，活血化瘀才真正受到重视。王清任可谓是将活血化瘀治法发扬光大的第一人，实为前贤之勋臣。

王清任的治学精神有两点。第一点就是立足临床、重视实践的务实精神。他注重以实践来检验古方、古论。如其在《半身不遂论叙》所言："古人立方之本，效与不效，原有两途。其方效者，必是亲治其症，屡验之方；其不效者，多半病由议论，方从揣度。"由此可以看出，王清任注重辨方识证，判断方药是否有效需要通过实践进行反复的验证。金代易水学派的张元素曾言："运气不齐，古今异轨，古方新病不相能也。"虽然遭到了古方学派的批判，但是其中的思想与王清任有不谋而合之处。古今气候不同，人的体质有别，疾病谱也不同，古方今用也需要加减化裁。我赞同这种思想。比如现在治疗水肿病，就不能仅仅将水肿消除视作疾病痊愈。对肾脏病水肿来说，虽然水肿消除了，但是蛋白尿仍然存在，现在的疗效判断标准已然发生变化。如今中医不仅要继承古代的经验，还要探究现代的病理生理；不仅要使临床症状缓解，还要追求化验指标的改善，如此才能使临床疗效进一步提高。

黄芪赤风汤是我临床常用的治疗肾病蛋白尿的基础方剂，是学习借鉴王清任临证经验的成果。王清任用黄芪赤风汤治疗瘫腿和痹证，并言："此方治诸病皆效者，能使周身之气通而不滞，血活而不瘀，气活血通，何患疾病不除。"我从事肾脏病临床工作之初重温《医林改错》，再次看到这个方子时，就马上联想到肾病。本方益气、活血、祛风，与肾脏病"虚、瘀、风"的病机完全契合，尤其是其中黄芪一味，非常切合实用。肾脏病经常表现为泡沫尿，为水谷精微外泄，常伴有明显的疲倦乏力。蛋白尿的病机可以认为是风入肾络，激荡而生泡沫，疲倦乏力则是气虚症状。近年来"祛风法"已经是中医治疗蛋白尿的重要手段，黄芪祛风益气、利水消肿，现代药理研究也证明黄芪可以治疗蛋白尿。黄芪赤风汤治疗肾脏病确实是良好的选择。

实践是检验真理的唯一标准。王清任对黄芪的应用就很有创见，善用大量黄芪，堪称古代医家善用黄芪之第一人。《医林改错》全书载方33首，用黄芪命名或以黄芪为君药的方剂就有10首，除了黄芪赤风汤外，还有补阳还五汤、黄芪桃红汤、黄芪甘草汤、开骨散等。四两、八两这样的超大剂量应用黄芪在《医林改错》不止一处。有鉴于此，我们在临床中也经常重用黄芪，随证加减，并依据病情逐渐增加剂量，常用60g，90g，150g，甚至200g，药专力宏，充分发挥黄芪大补元气的作用。当然，我们在应用过程中也十分重视配伍应用，常加陈皮以制约大量黄芪壅中滞气，或加麦冬制约极量黄芪产生的温燥伤阴。学习王清任的《医林改错》启示我们，要立足临床，注重实践，以临床实践疗效检验我们的方药，而并非君臣佐使说得头头是道的方子就是好方子，要敢于挑战中医的传统思维。

第二点，就是他质疑旧论、求索真理的创新精神。一切科学都是在不断的质疑中发展前进的，中医学也不例外。对于古人的经验，我们首先应该全面传承，然后应当在实践中大胆质疑，小心求证，如此才能发展中医。王清任倡导脏腑解剖，实证考察，他提出"业医诊病，当先明脏腑。著书不明脏腑，岂非痴人说梦；看病不明脏腑，何异于盲子夜行"。这在那个时代是一种很超前的思维、很进步的思想。传统中医一般注重宏观辨证，讲究推演。但我们如果仅仅停留在宏观，不去接触微观，就很难进步。王清任在那个时代提出这样大胆而超前的认识，为中医的发展另辟蹊径，别开法门，让中医进入结构研究的领域。如果王清任以后的中医能真正传承其思想，进一步发展和拓宽中医之道，那我们中医很可能会有另外一番景象。

王清任的学术特色主要有以下几点：首先，完善了气血理论。《素问·阴阳应象大论》曰："血实宜决之。"意为要疏通血实、血瘀、凝结的血液。又说："气虚宜掣引之。"有人主张"掣"念作"导"，因为在《黄帝内经》时代中药还没有得到广泛的应用，导引、气功是常用的疗法，所以"气虚宜导引之"。王清任明确提出治病要诀在于气血，十分重视从气血虚实角度对病证进行分析、立方，重视气药和血药的配伍。其次，重视元气。《医林改错》曰："人行坐动转，全仗元气。若元气足，则有力；元气衰，则无力。"明确提出元气是人身之根本，元气亏虚是百病之源。从他临床善用黄芪，便可看出他重视元气的思想。元代王好古的《汤液本草》中认为黄芪"治气虚盗汗并自汗，即皮表之药，又治肤痛，则表药可知。又治咯血，柔脾胃，是为中州药也""治伤寒尺脉不至""所以可补肾脏元气，为里药，是上中下内外三焦之药"。可见，黄芪不仅补脾肺之气，也可补肾脏元气。

此外，王清任所述血瘀证的辨证要点也有很多可取之处。一般而言，血瘀证的典型症状就是舌质暗，有瘀斑瘀点，或者有刺痛、痛处固定不移，还有脉涩等。但是王清任发现了很多可以提示血瘀的非典型症状，对我们临床是有启示的，总结为三点：一是起病急骤，无表里证，症状时发时止。这很像冠心病、不稳定型心绞痛，特点就是时发时止，没有表证。二是病证单一，无表里证，长期不愈，百治不效时，可以考虑瘀血作乱。这很像现代所说的久病入络、久病多瘀，临床如肾脏病，缠绵棘手，久治效果不佳，可以从瘀血论治。最后还有病因难明的怪病，像灯笼

240

病、饮水呛咳、夜寐多梦、出气臭、哭笑詈骂、不避亲疏，类似这些病因不明确者，也可以考虑瘀血，所谓"怪病多瘀"。这些为瘀血的辨证留下了有益的思路。他还开创了对血瘀的定位诊断治疗，头面、皮肤、四肢的血瘀证用通窍活血汤，胸中血府的血瘀证用血府逐瘀汤，膈下的血瘀证用膈下逐瘀汤，少腹的血瘀证用少腹逐瘀汤。

王清任还有一个创新理论，就是脑主神明论。《黄帝内经》以后都主张心主神明，李时珍的《本草纲目》提出过"脑为元神之府"，而王清任更为胆大，直言"灵机记性不在心在脑"。这种对古代传统观点的颠覆性认识，同样体现了他的创新精神。

赵进喜：张老师有一句话我非常同意，"不是按照君臣佐使讲得头头是道就有疗效，临床有疗效的那才叫真有疗效"。我曾治过一位患有精神病的女患者，总觉得脸和鼻子特别痛。我先用桂枝茯苓丸，疗效不佳；随后换癫狂梦醒汤原方，患者脸痛、鼻子痛的症状很快就都没有了，当时就感觉到此方很妙。所以我也特别推崇历代医家的成方。成方是经验方，是在实践中证明确实有疗效的方剂，我们应当重视学习和应用成方。因为医生水平高低，实际上就在于你真正掌握了多少有效的方剂。

对于肾炎，不同老师的观点不同，但是立足于虚、瘀、风的病机，黄芪赤风汤确实是比较好的一个方剂。我常说："治水需补气，气足水自去；治水需祛风，祛风水自清；治水需活血，血行水易灭。"临床上也常用益气、祛风、活血的思路，其中应用黄芪的剂量和配伍确实十分关键。张锡纯升陷汤里用黄芪配知母，以知母来限制黄芪的温燥之性，而刚才张老师提到用陈皮、麦冬减轻黄芪的壅滞，这正是"不传之秘"，是自己临床实践得来的经验。

《医林改错》的补阳还五汤也是我临床常用的方剂。师祖祝谌予教授将糖尿病分为5个证，即阴虚火旺证、气阴两虚证、气虚血瘀证、燥热入血证和阴阳俱虚证，其中治疗气虚血瘀证用的就是补阳还五汤，气阴两虚证用生脉散合补阳还五汤。我也常用此方治疗糖尿病周围神经病变、周围血管病变，或配合四妙勇安汤治疗糖尿病足坏疽，常有神效。有患者好几个脚趾坏疽，治疗几个月之后全都长好了，这种验案很多，都受益于补阳还五汤。补阳还五汤里用地龙，有时候我们也会加上水蛭和穿山甲（代），但我大多使用散剂，尤其是穿山甲（代）价格昂贵时，做成散剂之后不仅效果更好，还节省了药材，减轻了患者的负担。而地龙就不适合做散剂，因为地龙做成散剂的药面儿像土一样；另外，地龙含有纤维性的成分，让人难以下咽。所以为什么古人有的虫药用散剂，有的就需要用汤剂，这都是实践得来的经验。

我还常用补阳还五汤治脑血管病，以黄芪为主药，用于不属于典型肝阳上亢证而确实存在气虚的脑血管病。我刚当大夫时，遇到一位70多岁的老太太，患脑血管病。望诊见到舌红少苔，当时主任就用了补阳还五汤加减，黄芪的用量不大，大概30g，方中加了桂枝；因为患者舌红少苔明显，还配合了石斛、生地黄等养阴药，患者恢复得确实特别快。所以即使不是典型的气虚血瘀证，甚至有阴虚的表现时，也可配合养阴药使用补阳还五汤。

辨治血瘀证时，除了舌质暗、脉涩，还要注意血瘀的不典型表现——没有表里证，时发时止，或是久治不愈，或者为怪病。治疗怪病用什么思路呢？古人有怪病多痰、当从痰治的观点，实际上还有怪病多瘀的观点，可以尝试应用活血化瘀法治疗。我曾有一个病案，一位河南人，患灼口症，口中辣，甚至无法入睡，四处求医无果。我给他开了血府逐瘀汤，当然也加了葛根、知母一类中药，疗效十分显著。可见，怪病也可以从血瘀角度加以考虑。

贾海忠:《医林改错》全书不过四万字左右,从头到尾可以说没有一句废话。如果将看书比作淘金,看《医林改错》就仿佛直接去金矿里淘金,因为本书所载33方,方方好用,首首确效。学生时代,我们在方剂课上学习了血府逐瘀汤及通窍活血汤,但并未研读过原著,因为当时老师也告诉我们"《医林改错》,越改越错"。现在思及此言,可谓深受其害。等我真正潜心研究《医林改错》,并在临床逐一验证之后,才深味其中之妙。我现在临床用药有相当大比例的方剂都出自《医林改错》。《医林改错》辨治血瘀证非常详尽,从头到脚,从里到外,全有对应方剂,而且疗效毋庸置疑。若能以辨气血为纲领,以其余诸种辨证方法为目,纲举目张,临床疗效就会好很多。而其方之所以会如此神验,是因为王清任本人是一位兼具求真精神与怀疑精神的大师。所传之方并非徒取虚名、标新立异,而皆是亲治其证,屡验之方,万无一失,方传于后人,故能屡试不爽。

《医林改错》中有33方,除了各种逐瘀汤外,还有其他方剂。我曾有一位同事,擅治褥疮,用的方子是木耳配白糖,效果很好。但是他从来没说过方子出处,后来我才知道是出自《医林改错》。这个方子的原理就是木耳疏松易收缩,吸水性强,能将糜烂肉芽中的大量水分吸收,使之干萎。白糖为高渗糖,可使细菌脱水变性坏死;高糖还可使 pH 下降,酸性环境可抑制细菌的生长;高渗环境也可使肉芽水肿得以消除,从而清洁创面,促进炎症吸收和收敛,因而效果很好。

血府逐瘀汤共有18个适应证,包括头痛;胸痛;胸不任物,即躺下时胸部连盖一层薄单子都不能承受;胸任重物,即必须胸部压上重物才能入睡;天亮出汗;食自胸右下,即自觉食物从胸右边咽下；灯笼病，即心里热；瞀闷，即易生闷气；急躁；夜睡梦多；饮水呛咳；不眠；小儿夜啼；心跳心慌；夜不安；肝气病；干呕；晚发一阵热。乍一看让人眼花缭乱，但可以告诉大家的是，这18个适应证我全部用过，疗效极好。其实，仔细体会这18个适应证的时候会发现，这些描述实际上是神经功能紊乱。我在临床上只要见到神经功能紊乱的病，就以血府逐瘀汤为基础方治疗，大家尽可一试，效果一用便知。

膈下逐瘀汤的6个适应证我也全用过，可治疗久泻、五更泻以及卧则腹坠。卧则腹坠表现为腹中似有物，左卧向左边坠，右卧向右边坠，用上此方疗效极好。

通窍活血汤的主治包括头发脱落、眼痛白珠红、糟鼻子、耳聋年久、白癜风、紫癜风、紫印脸……男子劳病、交节病作、小儿十九痞。其实它并非用于治疗耳鼻诸窍病变。它的主要适应证是以皮肤疾病为主，是治疗皮肤瘀血的方子，治疗脱发也有疗效。其中的"交节病作"指的是节气交替的时候就发病，往往就是过敏性疾病，比如过敏性哮喘、过敏性鼻炎这一类病。我曾在临床验证过，虽然并非最有效，但其他方法无效时可加上它。现在用通窍活血汤最大的问题是难以找到好麝香了，我会用白芷类芳香药来代替它，也能有一定的效果。

治疗妇科常见疾病几乎都可以用少腹逐瘀汤，如下腹部的肿块、崩漏、不孕，疗效非常好。第一次用这个方是治疗我的邻居，她一直想生个二胎。少腹逐瘀汤的方歌里写的就是"种子安胎第一方"，我就按照王清任的用法用了，从月经第一天开始用，用5天后停用，下次月经来了再用5副，王清任说不过四月必存胎，确实最后的治疗结果是这样！当然，也不是所有的妇女都应手即效，该方适用于月经周期正常或者月经有血块的一类人。

身痛逐瘀汤也值得说一下，它可用于治疗痹证，尤其是顽痹。

痹证反复辨证治疗没有疗效的时候，不要忘记身痛逐瘀汤是非常好用的。之前有一位脊髓炎的患者，积年不愈，疼痛难忍，我给他用身痛逐瘀汤，仅3剂药就不怎么痛了。这张方子是我用过所有治疗痹证方子里最值得认可的，只是运用该方的时候一定要注意不要照搬原方剂量，需要根据寒热虚实来进行加减。

癫狂梦醒汤也是一张非常好的方子，治疗精神分裂症非常好用。我用它治疗了很多怪病，比如说离魂症，患者说能看到自己的魂儿在自己对面，然后与之交流。我当时想到了癫狂梦醒汤，用上去效果还很不错。癫狂梦醒汤治疗癔病的效果也很好，虽然对于严重的癔病见效比较慢，但确实比其他方法有效。《医林改错》还有几个小方子，如黄芪防风汤，可以益气、活血、清热、祛风；黄芪赤风汤在原书中治疗腿瘫和癫痫，可以和龙马自来丹一起应用，治疗脱肛也十分有效；黄芪甘草汤可治疗老年人排尿时玉茎痛如刀割，也就是尿道炎、前列腺炎，效果很好；此外还有保元化滞汤，用滑石治疗痢疾，效果可与蒙脱石散相比。

《医林改错》很有价值，需要认真学习，但是大家也不要迷信它。王清任同样评价自己的《医林改错》"非治病全书，乃记脏腑之书也"。此外，王清任写的这本批评别人的著作实际上也正好是他的自我批评。他说："辨方效经错之源，论血化为汗之误。"意思是古人的很多方子是有效的，但是理论是错的。其实王清任的气血理论也是这样，如他把人的动脉系统叫气管，把静脉系统才叫血管。虽然他的气血理论并不是我们中医传统的气血理论，但是他的方子确实有效。因此我们要学习别人的优点，而不是专注于挑别人的错误，如此学习才能有所收获。

赵进喜：看书不能不求甚解，但学以致用却是更为难得。吕仁和老师就强调"古为今用，关键是能用；洋为中用，关键是好用"。王清任的龙马自来丹虽然是治疗癫痫的，但是他对马钱子的炮制描述比其他古书都详细，剂量比较清楚。现在我们都不敢用毒药，"古之时，庸医杀人；今之时，庸医不杀人亦不活人，使其人在不死不活之间"。实际上马钱子治疗很多疑难病有非常好的疗效，适用于类风湿、肌萎缩侧索硬化、多发性硬化等各种疾病。中医要有自信，不能仅掌握陈皮、枳壳、党参、白术等这些平和药的应用，也要学会马钱子、砒霜、雄黄、降丹、升丹这些毒药的用法。

王暴魁：《医林改错》最大的不足在于它前面的理论，其中解剖学的部分和西医学完全不符合。虽然王清任的理论在我们现在看来存在一些问题，但并不代表他的方药无效。这也反映了中医一个很大的问题，即理论和实践的脱节。我们谈到了中医要自信，实践是自信的基础。因此学习《医林改错》要重视后半部分方剂的适应证和药量的学习，因为作为初学者首先要建立疗效自信，其次是理论自信。为什么说疗效自信是第一？在座很多研究生都有体会，在临床上面对患者，要是自己的治疗没有效果，很快就丧失信心了，转而去开大量的西药，之后就容易被西化。我们不排斥西医，学好中医再学西医，可以促进对中医的认识，但是中医学不好就很容易被西化。我并不是轻视理论，但很多传统理论有很大的局限性，对我们有启发，但也有限制。因此既要"进得去"，也要"出得来"。理论需要创新，《医林改错》的理论同样需要重新构建。

再谈黄芪的问题。王好古、李东垣也同样认为黄芪补元气，但是归经理论认为黄芪归脾、肺经，不归肾经。事实上归经理论的产生在金元以后，不论是张仲景还是王清任，均未在归经上有过多论述，因此不能让归经理论限制了药物的应用。《金匮要略》

的小建中汤、防己黄芪汤、乌头汤、黄芪桂枝五物汤、防己茯苓汤、芪芍桂酒汤、桂枝加黄芪汤7个方子中都应用了黄芪，但均没有提及归经。《本经》云："黄芪，味甘微温，生山谷，治痈疽，久败疮，排脓止痛，大风癞疾，五痔鼠瘘，补虚，小儿百病。"我认为黄芪补元气，且五脏均补。黄芪对肾脏病确实有用，无论是中医概念的肾还是西医概念的肾，在临床上治疗如腰酸、不孕症、腿软、记忆力下降、耳鸣、性功能下降等都可以应用，甚至没有任何肾虚征象也可以用。黄芪虽然性温，但舌红少苔、舌红苔黄腻者也照样可以用，佐用清热利湿、清热燥湿、清热解毒、苦温燥湿的药去其热性即可。肺热可以加黄芩，胃热加黄连、石膏、金银花，甚至加知母、黄柏。可保立苏汤中黄芪用了一两五钱，即45g，给4岁的孩子用，这个量已经很大了。我因大剂量用黄芪，曾经受到一些同行的抨击，其实我不是故弄玄虚、标新立异，而是确实需要大剂量应用。

少腹逐瘀汤可治疗不育，是我用过治疗该病所有方子中效果最好的方剂。王清任认为在月经开始的第1天服用，连服5天，如此连续用4个月，一般都可以怀孕。患者可以有瘀血的表现，也可以没有瘀血的表现，对月经周期正常的患者效果非常好。我30年来共治疗过9例，成功7例，成功率很高。至于癫狂梦醒汤，我的经验是苏子去掉效果就会变差。按照西医的说法，苏子的作用就是镇静，我治疗失眠不用酸枣仁，只用苏子。

贾海忠：王清任自己编的方歌里说："癫狂梦醒桃仁功。"可见癫狂梦醒汤中主要起效的药物应该是桃仁，用量也比较大。同样，在《伤寒杂病论》里，桃核承气汤治疗"太阳病不解，热结膀胱，其人如狂"，出现狂躁的症状也是用桃仁，其实这是一个由经验而来的推论。癫狂梦醒汤中大腹皮、桑白皮的用法也比较特殊，桑白皮可以平肝、镇咳，对中枢神经系统有镇静的作用，苏子可以止痛，同样也有类似的作用。

另外，我们古代用桃、桃仁、桃树枝和桃树叶辟邪。所谓的辟邪其实就是镇静的作用，使人祛除杂念，避免烦躁。这种做法确实不是完全没有作用。因为我们的嗅觉十分敏锐，有时候细微的异常就足够产生很大的生理效应。古人会使用香包辟邪，现在仔细一想也是有道理的。第一对脑神经就是嗅神经，嗅神经对人情绪的影响是最迅速的，微量的物质可以通过鼻子进入肺部，通过鼻黏膜和肺都可以被吸收入血，因此嗅剂也是中医里亟待开发的一门学问。我曾研究过佩戴香囊治病，把一个处方配好放进香囊，平时没有味道，但是放在电香炉上加温就能闻到味道并产生生理效应，比如开胃、镇静、兴奋等。

梁腾霄：王清任《医林改错》这个书名就起得很有勇气。从造字来讲，"错"是金字边加上措施的"措"，表示动手使金属器皿恢复本色，引申为不正确的意思，因为东西长锈了，掩盖了金属的原色。我从这里得到了一些启发，实际上有些"错"的内核里有正确的地方，但是因为前人认识的局限，内在有价值的部分就被掩盖了。王清任发现了古人认识的一些局限，所以他要改错，"原错"经他改完之后可能变成了"次错"。可就算是"错"，也还是离真理又更近了一步，给后人很多思想的启发。因此，学习本书首先不能抱有成见，要学习、应用、体会、思考，才能发现其内在的价值，才能提炼出有用的知识，才有可能对初学《医林改错》时的感悟进行提升，并修正之前认识中的部分错误，知道哪些是原著的真正精华，哪些内容是作者受当时环境、认识的局限而阐述的内容。只有这样，我们才能在认识上更上一层，学术水平才能不断循环上升。

另外，刚才赵进喜教授提到，我们这个时代很多人以"瘀血"为辨证主流，很多医家治疗疾病都用活血化瘀的方法，而张仲景时代不是这样。对此我有一些可能不太成熟的观点。张仲景时代的治疗思路不以活血化瘀为主，可能与其时代背景有关。我们讲"久病成瘀"，一般随着年龄的增加，会逐渐出现瘀血的表现，到了某一年龄阶段才会出现某一病机，因此人到了相应的年龄阶段，就会出现瘀血的病理基础，即使没有疾病，到了八十岁，也有瘀血的病机。七十岁以上的老人做头颅核磁、CT检查，多数都能看到腔隙性脑梗死。所以，随着年龄增加，自然就会出现血瘀证候，不一定非要有病理诱因。老年人在生理上形成的痰、瘀等就比年轻人多，最终积累成病理产物。张仲景时代人的平均寿命较短，瘀血病机相对少见。我们急诊科收治的患者，七十多岁的老人都还算年轻，很多甚至是九十多岁的患者，九十多岁的患者瘀血证就表现得很突出。可见这个时代人们平均寿命的延长，也造成了气虚血瘀患者的增加。在儿科临床中，小儿属"纯阳之体"，要找出有瘀血病机的患者就不太容易；即使有瘀血，大多也是火热、热毒所致，气虚、阳虚、阴虚所致的瘀血不常见。

贾海忠：刚才提到了"无病不瘀"，其实比较符合现实。因为只要血脉存在，就多少会存在血脉的病变。因为瘀血的广泛存在，才产生了对瘀血的共同认识。如果瘀血并非事实，而是王清任的空想，那肯定也不会形成今天如此广泛一致的认识。

我从1999年开始研究瘀血至今。瘀血分为生理性瘀血与病理性瘀血。随着年龄的增长出现的瘀血叫生理性瘀血，就像柏油路年久失修，磨损大了，就会出现坑坑洼洼。病理性瘀血又分为急性瘀血和慢性瘀血，急性瘀血是指急性病因导致的瘀血，如肺部感染后会很快出现舌紫暗；慢性瘀血是慢性病因导致的，在临床十分常见。如果从定位上来讲，还分为动脉型瘀血、微循环瘀血、静脉型瘀血。既然瘀血本身也存在各种差异，我们的治疗就不能一律用桃仁、红花，临床上一定要分清瘀血的类型。如动脉型瘀血是全身动脉系统病变后产生的瘀血，多表现为舌淡白，这是因为血液供应少，所以很难看到紫舌，因此不要一见到淡白舌就认为患者是阳虚而没有瘀血的病机。有些糖尿病患者见脸色萎黄、舌淡，应用活血化瘀治疗效果依旧很好，因为瘀血主要发生在动脉系统。而微循环瘀血介于动脉型瘀血与静脉型瘀血之间，两者的表现是同时存在的。

瘀血的第一表现是病变部位能量代谢的变化，出现局部循环障碍，温度降低，皮肤温度降低是瘀血的第一个特点。在这个层面又可以细分，以确定瘀血的位置、处方的类型。如动脉型瘀血用四妙勇安汤更好，因为四妙勇安汤本来就用来治疗血栓闭塞性脉管炎、动脉炎引起的疼痛。分清瘀血的类型后，我们就能够把古人治疗瘀血的一些方剂系统化。如果笼统地讲"理气""活血"，好像并没有什么错，但为什么有的医生治疗效果好，而有的则不然，原因就在辨证是否细化深入。

肖永华：我讲两个医案，印证各位的观点。第一个医案是身痛逐瘀汤案。有一位类风湿关节炎患者，前后治疗近6年。最开始应用焦树德教授的补肾通督、温阳止痛类方，有效；病情和证候变化时，换用四藤一仙汤，有效；近半年患者关节疼痛复作，前方均无效，治疗遇到了"瓶颈"。偶然读印会河教授的《中医内科新论》，看到一则应用身痛逐瘀汤加乌梢蛇30g治疗类风湿关节炎的医案，启发了思路。依样使用后，几周后患者疼痛明显缓解，令人印象深刻。另外一个医案是补阳还五汤案。去年我在新加坡讲学期间，曾遇到一位40岁左右的印度患者，诊断为2型糖尿病、糖尿病足部坏疽。患者每天应用胰岛素近50IU，住院治疗半个月后血糖控制尚可，但右足蹞趾溃烂近两个月，无法愈合，出院后需要家属每日送去医院门诊进行清疮换药。就诊时见到患者消瘦明显，轮椅推入诊室，疲倦乏力，纳呆，面色苍白少华。舌淡胖，苔薄白，脉沉细。足部溃烂处无明显疼痛，自觉麻木、冷感，创面大小约3.5cm×2.0cm，色黄白，可见少量渗液，局部皮肤发黑，皮温降低。考虑患者有典型的气虚表现，故用补阳还五汤治疗，生黄芪按照原方用量。一周以后复诊，患者明显感觉体力增加，畏寒减轻，食欲好转，创面变小，渗出减少。守方加减治疗4周，等我返回北京，患者通过微信发来创面照片，发现其溃疡面已经全部愈合。疗效之佳，出人意料。

黄为钧：有个问题想请教诸位老师，我发现《医林改错》中防风的应用也比较多，如黄芪防风汤中用防风一钱，再如讲补阳还五汤时，"若初得半身不遂，依本方加防风一钱"。这两处防风的用量都是一样的。请问各位老师，防风在这两方中的用意是一样的吗？

贾海忠：历代名家对防风都有论述，它的作用主要是胜湿。风能胜湿，过敏相关的疾病常常湿气比较重，防风可以改善存在过敏机理的部分症状，因此常有较好疗效。黄芪赤风汤的适应证很广，也是因为现代临床很多疾病都伴有不同程度的过敏因素。防风是解表药，解表药本身就具备驱邪的作用。另外，防风还有镇静作用，古代常用它治疗癫痫。可见防风既能安神，又能使内环境稳定，因此适用范围很广。

结语：王清任大胆创新、敢于质疑，其成就不仅超越了同时代的医家，也对现代医学有深刻影响。他立足实践，创立多个活血化瘀经验方，成就了《医林改错》在中国医学史上的重要地位。在现代中医临床实践中，应用其方常有奇效，为我们临床辨证、处方、用药开拓了思路。学习《医林改错》既要学其长处，取其精华，也要敢于怀疑，拒绝迷信，只有这样才能使其宝贵价值得到更加充分地利用与发挥。

（整理者：孙瑞茜　黄为钧　赵翘楚）

二十三、《脾胃论》论脾胃，元气为本；主甘温重升举，阴火自消

引言：《四库全书总目·医家类》指出："儒之门户分于宋，医之门户分于金元。"金元时期是中医百家争鸣、特色理论精彩纷呈的时代。李东垣作为金元四大家之一，传承《黄帝内经》，结合临床，经验丰富，理论深厚。《脾胃论》为李东垣晚年所作，重视脾胃元气，提出"阴火"发病与"甘温除热"等理论，见解独到，且其补脾胃泻阴火升阳汤等方药效果确切。如何通过学习《脾胃论》，深入理解东垣学说，提高临床疗效，是值得重视的学术问题。

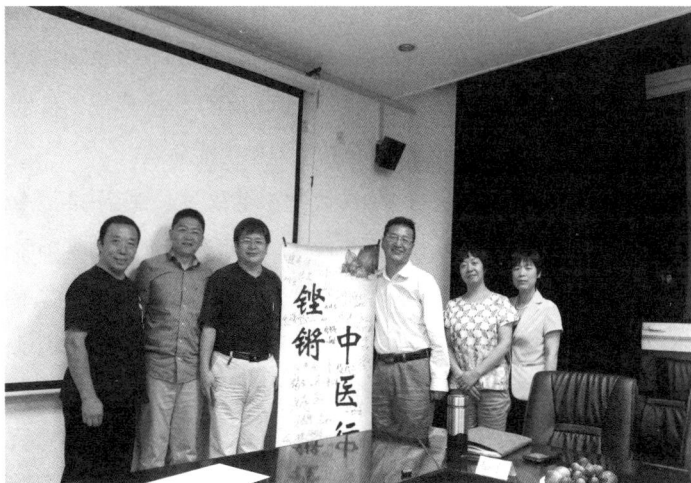

本期部分嘉宾（左起）：孙晓峰　孙晓光　贾海忠　赵进喜　肖永华　关秋红

赵进喜： 李东垣是易水学派的重要人物，他的老师张易水是易水学派的开山鼻祖，其著作有《医学启源》《珍珠囊》等。但金元四大家有李东垣，没有张元素，说明李东垣的影响超过了他的老师，这与李东垣传承做得好、学术观点和学术著作影响大，以及培养的弟子有出息等各方面都是分不开的，所以李东垣这位医家有很多地方值得学习。不论是学术还是临床，学术传承还是流派研究，李东垣都是中医史上绕不开的、独一无二的人物。下面我们先请孙晓光老师给大家讲一讲。

孙晓光： 第一点想说的是，要想理解好、用好东垣学说，首先要对东垣学说的形成有初步了解。每一个学派，每一位医家，其学术思想的形成都受到多方面的影响。首先，东垣学术形成在金元时期，是个战乱频仍的年代。《内外伤辨惑论》记载："向者壬辰改元，京师戒严，迨三月下旬，受敌者凡半月。解围之后，都人之不受病者万无一二，既病而死者，继踵而不绝。都门十有二所，每日各门所送，多者二千，少者不下一千，似此者几三月，此百万人岂俱感风寒？"李东垣在实践中体会，不少患者重病不只是外感，而是存在内伤的基础。所以东垣学说的形成，特别是甘温除热的思想，具有其特定历史背景和生活环境。

再者，从理论渊源上来看，东垣学说继承了《黄帝内经》《伤寒论》以及钱乙的《小儿药证直诀》，而且还受到他的老师张元素的很多启发，师承对于一位医家学术思想的形成是非常重要的。张元素的主要学术思想是广泛的脏腑议病，而到了东垣则是侧重于脾胃。张元素有一个著名的方剂叫枳术丸，是养正除积的代表方，其中用到荷叶烧饭为丸。该处方应用荷叶升发阳气的巧思，对东垣创立补中益气丸中使用升麻、柴胡的方法具有很大启发。另外，河间学派对东垣的学术思想也有一定的影响。东垣学说整体的思想是补脾胃、泻阴火、升清阳，其中泻阴火的药物如黄芩、黄连、黄柏，一定程度上是受到河间学派的影响，同时具备个人特色。

此外，我们还容易忽略的一点是，医家自身的体质对其学术思想也是有影响的。《脾胃论》中李东垣对自己的体质特点描述为："予病脾胃久衰，视听半失，此阴盛乘阳。加之气短，精神不足，此由弦脉令虚，多言之过，皆阳气衰弱，不得舒伸，伏匿于阴中耳。"《脾胃论》成书于东垣晚年，《脾胃论·远欲》中载："残躯六十有五，耳目半失于视听，百脉沸腾而烦心，身如众脉漂流，瞑目则魂如浪去，神气衰于前日，饮食减于曩时，但应人事，病皆弥甚。"东垣的晚年不以看病为主，主要是整理书籍、教授弟子，因为他的身体状况不足以应付大量的诊疗工作。他的气虚阴火理论认为人会"百脉沸腾而烦心"，是因为有阴火相乘，于是谆谆教诲"安于淡薄，少思寡欲，省语以养气，不妄作劳以养形，虚心以维神"，这都是东垣基于自身体会而言，他本人就是脾虚、阳气不升举的状态。

《脾胃论》中还有东垣治疗自己的病案。东垣当时应该是在南方，赶上连日阴雨不止，他自己出现体重肢痛、大便泄泻、小便秘涩。他阐述了自己的思维过程，首先想到"《内经》云：其下者，引而竭之，是利小便也。故经又云：治湿不利小便，非其治也，当用淡渗之剂以利之为正法"。本想淡渗利湿，但是紧接着又想："但圣人之法，虽布在方策，其不尽者，可以意求。今客邪寒湿之淫，自外入里而甚暴，若以淡渗之剂利之，病虽即已，是降之又降，复益其阴而重竭其阳，则阳气愈削而精神愈短矣。"东垣自己体会他本身脾虚，阳气升举起不来，若再用淡渗利湿，即使湿去，也会进一步削减阳气。于是他想了个方法："唯以升阳之药为宜。用羌、独、升麻各一钱，防风、炙甘草各五分，水煎热服。大法云：寒湿之胜，助风以平之。又云：下者举之，此得阳气升腾故愈，是因曲而为之直也。"他自己也说，这不是治湿的一个正法，而是"因曲而为之直也"。李东垣为什么那么爱用升阳之法，与他自己的体质有关。所以我们在学习的过程中，要理解到这一层含义。在临床中还要识别出哪些患者类似于东垣的体质，才能进一步用好东垣学说。

第二点想要探讨的是，东垣学说在当今社会是否依旧具有应用基础。有人可能会认为，东垣生活在战乱年代，与我们现在的幸福生活差别很大，那东垣学说在当下是否还能用呢？我在门诊中发现，东垣学说适合使用的情况大约能占到我们门诊患者的1/4～1/3。彭建中老师和刘清泉老师是我的两位老师，他们在临床中用东垣学说也都非常多。造成脾胃内伤的三大因素——饮食不节、劳逸过度和精神刺激，在当今社会可谓是"有过之而无不及"。原书当中是"劳役过度"，"役"是服役、徭役，在这里我改成了安逸的"逸"。因为不论是过劳，还是过逸，实际上都会损伤脾胃。因此东垣学说在当今中医临床仍有应用价值。

东垣学说在临床运用中主要强调了脾胃为元气之本，脾胃为升降之枢，脾胃为气血生化之源，五脏六腑、十二经络皆禀气于脾胃，脾胃充养九窍，由此可见东垣理法的临床治疗范围是非常广泛的。补中益气汤在《内外伤辨惑论》和《脾胃论》中都有相关论述，方解和四时加减法也不一样。

东垣法的临床运用，从头面、颈项疾病来讲，比如治疗脱发、白发，眼耳口鼻疾病如耳鸣、脑鸣、视物不清等，以服之能使人耳聪目明的益气聪明汤为代表。益气聪明汤体现的升阳法，突破了眼耳病责之肝肾的理论局限，另开了一个法门。临床实践中，益气聪明汤对于脑供血障碍、颈椎病也有很好的疗效。补中益气汤还能够治疗甲减等疾病。这些在临床上非常有意义。

东垣法治疗的胸膈脘腹疾病，是以气虚为基本病机的各种呼吸系统疾病，包括在急诊科中的应用也十分广泛。我曾治一位老年男性，肺纤维化、肺气肿，住在ICU。患者喘息明显，需呼吸机辅助呼吸，还有腹胀、失眠等症状，西医没有特殊的治疗办法。我给他用的是刘清泉院长的一个经验方，具体药物有生黄芪120g，西洋参30g，红参15g；腹胀考虑有脾肾阳虚的病机，用了炒白术、炙甘草、干姜、附子；再看到舌头有裂、少津，稍加养阴的药物，用麦冬30g，东垣用补中益气汤合生脉饮也是很常见的；另外加山萸肉30g，这是借鉴张锡纯《医学衷中参西录》中的经验，把气补足以后，再用山萸肉守阴以留阳；还加了毛冬青30g，这是刘院长的特色用药，这个药治疗很多病，包括糖尿病足、糖尿病周围血管病，是改善微循环的一个很好的药物（毛冬青有小毒，所以最早用毛冬青外洗治疗糖尿病足，后来刘院长用毛冬青入汤剂，效果也非常好）；方子里还用了升麻、桔梗、柴胡，是张锡纯升陷汤的思路。吃了3天以后，老人的精神状态好了很多，晚上也不折腾了，腹胀好了，言语清晰，思路清楚。这是用补气法治疗呼吸疾病的一个案例。

带脉困阻相关病证也可以从脾胃论治。在《脾胃论》里，以补中益气汤为例，柴胡和升麻这两个药有收缩带脉的作用，其实就是升举的意思。脾胃是升降之枢，当升降出现问题以后，升不足，降有余，但不会马上沉下去，因为带脉有一个屏障作用。这时候就会出现带脉瘀阻的问题，例如湿气困阻带脉。很多腹型肥胖的人，带脉不通可导致一系列妇科疾病、男科疾病、不孕不育。带脉出现瘀阻的前提是脾虚，阳气升不起来，湿浊下沉，因此才出现这些问题。得病是正着得的，治疗还要倒着治回去。

另外，还可以从脾胃论治下肢关节的疾病，比如膝关节积液、骶髂关节的问题，还包括脚踝等部位的问题。脾虚，阳气升举不利，就会出现湿气的下流，湿气下流，侵犯巢窠，有空隙的地方湿气容易侵袭。湿气下流，烁骨灼筋，会表现为关节的一系列疾病，包括高尿酸血症。痛风发作时出现关节屈伸不利，其实都是湿的问题。治疗时要以祛除下焦的湿气作为阶段性的目标，需要温通，但归根结底还是要考虑患者是否存在脾湿下流的问题。

东垣法也可以治疗前后二阴的疾病，如大小便的问题，东垣的书里讲了不少。举个例子，用补中益气汤可以治疗阴吹病。当然，不是所有的阴吹病都可以用补中益气汤来治疗。很多年以前，我有一位从河南到北京打工的患者，他在老家的12岁女儿得了阴吹病，总是从阴道往外排气，是一个令人十分尴尬的毛病。我当时想到薛立斋有一个治疗阴吹病的病案，他说："气下陷，不从谷道而出，而从阴道而出。"用的是补中益气汤。因为患者在外地，不方便吃汤药，我就让她吃同仁堂的补中益气丸，结果吃了两盒就好了。

很多代谢障碍性疾病，比如血糖升高、血脂升高、高尿酸血症，有一部分可以用东垣法来治疗，因为这些疾病常常是由脾虚导致的。另外，东垣法还可以用于治疗精神类的疾患，主要表现为抑郁和淡漠，觉得什么事都没意思，兴趣提升不起来，关于这方面也有不少的临床报道。

下面讲一下东垣法中的甘温除热法。其中，补中益气汤是大家讲得比较多的，这个方剂在临床上还是解决了一些问题的。给大家举几个例子：第一个是2011年刘清泉院长门诊遇到的一位多种病毒感染发热的患者。她是29岁的女博士后，一看就是学霸级人物，平素存在劳累的基础；她反复出现发热，高的时候到39℃多，低的时候38.5℃。一开始没找到原因，后来做了病毒筛查，8种里有3种病毒的抗体都是阳性，西医觉得这种情况不太好治。刘院长用补中益气汤，黄芪用到60~90g，加30g金银花，前后调治了一个多月，最终发热痊愈，复查所有病毒抗体转阴。

另一个病例是我的患者，97岁的老年男性，当时是因为上呼吸道感染在306医院呼吸科住院，发热不退，痰培养是铜绿假单胞菌阳性，想找中医试试看。我看到老人身体非常弱，骨瘦如柴，蜷着身体，状态很差，昏睡，叫不醒。既然西医治疗基本都用了，那从中医来讲，我就想改善他的状态。我跟刘清泉老师商量了一下，用补中益气汤，黄芪从90g开始用，最后用到150g。刘老师既往的经验是虎杖治疗铜绿假单胞菌有效，那么就在补中益气汤的基础上加了虎杖。90g黄芪的方子吃了3天，再去看的时候，老先生清醒的次数明显增多了；又吃了150g黄芪的方子一个星期，老先生的热就退了，神志清楚，能认识人了；又过了一周就出院了。

还有一例是乳腺癌化疗后出现发热的患者。西医让她做4次化疗，在第2次化疗以后患者白细胞就开始下降了，当时降到白细胞 $0.9 \times 10^9/L$，升白针无效，发热到38.5℃，非常虚弱，由家人搀扶前来门诊。我就给她开了这么一个方子：黄芪90g，生晒参30g，北沙参30g，麦冬35g，五味子10g，还有桔梗、升麻、石膏、金银花、当归。耳环石斛是二诊时候加的，第一诊的时候就用前面这些药。这些药吃了3天以后热退了，复查白细胞涨了 $1.8 \times 10^9/L$；7剂以后白细胞恢复正常，整个人的状态也好了很多。这就是通过益气养阴清热的方法进行治疗的一个典型案例，现在这位患者仍来我门诊看病。

其实最能代表东垣学术思想的方子不是补中益气汤，应该说是补脾胃泻阴火升阳汤。"补脾胃、升清阳、泻阴火"，是东垣的立方本旨，李东垣的重大突破就是"气虚阴火说"。东垣既用黄芪、人参，又用黄芩、黄连、黄柏，补气药和泻火药能不能同时使用？东垣明确告诉我们，是可以同时使用的。只要见到有元气不足，只要是内伤引起的这种火，该用什么就用什么，补脾胃泻阴火升阳汤这张方子就是一个代表。其中升阳的药有柴胡、升麻，黄芪、甘草、人参是补中益气的基础，凉药有石膏、黄芩；如果见到"肾火旺及督、任、冲三脉盛"，可以加黄柏、知母。结合原方来看，我们常用的黄芩、黄连、黄柏、石膏、知母这些泻火的药物，都可以与补气药同时使用。

在使用东垣系列方时还有一个非常重要的问题，就是服用方法和忌口。补脾胃泻阴火升阳汤的相关原文里明确说："服药之时，宜减食、宜美食。"减食的目的是减轻脾胃负担，意思是好不容易把脾胃补起来了，有胃口了，也不要一下吃太多，避免又把脾胃给伤了；"宜美食"也非常重要，当脾胃功能强健起来，运化能力加强时，不吃也不行，要吃得少而精，还要易消化，这才是正确的方法。

另外，东垣主张服完药以后要"忌话语一二时辰许"，也就是要告诉患者吃完药后少说话，要把这口气给养上。我原来有一位患者，是一位老太太，常年服用补中益气汤和张锡纯的参赭镇气汤，黄芪用120～150g，党参、人参全都吃，加上蛤蚧，可是这位老太太出现了气虚的症状。我当时觉得很奇怪，因为老太太既不讲课，又不念书；然后一问才知道，老太太经常在小区遛圈，碰到一个人就能聊一个半钟头，打电话也是一讲一个钟头，就这样好不容易补的一点气都耗没了。所以东垣主张服用补气药后忌话语是有道理的。另外，忌酒、湿面、大料之类，恐大热之物复助火邪而愈损元气。同时强调"忌冷水及寒凉淡渗之物及诸果"，这里面强调忌"诸果"是要求患者不要吃水果、牛奶、酸奶等，恐阳气不能升旺。"宜温食及薄滋味，以助阳气。大抵此法，欲令阳气升浮耳；若渗泄淡味，皆为滋阴之味，为大禁。"

东垣用心良苦，根据情况强调也有从权的时候。如果见到有火的时候，也可以用寒凉药，但是要酒洗完了再用火炒，这是跟老师张元素学的，比如二制黄芩、黄连、黄柏之类的药。酒洗然后晒，这是一制；再用火炒，这是二制。同时强调"若分两则临病斟酌""不可久服，恐助阴气而为害，小便亦或涩，当利之，大便涩，当行之，此亦从权也，得利则勿再服"。东恒最后说："此虽立食禁法，若可食之物一切禁之，则胃气失所养也，亦当从权而食之，以滋胃也。"主张饮食上要注意考量。所以我们用东垣法就要全面了解东垣讲的这些内容。

我在临床使用东垣学说的过程中体会到，东垣学说虽然很好，但也不是万能，也有一些不足。其不足之处在后世得到不断完善与补充，如丹溪学派、温补学派等。丹溪学派理论中的湿热相火和东垣理论中的气虚阴火，二者有部分相类似的地方，但其实有本质的差别。刚才讲东垣法补脾胃升清阳，脾虚阳气升不起来就出现湿盛，湿盛可进一步出现积食而生热，这个时候可以出现湿热的表现。一定要清楚这一部分患者的治疗才适合用东垣学说，这里的湿热是气虚阳气提升不起来导致的，先出现湿，然后化热。而丹溪学说讲的湿热相火是患者的体质特点，是指很多人本身体质就火旺，再加上饮食膏粱厚味和酒，然后出现湿热。以上两者的治疗都有可能在某一阶段使用知母、黄柏之类的药物，但要知道这两个理论适用的患者体质是截然不同的。

另外，我在临床实践中也发现，东垣学说的补气升阳法不可妄用。有一部分患者在门诊问我服用补中益气汤这类药是不是有依赖性，患者反映如果离开这个药，一个月病情就又回到原形。还有的患者反馈原本很困、很疲劳，吃了这个药像打了鸡血似地很兴奋，晚上吃了这个药后要么一宿睡不着，要么睡着之后梦多，醒来后感觉没睡似地非常累，早上喝上药之后一下子又来了精神，但心里感觉非常空虚。这都是患者的真实反馈，于是我就开始思考这个问题。因为我们在临床运用的时候，补中益气汤、人参归脾汤都可适用于倦怠、乏力、嗜睡，可能一部分人该用人参归脾汤却误用了补中益气汤，就出现了问题。在调理气、血、精、神方面，补中益气汤是一个以补气为主的方，特点是作用来得快，去得也快。假如患者出现了精血的不足，没有把精填充起来，单纯服用补中益气汤，反而会害了他；这种情况应该吃人归脾汤，把气血稳固了之后再去升阳。对于东垣学说存在的这个问题，在温补学派的理论中得到了很好的补充。

薛己也强调这个问题，认为下焦虚的患者不可妄用补中益气，反而十全大补汤、人参归脾汤是薛己常用的。另外，薛己最重要的贡献，也是开山鼻祖，就是脾肾双补法。其中有一种朝夕补法，即早晨用补中益气汤、晚上服用金匮肾气丸的治疗方法，很好地弥补了东垣学说的不足。

我曾经治疗一例重症肌无力患者，是一位眼肌无力的21岁学生。患者3岁时外感后出现眼肌无力，经治疗后好转；6岁时又因外感复发，右眼肌无力，左、右眼差别非常明显。之前在别处治疗用过补中益气汤，黄芪用到90g，吃了几个月没有效果。这位患者我前前后后治了整一年，是学习刘老师的经验，用补中益气汤和马钱子。第一阶段先用补中益气汤，黄芪用量从90g开始，逐渐加到150g，马钱子用了0.3g。治疗两三个月以后，患者体力有明显改善，但是眼睑症状没有明显的改观。第二阶段的治疗方案跟刘老师进行商量，刘老师认为这个患者光补气不行，还要考虑填精，因为患者的舌象非常有特点，舌淡白，舌质嫩，舌体胖大，舌苔水滑，舌体上有很深的裂沟，是肾精亏虚的舌象。所以第二阶段的治疗在原方基础上加熟地黄30g，干姜30g，炒白术15～30g，鹿角胶30g，一开始还担心脾虚不运化，地黄滋腻会有问题，但实际上并没有出现纳差、腹胀，但眼睑的症状还是没有明显改观；在反复的治疗过程中，感觉患者的双手始终是冰凉的，舌象还是偏淡白。因此，第三阶段的治疗在前方基础上用生晒参30g替换党参，另外加附子15g，肉桂10g。患者服药后眼睑症状出现轻微改善，舌质逐渐改善，不像原来那么嫩，但舌色仍然比较淡，手仍然冰冷，所以加大附子的用量，从15g加到30g；吃了10剂以后，手的温度明显上来了，而且舌的裂沟明显变浅了。这是一个阴阳互生的变化，阳气上来以后，进一步就可以填精了。第4阶段的治疗就把地黄的用量从30g加到60g，附子仍然用到30g。患者守方服用1个多月，眼睑明显抬起；又过了1个月，眼睑下垂基本已不明显，手转暖，舌裂沟几近于平，舌色转红，补气填精终获成效。这个病前后治疗1年，人参、黄芪、鹿角胶用了数十斤，这就是在补气的基础上考虑到填补精血的问题，大法也是用的东垣法。

元气理论到了后世趋于完善，东垣的补中益气及补脾胃升清阳理论也只是元气学说的一部分，到了温补学派就有了更大的发展。孙一奎的命门与元气的关系理论，赵献可的八味丸论，以及张锡纯的参赭镇气汤，都是对东垣学说很好的补充，临床上可以解决很多问题。

赵进喜：关于学者自身体质对其学术思想的形成有巨大的影响这一观点，我非常同意。国医大师路志正教授重视脾胃，强调"持中央，运四旁"，他治疗冠心病、痹证包括燥痹（干燥综合征）都强调从脾胃论治。有人采访路老有什么养生之道，问他为何这么大年龄还能出门诊，路老回答说他每天吃生姜泡醋，生姜暖脾胃。所以路老肯定不是阴虚火旺的体质，不然每天吃生姜泡醋肯定受不了，一上火就容易出现嗓子痛、口腔溃疡。所以每位医学专家学术思想的形成，多少都会受到其自身体质特点的影响，因为对自己的身体理解和感受都是最深刻、最直接的。李东垣的体质有脾胃虚的特点，所以他切身体会到不补脾胃不行。研究医家学术思想的时候需要注意这个思路。如果与李东垣体质类似的患者用补中益气汤这类处方，当然就更有意义。

有一年重点学科验收时，著名专家严世芸教授是学科组长，他当时对有些学科所谓的创新性理论提出了质疑，明确说"是走偏不是创新"。比如说一些人讲口腔溃疡用温阳法治疗，或者说补中益气汤也经常用来治疗口腔溃疡，但实际上口腔溃疡最常见的证候肯定是那些适合三黄片、大黄黄连泻心汤、牛黄解毒丸这些清热解毒药物治疗的，其次有阴虚火旺者用滋阴降火丸之类的，再者中气不足的才用补中益气汤，虚阳浮越的才用金匮肾气丸。用补中益气汤治疗顽固性溃疡，或者用金匮肾气丸甚至附子理中汤治疗口腔溃疡，确实看起来似乎是一名医生医术高明的体现，但临床上口腔溃疡最常见的可不是补中益气汤证；也不能说用附子理中汤治疗口腔溃疡有效，因此推论出口腔溃疡都应该用附子理中汤治疗。临床最常见的应该还是适合牛黄解毒丸治疗的实火证候，阴虚火旺证的患者也不少。要是把阳虚、气虚作为口腔溃疡的普遍规律来讲，就是走偏了，所以严世芸教授说："走偏不是创新。"

孙老师说东垣法临床上能解决很多问题，连呼吸机脱机都能解决，很有意义。但孙老师也提出来，后世的医家如孙一奎等，提出脾肾两补，或者填精补血，或者阴中求阳，都各有各的优势，关键是要把各家的知识都灵活用到临床上，该用李东垣思想治病的时候用李东垣，该用孙一奎思想的时候用孙一奎。虽然有人说"健脾不如补肾""补肾不如健脾"，但是实际上应该有脾虚就健脾，有肾虚就补肾，脾肾两虚就脾肾两补，这才是一个正确的态度。

孙老师列举的医案疗效很好，但是好像用量与李东垣的用量相差甚远，希望孙老师能谈谈剂量问题。

孙晓光：我跟彭建中老师学习的时候看到，彭老师用生黄芪的量就没低于30g。彭老师告诉我，黄芪少用上火，多用反而不上火。我的体会是黄芪一旦用量大了以后，气的聚团效应就大了，反而不易上火。就像东垣说的，气一旦站住了，阴火就压下去了，反而不见上火的现象。另外，我在临床上见刘清泉、彭建中老师使用补中益气汤的时候，黄芪用量都这么大才有效，所以自己也没用过小量，看其他人用小量的时候好像达不到这个效果。东垣的原书都是几钱几分，确实很少，我想唯一的可能是人家用的是人参。现在人参是自费药，临床上用的相对少，党参和人参的药力差距还是很大的。另外可能与煎服法有关系，做成散剂与我们用饮片不太一样，还可能与锉碎了煮的方法也有关系。不知道赵老师是如何认识这个问题？

赵进喜：煮散可能溶解出的成分多一些。另外，李东垣用的确实是人参，不是党参。

贾海忠：那时候的人参是天然的，不是栽培的，也是一个因素。

孙晓光：我上大学大约1998年的时候，用党参5g，黄芪10g泡一杯水，喝下去就会明显感觉热、出汗，但是现在这些药就达不到这个效果，要么就是我身体不如以前，要么就是药的质量下降了。

肖永华：之前看到张景岳的书里说，两三分的黄芩、黄连不

265

一定会败阳气，五分七分的人参、黄芪就能斡旋元气吗？但程门雪支持东垣的用量，认为宜轻不宜重，他认为药物的作用是调理、调整和流通，是"四两能拨千斤"。虽然药物功效有差别，炮制和煎煮方法有差别，但150g和小量之间的差别也是不能忽视的。所以是不是还存在药物配比的问题？

赵进喜：可能还与李东垣看的病和刘清泉教授看的病不一样有关。李东垣看的病都是慢性病或者体质虚弱的患者，又顽固，又难治，如果用量大了可能吸收不过来，甚至有壅滞之弊；刘清泉教授看的都是急危重症，因此用大量的人参、西洋参，如果真像李东垣用那么小的量，估计效果没那么好，我觉得这可能是最重点、最主要的原因。刘清泉教授对补中益气汤的使用，可以说是师其法而不师其方，师其药而不师其量。急危重症的时候，如果真的按照原方来用，可能难以取得那么好的疗效。

贾海忠：补中益气汤在中医界可以说是无人不知，但原著中是如何讲的，可能有很多人不知道。我感觉我们学到的补中益气汤和原著中的补中益气汤根本不是一回事，包括刚才提到的用量问题，实际上当药物的用量变了几十倍的时候，这个方子就不能再叫作补中益气汤了，就像《伤寒论》和《金匮要略》里的厚朴三物汤、厚朴大黄汤和小承气汤，3个方子药物相同、药量不同，名字就不同。鲁兆麟老师就说过《脾胃论》确实是很好的书，但是文采不好，就是说这个书很难读懂，读起来费劲。但真正反复阅读，读懂以后，就觉得他写得太精练了，没有一句废话。也正因为太精练了，我们就读不懂什么是阴火了，从古至今争论了那么多，谁说的似乎都有道理。我的学习体会是这样的，要想知道阴火是什么，还得从原书里读，而不能去读别的医家怎么解释的。

其实李东垣在《脾胃论》上卷第一篇里已经告诉我们了，《脾胃虚实传变论》里说："调经篇云：病生阴者，得之饮食居处阴阳喜怒。"《素问·调经论》里的前文是："夫邪之生也，或生于阴，或生于阳。其生于阳者，得之风雨寒暑。"意思是外来的火就是阳火，从饮食居处、阴阳喜怒来的火就是阴火，原文都告诉我们了。就是因为他的文字太精炼，如果没有研究《黄帝内经》，没有去追溯渊源，结果产生了那么多不同的解释。所以我们在学习古人的时候，一定要顺着他本人的思路来学习，而不能用我们的思路来改造它。你能立刻认同的，恰恰都是你脑子里原来已经有的认识。如果只去认同已有的知识，那不就等于没有长进吗？这是我们在学名著时最常见的错误。所以学习名著的时候，首先要明其理，然后识其法、用其方。

下面说几个我认为《脾胃论》中疑难的地方。首先是有关"阴火"的问题。《脾胃论》的体系是以脾胃为核心，谈脾胃与五脏的关系，然后再谈五脏与外界四时的关系。比如《脏气法时升降浮沉补泻图说》就专门讲四时，而且李东垣方子的加减很多都与季节有关。李东垣能以脾胃为核心立论立法，真的是医之大家。脾胃位于中焦，是后天之本。打个比方，汽车的方向盘是圆的，如果最外面是四时的话，往里就是四脏，最中间就是脾胃，那脾胃就相当于方向盘的轴，是最核心的地方。最核心的地方如果特别滞涩，方向盘打起来就特别费力，要是没有助力，方向盘几乎就打不动。李东垣抓住了核心的这个轴，只要给你一点助力，就能解决其他，不需要太大的力。李东垣的用药量虽然少，但方子的药味数相对偏多，可以这么理解，要转动方向盘，如果只在一处用一点点劲的话，可能不够；但如果在多个地方用力，就有一个合力，那转动起来就轻松多了。所以东垣方的特点是药量少、药味多而合力大。实际上药味虽然多，但加起来总的用量也没多

267

少，像补中益气汤，折合成现在的量，一副药加起来总共不会超过30g；再如凉血地黄汤，六味药，加起来也就是十几克。那这些东西能起作用吗？我对他的很多方子都进行了验证，比如补脾胃泻阴火升阳汤，总共加起来用量也没多少，但是疗效非常好。所以说要明其理、识其法、用其方，才能有客观的评价，否则容易造成误解。补脾胃泻阴火升阳汤确实是《脾胃论》出现的第一张方子，所有《脾胃论》里面的理，基本上在这张方子里都体现出来了，其他方子只不过是在它基础上的变化而已。所以补脾胃泻阴火升阳汤这张方子，比补中益气汤还重要，一定要记住。其中黄连1g，黄芩2g，这么小的量就能起作用。

另外，李东垣强调脾胃和五脏的关系，不仅提到脾胃虚导致其他脏的病，也提到其他脏腑对脾胃的影响。突出的一篇是《肺之脾胃虚论》，讲的是肺病导致的脾胃虚。其中主方是升阳益胃汤，其适应证不像现在写得那么明确，所以在运用的时候需要有一定的悟性。我去年治疗一位贲门失弛缓的患者，治了很久，用了旋覆代赭汤之类的，怎么治都不管用。这位患者之前也是到处治也治不好，所以他到我这儿来，治不好他也不走，那我就得想办法帮他解决。我当时就想，食管是居于肺和胃之间的，如果肺有病，就可能通过食管影响到胃，因为食管与胃是连续的，不可能跳过食管然后影响到胃，那我就用升阳益胃汤来试试。结果用上一周，效果非常好。所以我们在用的时候，要真正明白它的理，这样就可以用来治疗现代的一些疾病，比如食管的疾病就可以用它来治疗。

赵进喜：食管的疾病用升阳益胃汤来治疗，贾老师是如何思考的？

贾海忠：中医里面没有单独提出食管这个脏器。我们在治疗疾病的时候，要看它的病位在哪两个脏器之间，调理两头，也许中间就能够得到解决。而食管是在胃和肺之间，所以想到升阳益胃汤。这只是一个思路，不能作为一个定论。

我在临床上关于补中益气汤的案例很多。我大学还没毕业的时候暑假回家，遇到一位头痛的年轻女患者，头痛两年多，到处治不好。当时我看患者脉挺弱，体形也比较瘦，看上去脾胃比较弱，就开了补中益气汤加上川芎、细辛、蔓荆子，还加了全蝎。结果多年的头痛，原来要吃西药才能够控制的，十几副中药就好了。但是我现在回过头来看，脉弱不一定用补中益气汤，因为补中益气汤对应的脉是大的，不是脉弱。为什么我的中医信心这么坚定？因为我一用这些中药方就能治好病，你们说不好用我都不信。

再谈谈刚才说到的凉血地黄汤。我妹妹有溃疡性结肠炎，各种方法都不灵。有一天我看到《肠澼下血论》篇里的描述，心想这不就是溃疡性结肠炎吗？就给她用了原方原量，炒黄柏、炒知母各3g，熟地黄、当归、青皮各2g，因为药房没有槐子，就用的槐角2g，一共是14g的药；原方加减法里还写了大便后重的加木香、槟榔，我也各加了3g。吃一周就好了一大半，非常管用。一副药一块多钱，吃了两个月彻底好了，到现在已经三四年了也没有反复。所以，我越用李东垣的方子，就越觉得他是一位"四两拨千斤"的大家。我们现在看病的习惯是看到一群症状就用一个方子，甚至用量也固定，不去考虑医理，而是去考虑功效。我们之所以做不到"四两拨千斤"，是因为我们把太多的理论精华丢掉了。

《脾胃论》里很多方子都很好用。比如很多人都推崇的升阳散火汤，治疗发热，无论内伤、外感，都很好用。平胃散就更不用说了。今天门诊还遇到一位患者，说自己大便稀，我问一天几次，他说4天一次。一个4天一次的大便稀，该怎么治？实际这就是一个胃气虚，通降无力，还有湿困，所以就应该用平胃散。把机制搞清楚了以后，真的可以做到"四两拨千斤"。便秘的患者不一定用通便药，首先要看他饮食怎么样，他要是不想吃、吃得少，一摸肚子瘪瘪的，不用通便药，用开胃药就行，开胃就能通便了，因为能吃进去才能拉出来。看到体形瘦的患者别担心是上多大火，调脾胃，该补的补，该泻的泻，总而言之，调好脾胃就好了。就像一个国家力量弱的时候，其他国家都来欺负你，当脾胃弱的时候，细菌病毒也都找上门来。所以说调理脾胃绝对是李东垣对中医理论巨大的贡献，而且关键是他的处方都能够落到临床的实处。

《脾胃论》太简练，不好读懂，而且李东垣的很多经验超出了我们已有的知识范围。比如《脾胃盛衰论》里论述药物加减说："不渴而小便自利，妄见妄闻（实际上就是幻听幻视），乃瘀血证。"瘀血证该用的方和药有很多，但李东垣说的是用炒黄柏和知母，"以除肾中燥热"，这的确不好理解。在临床中遇到一些患者，瘀血很明显，舌象又紫红，这时候应该怎么解决瘀热？显然知母、黄柏就好用。

再如羌活、防风。我有一次治疗一位患者，方里没有一个通便药，结果用上羌活、防风之后就拉肚子。《脾胃论》里就讲了，羌活、防风用到15g左右就可以引起腹泻。所以有时候在临床上需要通便，用羌活、防风就可以。这样就可以理解为什么很多古代方书中通便的方里有羌活、防风。

另外，李东垣《脾胃论》中调理脾胃用防风，认为湿困脾胃，风能胜湿。其实，我认为防风是一味非常好的厚肠的药，像健脾药一样，只要肠胃病就可以用。知道这个道理以后，我就发现痛泻要方的用药思路和李东垣是很一致的，里面就用防风来治疗痛泻，所以它调理胃肠功能很好。

另外，像黄芪、甘草、人参，我们认为是补气的，是甘温药。我们总说"甘温除大热"，那李东垣到底有没有这样说？答案是有。原著中记载补中益气汤"黄芪一钱、炙甘草五分、人参三分，有嗽者去之"，并说："以上三味，除湿热烦热之圣药也。"人家写得明明白白，就是我们没记住，书里没一句废话，千万别忽略过去。像这样的例子书里面还有很多，就不再展开讲了，大家要去认真读书。

李东垣的服药方法很有讲究，孙老师刚才已经讲过了。我在临床上为了保护脾胃，几乎都让患者饭后半小时服药。一般人都认为脾胃虚弱者应该空腹服药，实际上这是错的，饭后半小时服药不影响吃饭，而且药量大时也不会因为药物浓度大对胃肠道造成刺激。所以脾胃功能差的，或者用药偏凉的，最好让患者饭后半小时服药。只有多食易饥的患者，让他们饭前半个小时服药，吃上苦寒泻胃的药，就可以少吃饭且不饿。我把李东垣的服药方法简化成饭前、饭后，主要从保护脾胃、调理脾胃的角度来用药，这是我个人的心得体会。我们照着李东垣的方法用，可以逐渐体会到李东垣用药的巧妙是基于中医理论的巧妙。

赵进喜："四两拨千斤"和"重剂起沉疴"实际上并无矛盾，还是与具体治疗的疾病有密切关系。比如凉血地黄汤，患者本身就拉肚子，熟地黄、知母、黄柏都用上的话，比如各用12g，吃了之后肯定会加重腹泻；而如果用小剂量，胃肠负担轻，服用后疗效会更好。再如参苓白术散，开汤药可能止不住腹泻，但用成药就可以，效果非常好，是因为汤药超过了原方剂量，所以效果不好。但如果真正遇到危急重症，比如参附四逆汤证，人参、附子用量大点可能还是很有必要的，尤其是年轻力壮的患者，出现感染中毒性休克的情况，治疗剂量确实需要大。假如是一位老人，慢性心衰，那就不一定是剂量越大越好。

有这么一个例子，是山西伤寒大家李翰卿先生的医案。有一位心衰的患者，当时管床大夫开的是真武汤加人参，结果心衰控制不住。后来李先生就说，这个方子挺对，心肾阳衰的辨证也没问题，只是需要把剂量减半，红参用4.5g，附子6g，白术6g，茯苓6g就行。结果第2天早晨患者心衰就稳定了。大家就问这其中有什么妙处，李翰卿先生说心肾阳衰就像残灯微明、炉火将熄，假如强行使劲儿挑灯、加煤，火自己就灭了，用小剂量的附子、人参温阳，式微的阳气才能慢慢恢复。所以说，对于用药到底该用多大量合适，就是该用大量就用大量，该用小量用小量。

贾海忠：赵教授刚才提到大剂量，其实我在临床中有时候中药用量也很大，比如黄芪用120~150g，葶苈子用40g，这样的情况也不少。大剂量用药有什么诀窍呢？用大剂量的药物要缓投。李可老先生用附子，是煮上以后先喝一口，一边煮一边再喝一口，这就是重剂缓投。重剂缓投就能把"四两拨千斤"和"重剂起沉疴"巧妙地结合起来了。张仲景也说："得后下，止后服。"尤其是患者体质虚弱，或是药物有毒或药性峻烈的时候，就要重剂缓投，喝的时候要少量频服，这样就不会有风险。另外，大剂量用药的时候，尤其是清热药，比如金银花用到60~90g，生地黄用到60~90g，我一定告诉患者饭后服，绝对不让他饭前服。为什么呢？一是饭前服药影响进食；二是这一类药虽然用量大，但用下去之后患者一会儿就上厕所，就都排出去了，很快的。

孙晓光：请教贾老师一个问题，关于补中益气汤四时加减法的原文，多数我都能看懂，但就是有一条看不懂，在临床上确实又好用，就是"脐下痛者，加真熟地五分"。这个原理是什么呢？

贾海忠：说起加减法，其实李东垣真的讲了很多，比如腰痛者加白术，利腰脐间之血，就是说腰脐之间有瘀血用白术就能治，李东垣就是这么用的。我们在学习的时候，先不说怎么去理解，首先把这个事实记下来，怎么去把这些知识统一起来认识，那是我们后面要做的。

赵进喜：贾老师刚才讲"阴火"，可以说是"一语点醒梦中人"，尤其是"生于阳者，得之风雨寒暑；生于阴者，得之饮食居处阴阳喜怒"这句话很有意义。但是大家也不要片面理解贾老师讲的话，因为内伤病因所导致的火最主要的就是指大补阴丸、知柏地黄丸适应证的这种火，肯定与贾老师所说的阴火有区别，李东垣所说的阴火肯定不包括这一类，而且李东垣也没有说内伤原因导致的火就是阴火。我们还是应该探究阴火到底是什么。

孙晓光：从东垣学说的角度来讲，这个阴火要把握住两点：第一，是内伤不是外感；第二，要有元气不足作为背景。

赵进喜：我也认为是这样。如果没有脾胃虚弱，过嗜辛辣引起的口疮、痤疮、咽痛等症状虽然也是内伤引起的，但是却不能叫阴火，应该是要有元气不足作为基础；而且阴火也不应该仅限于湿热，只要是内伤所致脾胃元气虚弱基础上形成的邪火，都应该属于阴火。

孙晓光：各家学说认为主要有三种火的相关理论，一种是刘完素的"六气皆能化火"论，一种是李东垣的气虚阴火论，一种是朱丹溪的湿热相火论。

赵进喜：李东垣在《兰室秘藏》讲得更明确："甘温益中气，佐以甘寒之品以泻其阴火，用黄连、黄柏、知母之类。"显然李东垣就是用黄连、黄柏来泻阴火的，但还要以甘温益中气为核心治法。不管是升阳散火汤，还是补脾胃泻阴火升阳汤，都是一组甘温益中气的药，一组辛散升阳的药，还有一组是我们现在说的苦寒清热药，但李东垣认为这些苦寒清热药是甘寒的，所以李东垣论述的阴火还是有一个相对局限的范围，但的确是属于内伤之火。

刚才孙老师讲的各种病毒感染的病理，我们也要进一步思考。病毒感染如果没有外感表证的一些表现，按照西医的认识是病毒感染，但是按照中医的认识还是应当属于内伤之火；而如果确实有外感表证的表现，即使用补中益气汤治好了，也有可能是气虚基础上的外感，而并不是阴火，这时候一边用补气，一边用清热解毒，也会有好的疗效。到底是内生之火，还是外感邪气，具体要通过患者的临床表现来判断。比如泌尿系感染，虽然是感染，但是假如没有外感的症状，仅仅是尿频、尿急、尿痛，可以是因为饮食劳倦引起，按照李东垣的说法也有可能是阴火导致的。治疗上，在清热的同时，还要注重甘温益中气。但是如果没有脾气虚弱的基础，那可能就不是阴火，而是一般的湿热、郁热。

所以我同意贾老师讲的前提，阴火一定是内伤之火，其次还必须是脾胃气虚基础上的内伤之火，需要两条同时满足。阴火的具体表现形式可能是多种多样的，可能表现出心火、肝火，也可能有湿热等，但只要是脾胃气虚基础上的内伤之火，我们就可以称之为阴火。

肖永华：我看《脾胃论》时发现有六味药——羌活、独活、柴胡、防风、升麻、葛根，这六个味在李东垣的方子里就是升提的作用。这些药在有的方子里用两味，有的方子用四味，有的可能是六味都用，很灵活。请问各位老师，有没有对这个所谓的风药、升提药的研究？

孙晓光：关于这个问题，李东垣自己就讲得很好了，从他的加减法里就能看出来。补中益气汤用柴胡和升麻，是取自他老师张元素枳术丸中运用荷叶的思想，就是升举阳气，实际上讲的是阳明和少阳之间的关系，既有少阳能引动阳明，同时阳明也能滋助少阳，这种情况下选择柴胡和升麻。在他的加减法里有这么一句比较笃定的话："头痛加蔓荆子，痛甚加川芎，脑痛、顶痛加藁本、细辛，诸头痛者，并用此四味足矣。"我这些年治疗头痛基本上都是这么用的，不论是紧张性头痛，还是血管性头痛，疗效都很好。另外，葛根重用可以治疗颈椎病、颈项背部的疾病，也就是东垣说的颈、肩、肘臂后外廉这一片的病，这时候葛根需要用大量。治疗颈椎病出现颈肩强直的时候，李东垣选择的就是羌活、防风。我基本上也是按照这个方法来用，如果有下焦的病变需要升提的时候，可以加独活。风药的使用，李东垣主要还是根据疾病的部位和药物的归经加以选择。

贾海忠：像羌活、防风这两个药，李东垣用得还是挺广的。我们在临床上经常见到有的患者头痛、面红目赤，又有胳膊痛，这个病的原因就在颈部，上下气血不通畅导致的。头面上的阳气下不来，就表现为脸红；气机下行不畅，表现出来的就是胳膊痛。针对这些筋骨经络的病变，羌活、防风就用得比较多，例如羌活胜湿汤，基本上都是属于治疗肢体经络疾病的用法。

赵进喜：《医林改错》治疗脱发、头发白、脸黑、脸白的症状，就用通窍活血汤。什么时候用益气聪明汤，什么时候用通窍活血汤，还是应该有一个区别。

贾海忠：实际上到临床操作层面，就是要记住方证对应，这么掌握就可以。关于通窍活血汤，王清任治疗的基本上全是皮肤病，是治疗皮肤血瘀的。

孙晓光：关于益气聪明汤这张方子我有一点自己的看法。刘清泉院长临床用益气聪明汤也很多，除了治疗耳鸣，还治疗一种病叫脑鸣，或者叫颅鸣，就是脑袋里面轰隆轰隆地响，跟耳膜内外的压力差可能有关系。我觉得益气聪明汤好像是介于逍遥散和补中益气汤之间的一张方子，当李东垣在临床上遇到用补中益气汤解决不了的问题，他不用逍遥散，而是用益气聪明汤来解决很多这样的问题。刚才说的治疗颈椎的问题，其实用逍遥散效果也挺好，而且我在临床上见过大家用芍药也能解决这一问题。益气聪明汤这张方子除了有补中益气汤的底子以外，有升麻、蔓荆子，还有芍药和黄柏，黄柏的用量很少。其实逍遥散和补中益气汤都是解决肝、脾的问题，补中益气汤的主治是以脾虚为主，是脾虚木壅，先有土虚后有木壅；而逍遥散的主治则是脾虚和木壅并重，没有因果主次关系。土虚木壅，清阳不升，就有阴火或者肝经郁热往上冲的趋势。用芍药和不用芍药对血压的影响还是有的，芍药能够抑制部分火上冲。黄柏用量一般要少，可以用3～6g，充其量就是用到10g。应用益气聪明汤，第一还是要把握元气不足这个根本，再一个就是病机不单纯是清阳不能升举，而是在清阳不升的同时又有火上冲的表现，这种情况下我觉得适合用益气聪明汤。

孙晓峰：李东垣肯定有一个自己的思维体系，包括本草、经络、四气五味、气机升降关系等。如果抓住一个药对或基本方，先进行统计挖掘，然后结合古代临床和现代临床使用东垣法的案例进行研究，就有可能发现一些规律，有助于发现方药中暗藏的关联规律。像刚才提到的白术利腰脐间血，在本草的古籍里我们可以数次看到白术擅长治疗腰膝疾病的记载，这样就能厘清哪些本草古籍是李东垣的学术渊源，从这个方面来讲还是比较有意义的。

赵进喜：我们应学习东垣，而不可止于东垣。《脾胃论》论阴火强调的是在脾胃内伤基础上的火与元气不两立，一胜则一负。脾胃气虚的基础上有火，这个火就叫阴火。即使是病毒感染，只要不表现出外感病的症状，这也可以算作阴火。此阴火是在脾胃元气亏虚基础上的火，是以免疫力低下为基础。如糖尿病患者有乏力症状，还容易合并多种炎症，有人也认为这是阴火。当然，我不完全同意这个观点，原因是糖尿病合并感染病情很复杂。其实，论治消渴病时，李东垣专门有甘草石膏汤、甘露饮子、兰香饮子等七八种方剂，总的思路也是在补气的基础上加石膏、知母、黄连、黄芩，再加上羌活、独活、防风、白芷，其学术思想与补中益气汤、升阳益胃汤也是一致的。但是针对消渴病，他更强调清热、养阴，所以知母、石膏、黄芩、黄连等还是很常用的，也有几首方子没有用甘温补益中气的药物。

我在邯郸工作期间，科主任杜庆云先生也很喜欢用补中益气汤，经常用来治疗耳鸣、牙痛、鼻炎之类的病。有一次患者出现冠心病心绞痛的表现，普通大夫开的是冠心病2号方、血府逐瘀汤一类，后来杜主任查房后认为应该开归脾汤。杜主任特别关注患者肛门是否感觉灼热、瘙痒、潮湿，结果这位患者确实肛门有这些感觉。杜主任给患者开了归脾汤加白头翁汤，用药后冠心病症状消失，我对杜主任不由得心生敬佩。最让我佩服的是杜主任治疗一位三叉神经痛兼脑梗死、脑出血的老太太。老太太突然发狂、哭闹、不认识人，普通大夫给开了天麻钩藤饮，没有效；我当时喜欢用成方，就给老太太开了全是风药的日本汉方医家的头风散，也没疗效；后来别人开活血化瘀方也没效，最后又出现了精神症状。杜主任给患者开了附子、干姜、白术、白芷、黄芩、黄连，就是附子理中汤加黄芩、黄连，没有党参，结果用药的第2天老太太的疼痛就减轻了，精神神志全恢复正常。我问杜主任开这个方的原因，他说是因为患者脉沉，舌不红。后来在杜主任生病期间，我曾向他请教如何理解李东垣的阴火，我说治疗窍病如口腔溃疡用补中益气汤加黄连，这个肯定是阴火，那归脾汤加白头翁汤，以及治疗脾肾阳虚证用附子理中汤加黄芩、黄连，是不是也算阴火？老先生表示同意我的说法。

李东垣所说的阴火，是在脾胃元气虚的基础上产生的内伤之火。脾胃气虚到一定程度，导致气血亏虚，可以有阴火；脾气虚到一定程度变成阳虚，甚至脾肾阳虚，也可以有阴火。读古书看原文，肯定是最核心、最基本的思路，但在临床的基础上再读原文，将更有助于领会古人精神甚至有所创新。

结语：李东垣的《脾胃论》在中国医学史上具有重要地位，其学术体系传承《黄帝内经》，问师时贤，又独具特色，选方用药轻灵，临床疗效突出。《脾胃论》立"补脾胃泻阴火升清阳""甘温除热"之法，解决了临床脾胃元气不足同时内生阴火论治的难题。学习《脾胃论》要尊重原典，结合其形成的时代背景加以理解，同时在继承的基础上不断开拓创新，着力为当今临床服务。

（整理者：刘轶凡　赵翘楚　岳虹）

二十四、衷中参西，着眼实效，
立方论药，震古烁今

引言：张锡纯，字寿甫，河北盐山人，近代中西医汇通学派的代表医家。其著作《医学衷中参西录》融合中西，结合实践，阐发医理，讲求实效，既为后学阐释了贯通中西的医理，又创制了不少有效方剂。《医学衷中参西录》在当时被称为"医书中第一可法之书"，广受推崇。本期"铿锵中医行"将聚焦《医学衷中参西录》，讨论如何在实践中传承其治学思路和制方用药经验，切实提高临床疗效。

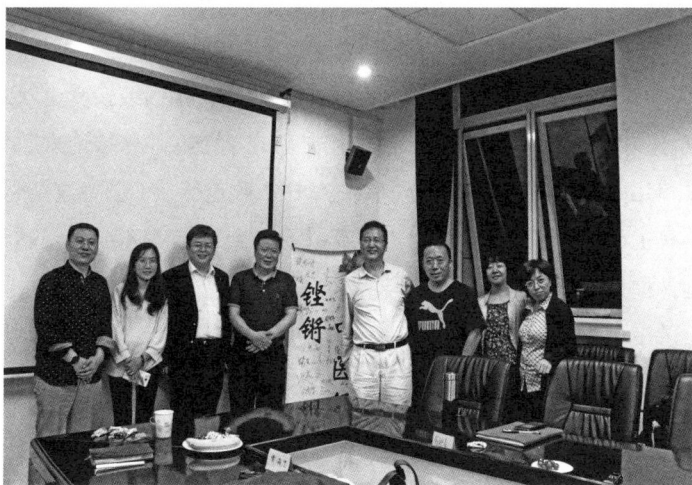

本期部分嘉宾（左起）：王利广　刘欣　贾海忠　李忠　赵进喜　孙晓峰　肖永华
任传云

赵进喜：今晚依然是蓬荜生辉，专家云集，首先向大家的到来表示诚挚欢迎！今天主要讨论如何把张锡纯《医学衷中参西录》学习好、挖掘好，为临床服务，以提高临床疗效。开始之前我先预告下次讨论的主题是郑钦安的三部著作——《医法圆通》《医理真传》《伤寒恒论》。现在扶阳派是"时尚"热门，那我们下一次就一起探讨一下如何理解郑钦安的学术思想，郑钦安的著作对现代临床有什么指导意义，郑钦安在强调扶阳的同时对于养阴到底如何看待等问题。欢迎大家下次一起再来参加讨论！

提到张锡纯我倍感亲切，因为他是河北盐山人，与我和包括贾老师在内的在座不少老师是老乡。张锡纯在当时的医学界影响很大，与蓬莱张伯龙、嘉定张山雷并称"海内三张"，更与冉雪峰以"南冉北张"之称而蜚声医林。张锡纯的代表著作是《医学衷中参西录》，虽然难言尽善，但是仍然可以称之为近代中医学之顶峰，反映了当时的最高水平。《医学衷中参西录》是由杂志上发表的多期文章集结而成的一本著作。张锡纯强调衷中参西，实际上与他本人开放的心态和所处的时代社会背景有关。近代西学东渐，中西方文化的冲突与融合非常激烈。张锡纯接受过新式教育，学习过几何，在河北盐山兴办新式学堂时他曾被请来教代数和几何。张锡纯当过军医，办过学校，收过徒弟，创办过杂志，具有主动接受新知识的意识。实际上张锡纯的传人不少，但是经过各种社会变革动荡，他的学术思想主要还是通过《医学衷中参西录》一书得以广为流传。

今天咱们的主题就是探讨如何学好《医学衷中参西录》，挖掘其科学内涵，最终帮助大家提高临床疗效。李忠教授今天第一次参加"铿锵中医行"，首先表示热烈欢迎！李忠教授在治疗肿瘤方面的经验非常丰富，有很好的疗效。我们是神交已久。张锡纯的参赭培气汤是李老师的一个常用处方，今天咱们也借此机会一起学习一下李忠老师的临证思路。大家欢迎！

李忠：赵老师过奖了！关于张锡纯，赵老师刚才讲得非常好，张锡纯的确是近代中医大家，临床功底非常深厚。我在临床上特别喜欢用张锡纯的两张处方，一张是参赭培气汤，一张是参赭镇气汤，治疗各种类型的肺癌都可以在参赭镇气汤的基础上进行加减。肺癌患者长期的慢性咳嗽，一定不是单一脏器的问题，因此在临床治疗时并不是说病灶在肺就仅仅单独治肺。现在临床对于肺病常见的治法就是诸如宣肺、化痰、止咳、清热解毒等方法，实际上这个方向是不对的。《黄帝内经》明言："五脏皆令人咳，非独肺也。"所以一定要调五脏。

参赭镇气汤是针对阴阳两亏的方子，能体现针对肺癌的综合治疗的临床特色，临床上使用往往收效甚佳。本方中用代赭石是一个非常有特色的经验，张锡纯认为代赭石不仅能下气，还能通便。肿瘤患者出现大便干燥，不适合使用大黄、芒硝一类峻下的药物，易使正气下陷；代赭石既能通便，又于气分无损，同时张锡纯受旋覆代赭汤的启发，认为人参和代赭石同用可纳气归原，为肿瘤的临床治疗提供了很好的思路，非常有价值。

参赭培气汤是治疗噎膈的代表方，从方中可见张锡纯重视培补中焦脾胃。临床使用参赭培气汤治疗食道癌、胃癌及化疗后的胃肠道反应，疗效很好。《医学衷中参西录》里也提到一个小故事，讲一位食道癌患者觉得自己的病没希望了，喝了一口酒，结果没想到喝完酒食道就通了，最后发现酒里泡了一条蜈蚣，提示噎膈的中医病机是由于膈上有瘀血，因此张锡纯重视祛瘀治法；同时，要祛瘀而不破气，所以用参赭培气汤加破瘀之品，既可以使瘀血得去，又可使正气恢复，是非常典型的扶正与祛邪相结合的代表方。在肿瘤治疗方面，《医学衷中参西录》主要集中在噎膈，即西医学的食管癌、贲门癌等疾病。张锡纯认为，噎膈的治疗必须中西合用，应"中药与西药相助为理，诚能相得益彰"，并说："西医用药在局部，是重在病之标也；中医用药求原因，是重在病之本也。究之标本原宜兼顾。"张锡纯拟定的治疗噎膈的方法，是在参赭培气汤的基础上，逐步使用活血药、破瘀药及虫类药，祛瘀而不破气，非常典型应用了扶正与祛邪相结合的思路。除应用汤药外，还口服"变质化瘀丸"，该处方除三七、桃仁、硼砂、甘草外，还有碘化钾和胃蛋白酶。张锡纯认为中药虽然可以化瘀，但难以消瘤赘，"消瘤赘之药，唯此两药有效"，故"合中、西药品，拟得一方于下，以备试用"。

临床上可见很多肿瘤患者表现为瘀滞的状态，像舌紫暗、瘀斑、舌底静脉曲张等，可使用活血化瘀药，如三棱、莪术等，以及虫类药物，如蜈蚣、水蛭等破瘀散结，但是对于食道、胃肠道中的实体肿瘤却很难消去。也就是说在食道癌、胃肠道癌出现梗阻时，单纯用中药很难解决问题，需要采用一些能发挥祛邪作用的西药来配合中药的治疗，以增加对肿瘤的抑制作用，甚至采用西医手术方法来解决瘤体的问题。这些措施的应用并不违背中医的思路，因为实际上这就是杀毒消瘤，也就是中医讲的"消法"，只不过使用的具体手段因科技的发展而有所不同，因此在临床治疗上我们并不反对化疗的使用。真正的中西医结合应该是中西医方法的结合，不是单纯理论的结合，《医学衷中参西录》给我们做了很好的示范。

在食道癌早期尚未形成瘤体壅堵时，可以单纯使用中医的方法来解决。我曾经治疗一位胃体癌的患者，没有用西医的任何方法，服用中药9个月，胃镜下看到胃黏膜完全修复。所以说首先要在理念上进行变革，中医在肿瘤治疗中所发挥的作用绝不是辅助西医而已，也不是只有康复的时候才用，更不是可用可不用的。

因此,《医学衷中参西录》启示我们,必须把中西医真正融会贯通以达到理想的临床效果。不管中医还是西医,首先在于疗效。不管做出多么高深的实验,缺乏临床支持都是空中楼阁,只有落实在临床上,看病有效,那才是水平。我跟悉尼大学的教授交流时,发现他们现在的研究思路已经开始调整了,首先在于对功效的研究,就是要首先确定有没有效,然后再去探讨机制;而咱们现在还是先探机制,再说功效,研究的方向反了。像现在大家一窝蜂地都搞信号传导通路的研究,只知道某个方子、某个药、某个成分对某个信号通路有影响,但这个方子在临床到底有没有效果却不知道。反观张锡纯,就是名副其实的临床实践大家,他"衷中""参西"的思路实际上超越了现在的"中西医结合"。咱们现在的"中西医结合"已经有一些"重西医、轻中医"的趋势,不是"衷中",而是"衷西"了,基本上是按照西医的思路在研究中医,这实际上会产生很大的误差。我们可以用西医的病名,可以用西医的诊断,但是我们临床的诊疗理法、思路一定要是中医的。所以我觉得张锡纯提出"医学衷中参西",带给我们的首要启示就是要立足中医,以中医为本。不论在科学研究上,还是在临床诊疗上,我们都要保持中医的思路和思维。将西医的一些方法和手段作为参照,这一点对提高临床疗效是很有价值的。

曾经有某位中医专家主张,肿瘤治疗归西医,康复归中医。这显然是不对的,因为首先你就把自己摆在一个非常次要的地位,而且在治疗中不从中医的角度去认识问题,临床疗效就会大打折扣。反观张锡纯,在当时就已经对该如何发展扩大中医影响有了体会和实践,所以称张锡纯为近代中医之顶峰,可以说是毋庸置疑。我曾见过一位肠癌术后化疗的患者,就是用西医的理论来指导中医的临床治疗,用西黄丸、华蟾素抗癌,但是患者使用的化疗药物,包括草酸铂、氟尿嘧啶类的药,本身就有导致腹泻的副作用，其结果就是患者每天腹泻20多次，只能被两个人搀扶前来看病。我了解病情后，让患者停用西黄丸、华蟾素，开了以调和脾胃为主要治法的方药，1周以后患者就可以自己走来门诊复诊了。这说明如果忽略中医的思维，用西医的理论指导中医的临床治疗，是一定行不通的。

我们目前在做白血病造血干细胞移植后反应的研究。首先要说，白血病造血干细胞移植是很好的方法，移植成功率在北京大学人民医院基本上能达到80%～90%。但移植后出现的诸多问题，会导致大部分患者一年内死亡，存在的问题主要是移植后供体与受体能否共存、排异反应如何解决及如何让身体去适应移植后的变化等方面，目前西医都没有很好的解决办法。这种情况下还有不少西医排斥中医，曾经某西医研究所的所长说："谁去看中医了，我就不给他看病。"但是后来他发现了中医的优势和疗效，主动介绍患者去看中医。有一个病例，赵老师应该知道。

赵进喜：我先打断一下李老师，给大家讲讲这个病例。患者是我一个朋友的女儿，父母都是著名律师。这位患者中学毕业，已经收到了美国大学录取通知书，机票都买好了，突然出现高热不退，同时腿上长了一个大脓包，检查诊断为"白血病合并严重感染"。西医大夫说合并严重感染无法进行化疗，因此没有任何治疗方法，于是找到李教授。李教授不仅把她腿上的疮治好了，白血病病情也稳定了。后来她又做了化疗、移植，但移植后出现了排异反应，有多次病情凶险，都是请李教授开中药治疗，多次转危为安。现在这个孩子已经到美国上大学了，很多年了还活得好好的。

李忠：这个患者当时出现了多次的肺排异，我用的就是参赭镇气汤。当时西医大夫说："你们家准备准备，该怎么着就怎么着吧。"但是中药治疗1个月以后，患者就能下床走了，到现在已经9年了。当时西医还认为排异反应后发育不好，会停经，但这个女孩经中药治疗月经正常，再次打破了他们的预言。因此中医药治疗这些疾病确实是具有积极意义的。我们一定要按照张锡纯的思路，衷中参西，立足中医，参考西医。但现在临床上更多的是把西医当成标准，常常是西医治不了才让中医试试。我们应当摆正自己的位置。实际上西医对中医的看法最终也取决于临床疗效，只要有疗效，西医也愿意跟你交流。我跟肿瘤医院的很多医生都达成了一种共识，由中医来解决一些西医手术仍然解决不了的问题，这是一个非常好的协作，这是中西医结合。《医学衷中参西录》给我们的启示就是要立足于中医。

赵进喜：李教授不但介绍了运用参赭镇气汤、参赭培气汤治疗肿瘤的认识和经验，而且再次为大家指明了方向，就是衷中参西，一定得立足于中医，也就是王永炎院士讲的"我主人从"，这是原则，也是要坚持的根本的治学方法。若见咽痛就使用清热解毒药，见肿瘤就加用活血化瘀药及药理研究证明有抗肿瘤作用的药，这就不是中医思路，而是用简单的西医逻辑来指挥复杂的疾病治疗。当然，在以中医为本的基础上，也要胸怀宽广，积极参考现代医学研究的新成果。李老师是这么讲的，也是这么做的，所以才有这么好的疗效，才有这么多患者来找他看病。如果自我束缚，自己把自己放在辅助、从属西医治疗的地位上，肯定难有成就，就是所谓的"求乎上得乎中，求乎中得乎下"，别说攻克肿瘤了，就是血糖高你也降不下来。中西医结合专家廖家祯教授就曾说："能中不西，先中后西，中西结合。"现在看来仍有价值。

关秋红：2002年我在肿瘤科转科，当时李老师就是我的带教老师。当时您开的方子都很小，大概是9～12味。后来我到普通门诊，有几位老患者拿着您的方子来抄方，有的时候一张纸都打不下。我想请教李老师，您处方用药的药味数从小到大的变化有什么原因呢？

李忠：大法复方是中医非常有效的一个方法。现在一谈到经方，就认为是小方子，其实经方并不等于小方。《伤寒论》《金匮要略》的薯蓣丸、大黄䗪虫丸、鳖甲煎丸，《温病条辨》里的化癥回生丹，都是非常大的方子，是针对肿瘤的特点而设的。因为肿瘤不是一个脏器的病变。如果单纯的一脏一腑的病变，那方子就很简单。如只有太阳伤寒证，用麻黄汤就可以，就很简单。但是临床上单纯的病很少见，通常是复杂的，出现一经、两经、三经的病变。肿瘤的特点就是它是一个综合性的病变，寒热错杂的病变，很难分清到底是寒、是热，是虚、是实，是哪一个脏腑为主的病变，治疗上要根据患者的情况整体调整。

针对疑难病的治疗，很多中医大家都是走大法复方的思路，南京中医药大学的周仲瑛教授也是如此。针对一个症状，比如咳嗽，治疗就很简单；而如果是肺癌的患者表现出咳嗽的症状，就不会像普通咳嗽一样那么容易解决问题，因为会涉及各个脏器的问题，还有肿瘤化疗后出现的神经毒反应、骨髓抑制及肝脏毒副反应等。如何把握病机关键，如何在综合体内把所有的东西都平衡，需要在临床上不断总结、发掘。

处方的君、臣、佐、使也是如此，讲究四象平衡，一定是一个平衡体，并不是说君药十分重要，使药就不重要。这个平衡之理，是临床中取得疗效的关键所在。用小方子治疗肿瘤，我一看就不可能有效。因为小方只能是针对某一点、一个小的症状，但解决不了综合的问题。

肿瘤患者来看病，关键看能不能在一两周之内取效，对典型症状有改善，如果达不到这一点，患者就不会再来了。之前有一位报社编辑的母亲，也是位大夫，患晚期胰腺癌肾转移，这种情况很少见。她出现血尿，西医没办法，云南白药也没效。我开了个方，当天1剂药下去，晚上血就止住了。所以中医不是不能治急症，关键是用药对不对。

在临床上，关键在于疗效，没有疗效，都是空谈。我们一定要在临床实践中不断观察摸索，要有新发现、新思路，从中医的角度去找到疾病的特征，然后有针对性地处方用药，形成自身的特色，这样才能有持久的临床效果。

赵进喜：确实如此！小方单刀直入，可能在解决某一个症状方面很有优势。假如是慢性病、复杂的疾病，很难靠几味药就完全解决问题。为什么膏方的药味那么多？为什么大活络丹、鳖甲煎丸药味都比较多？因为这些都是需要长期服用的，药味多可以照顾到方方面面。我老岳父得了贲门癌、胃癌，晚期出现典型的反胃症状。念及山西朱进忠老师曾用大半夏汤治反胃，我就想实践这个经验。于是按《金匮要略》原书，蜂蜜水也是舀两千遍然后再煎药。吃完以后第1天反胃、呕吐的症状是有些改善，两天有效，3天也有效，但是过了10天以后症状又出来了。虽然反胃症状确实有改善，但是贲门癌和胃癌没有解决。所以该用大方就用大方，该用小方就用小方，大方、小方各有各的优势和适应证。

李忠：药物的使用剂量也是如此，该用重剂就得用重剂。有一位脑胶质瘤的患者，复发以后基本上半个脑袋都是肿瘤，西医说最多活1个月。当时我们给他用的就是大剂量中药，生、炙黄芪各120g，仙鹤草120g，炮附子90g，最后这位患者活了7个月，这在西医来说都是不可能实现的。这位患者7个月以后不是因为脑瘤去世，而是因为家人觉得他身体状态还行，推出去晒太阳，感冒后引起肺部感染去世。因此，辨证准确的情况下，如果药物剂量不够，即便药物是合适的，仍然可能难以取效。我原本是搞外科的，外科的临床治疗就讲究稳、准、狠，治疗恶性肿瘤也要做到这一点。

任传云：李老师，向您请教一个问题：大剂量的药物长期服用，会不会出现脏器功能损伤的情况？

李忠：有些老患者就是长期吃药的。我治疗的患者里面，坚持看病吃中药时间最长的是一位结肠癌术后化疗导致肝损伤的患者。该患者服用18年中药，药物性肝损伤完全消退，最后检查肝功能正常。有一种惯性思维，认为中药有肝肾毒性，经常也有患者问我中药吃多了是不是伤肝，实际上不存在这个问题，用对药就没有副作用；有副作用一定是用错了，比如明明是寒证非得用清热解毒药，明明是热证非得用附子，不良反应就是这么出来的。所以大部分情况下，应用中药出现不良反应都是西医用中成药导致的。西医往往是看什么能抗癌就都给用上，常见到小金丹、西黄丸同时用，两个性味相反的药怎么能一起用呢？是不合适的。

赵进喜："有故无殒，亦无殒也。"感谢李老师为大家解惑。下面请贾老师来讲吧！贾海忠教授大家已经很熟悉，他的中西医结合水平很高，他开发的慈方中医诊疗系统综合了许多位古今名医的经验，已经临床应用数年，确有成效。

贾海忠：李忠老师刚才提到中医研究存在的一些问题和短

板，确实如此。咱们作为临床医师，与其花时间读那些在分子水平研究中医的文章，还真不如好好读一读《医学衷中参西录》，就算"照猫画虎"，也能解决一些实际问题，治好很多病。

我从大学毕业做临床开始，就一直把《医学衷中参西录》作为案头书。在中国中医近代史上，张锡纯绝对是一位登峰造极的人物，基本没有人可与之比肩。在这之前，王清任是一位登峰造极的人物。中医史上这样的医家不多，这样精彩的书也不多。如果大家要做中医临床，我建议一定要读《医学衷中参西录》，而且要反复读，因为这本书真的是从临床实践中总结出来的。

有人说过："中医好，西医好，中西医结合是好上加好。"实际上应该说："中医难，西医难，中西医结合是难上加难。"但正因为是"难上加难"，才是"好上加好"。《医学衷中参西录》这本书的名字起得特别好，以中医为本，西医为我所用。张锡纯是在中西医结合方面真正取得巨大成就的，他开放的精神确实值得我们传承。《医学衷中参西录》中记载了如何从中医的角度运用西药的专门论述。受张锡纯启发，我从30多年前开始，一直在做西药辨证应用的工作，因为当今临床上中西药并用事实上不可避免，西药对中医脉证的影响客观存在。比如患者见迟脉，据此辨证就有可能出差错，因为患者迟脉出现的原因很可能是由于β-受体阻滞剂的使用，这时候出现的证候实际上受到了西药的干扰。如果不能从中医的角度理解西药的药性，就可能会导致辨证的误差，进而影响疗效。因此西药的辨证应用在当今是很有意义的一项工作，张锡纯在这方面开了个好头。

张锡纯的书里更精彩的是方子。刚才李老师讲了参赭培气汤、参赭镇气汤，在心内科我们用得最多的是升陷汤，这张方子好极了。在史载祥老师的带领下，我们使用升陷汤加减来治疗冠心病、心绞痛，以及行冠脉支架或冠脉搭桥术后胸闷憋气还不能有效解决的患者，疗效非常好。如果没有史老师的指导，我们可能还觉得中医真的只能是配合西医治疗，以为心脏支架、搭桥技术已经非常先进，中医没什么用了。实际上根本不是这样。支架、搭桥术都只是暂时解决了某阶段的问题，其他问题没有解决，根本原因也没有解决。所以说中医发挥作用的余地还是很大的。但如果我没有在史老师的带领下把张锡纯的升陷汤在临床真正用好，说实话我也不敢有这个底气。实际上升陷汤不仅仅适用于心功能差的，对心肺功能差的患者疗效也很好。我们曾经收治过一位从河北来的肺纤维化的老爷子，入院时走两步就喘得厉害，用升陷汤化裁而成的升解通瘀汤治疗后，不到一周就能到医院的花园里边散步，3周后就能外出活动了。这张方子的疗效，不用就不知道有多好。所以说张锡纯给我们留下的东西，真的是在临床上久经实践、疗效卓著的宝贵经验，一定要好好学。

镇肝熄风汤在临床上用得也比较多，治疗肝阳上亢的头晕效果很好。前不久我们遇到一位糖尿病患者，在应用胰岛素的情况下空腹血糖还是12mmol/L，眩晕明显，中医辨证为肝阳上亢，我们就给患者用了镇肝熄风汤。结果在用药后患者血糖水平逐渐下降，胰岛素、口服降糖药都停了，血糖依旧能够保持在6～7mmol/L的水平。所以我们在临床中，一方面要按照中医的思维来选方用药，同时要善于观察包括实验室指标等临床症状的细致变化。

我们在临床实践中发现，张锡纯的方子真的是都好用。如秘红丹治疗咳血、吐血，甚至尿血、皮下出血，效果很好。秘红丹的处方只有大黄、肉桂、代赭石三味药，有时候代赭石可以用三七粉代替。关于代赭石，我在临床上体会的确是一味好药，具有化瘀、利水及消肿之功效，对于外伤性肿胀比三七疗效更好，还适合治疗肺水肿、脑水肿及脑震荡后遗呕吐。

山药也是张锡纯擅用的一味药，它药食两用，药性平和。在《医学衷中参西录》中，一味薯蓣饮仅由一味山药组成，却被用来治疗各种感染导致的虚脱。以前我曾学习过用无比山药丸治疗劳淋，曾一度怀疑其疗效。后来我观察到铁棍山药自然放置半年多也不容易腐坏，不像红薯之类的很快就坏了，这种现象提示山药可能具有天然的良好抗感染能力。所以我就有意地在临床验证，结果发现其对慢性感染疗效的确很好，但用量要大，至少在30～50g。所以读《医学衷中参西录》的时候，要积极开放地接纳，谨慎地实践求证，才能真正有所收获。

我们的任何怀疑都是基于已有认识，不断学习的目的就在于能增进见识、拓宽眼界、增长能力，所以心怀成见的否定和先入为主的批判，会使我们错过许多有价值的东西，这样的学习不利于个人成长，无益于患者健康，更不能促进中医学术的继承与发展。虚心读书，科学验证，长此以往，日积月累，才能获得可靠的临床经验，最终提高临床疗效。

还有宣阳汤和济阴汤，一些肾病综合征的难治性水肿，可以交替应用这两个处方，效果很好。济阴汤中的熟地、白芍一定要用量大，否则就没效。我们有时候想，水肿病证水湿这么重，用大量的熟地可以吗？放心用，真的很好用。都说湿气重的时候不要用滋腻的药，但是我发现生地、熟地，包括天花粉，治疗顽固不化的厚腻苔疗效非常好。我是怎么发现这一类药化痰湿效果好呢？其实也是一个偶然的事件。我们之前管过一个患者，严重的颈动脉硬化、脑梗，还有糖尿病，患者整天没有精神，舌苔非常厚，各种化痰、通腑的方法都用了，厚腻苔就是纹丝不动，患者也不愿意喝汤药了。由于患者住院不能不治疗，于是住院医师给输了胰岛素、维生素C和葡萄糖等支持治疗，其他药都没用。结果3天之后再查房，发现患者的厚苔变成薄白苔了，于是我立即想到可能是胰岛素起的作用。从中医角度理解，胰岛素是一个生津止渴的药，由此我想到遇到湿浊难化的情况应该用养阴生津的药，尤其是常规治法无效、顽固不化的厚腻苔。我后来就去临床验证，果然效果很好，一般一周之内就有明显效果。这是我从临床实践的个案中发现，又经过不断验证的经验。

通过胰岛素，以及茯苓、山药这些中药，提醒我们不能忽视药性平和的药，它们往往是副作用小，疗效好，就如同我们生命所需要的空气和水，都是无味的，但却是我们离不开的。在学习前人的东西时也是一样，不要见到一些平淡的，就认为是无效的。

我就简单说这些吧！这本书里的东西要是展开讲就太多了。

赵进喜：真是英雄所见略同！我临床也经常用升陷汤，学生们都见过。我主编的"十三五"创新教材《中医内科学实用新教程》中，专门提到胸痹心痛即冠心病，以及肺痿即肺间质纤维化可以选用升陷汤治疗。《黄帝内经》论述宗气出于胸中，贯心脉，行呼吸，宗气亏虚必然出现心肺的问题。冠心病、肺间质纤维化患者常见胸闷气短不足以息，活动后加重，或有心悸、胸痛，或有咳嗽、咳痰，口唇紫暗，脉短、脉细、脉叁伍不调等。宗气不足是心肺功能不足的关键，痰阻、血瘀、饮停为其标，治疗重点以益气升陷为主，辅以化痰、活血化瘀、利水，主方就用升陷汤。升陷汤的作用不能简单从活血化瘀或益气活血化瘀角度理解，不是说一堆活血化瘀药再加一味黄芪就能有效。换句话说，该用升陷汤的时候不用升陷汤，单用一味黄芪是解决不了问题的。这就是所谓的"方剂有合用之妙，药物有单行之功"。

张锡纯的贡献还在于创制了一大批临床上确有疗效的好方剂，屡用屡验，有这样贡献的医家可以说近代没有第2个人。我刚当大夫的时候，与贾老师一样常读《医学衷中参西录》，遇到患者了就想想张锡纯是怎么治的。我曾遇到一位乳腺炎的患者，出现了乳腺化脓前期的症状，处于该"消"的阶段，我就用了张锡纯的消乳汤，没用青霉素等抗生素，一夜的工夫肿痛的乳房就松了，疗效真是好。所以说张锡纯在方剂学方面的成就，确实应该算他最大的成就之一。和咱们上次讨论的王清任一样，虽然书中前面的理论有讲得不对的地方，但是里面的方剂临床确实有疗效。

张锡纯对于中药的运用也颇有心得。比如说山药，他本身就喜欢用山药、熟地黄之类。当年我在邯郸地区中心医院负责所有的会诊，当时医院大学本科毕业生很少，医生大都是工农兵学员，大家都不愿意负责会诊，所以全院所有的会诊都是我负责。有一次内科住了一位传染病患者，西医诊断为肠伤寒，用了当时的特效药氯霉素，高热还是不退。当时我就想，按说这是中医的湿温病，但是会诊的时候看见患者拿大罐头瓶喝水，典型的高热、烦渴不止的症状。所以我当时学张锡纯，给他开了白虎汤。张锡纯喜欢把白虎汤里的粳米换成山药，恰逢当时药房也没有粳米，我就也换成山药，即白虎汤去粳米加山药、天花粉。结果患者吃了中药后应手而瘥，几副药以后高热就退了，患者高高兴兴，像换了个人一样。张锡纯讲的这些药物用法都是从实践中得来的，需要我们认真去学习。他不是用阴阳五行理论随便解释、胡乱套用，而是真正来源于实践，所以用之则效。

贾海忠：张锡纯用药还有一个特点，那就是推崇用生药，不推荐用炮制的。当然，对于那些有毒的中药，比如马钱子之类的，还是要炮制的。

赵进喜：比如水蛭的运用，张锡纯认为应该用生水蛭粉，不用炙水蛭，也不要煎煮。我临床上体会，确实生水蛭粉的疗效要比炮制或煎煮过的好。邯郸市中医院的韩志和老师长期致力于研究周围血管疾病，其经验方名为水土散，运用水蛭、土鳖虫等活血通络，治疗各种血管疾病，其中用的就是生水蛭粉。我们临床常用来治疗糖尿病脑病、周围血管神经病变及足坏疽的糖宁活络散，也是以水蛭粉为主药。

李忠：这就说明张锡纯的认识是完全来源于临床。提到水蛭，有个方子叫藻蛭散，就是水蛭配上海藻，用于治疗食道癌。曾经有一位四川的患者，当时患食道癌已经吃不下东西了，他把这个方子拿过去自己做成散剂吞服，两天以后就能吃下东西了。所以有很多东西，临床上你不去用就不知道疗效。比如蝼蛄的利水作用特别好，我一般都用12g，按常理这类药都是磨粉冲服，但是常常因为没有条件而都是水煮。有一次遇到一位肝癌晚期腹腔积液患者，我给他开了15副药，其中用到了蝼蛄。因为蝼蛄要去头、足、尾，所以药房抓药的时候把蝼蛄单包了。结果患者拿回家去完了头、足、尾之后，一锅全给煮了。之前患者的肝癌腹腔积液一直下不去，很难受，结果服药以后一夜之间水就消了，而且也能吃下去东西了。这位患者本来是用药方法错了，15天剂量的蝼蛄一次服下去了，却取得了意想不到的效果。换个思路想，咱们原来用药为什么效果不明显呢？可能原因就是剂量不足。恰恰用到这个超过常规的剂量以后，患者的腹腔积液消了，生活质量改善了，身体素质好起来了。所以你不用就不知道有效的剂量是多少，有时候方子是对的，药的剂量不够，效果也不好。我记得我们老师治疗多发性的神经纤维瘤，或者脂肪瘤，甚至全身多发的，用大剂量补中益气汤效果很好，这些东西都是从临床上来的。具体在临床上如何去用，只有用过了才知道，才能心中有数。

现在很多中医临床大夫没有重视学习前人的临床经验，没有进行深入的思考，很多时候没能发挥中医的特色。比如治疗肿瘤使用靶向药物出现各种皮疹，为什么出现皮疹？为什么越出皮疹越有效？我思考服用靶向药物出现的皮疹与中医解表透疹的治疗原理其实同出一辙。

贾海忠：正好今天临床上来了一位黑色素瘤术后的患者，已经转移了，现正在打干扰素。但是他一打干扰素就发热，我就告诉他下次发热不要硬退烧，因为很多肿瘤患者一发热肿瘤就变小了，这是由于在发热的时候人的免疫能力会被调动起来，如果免疫能力刚调动起来你就把它打压下去，等于是帮助"敌人"了。所以如果患者体质比较好，发热时不要硬降温，这时服用中药使体温降下来是可以的，单纯用西医退烧药绝对不好。

李忠：我们治疗肿瘤引起的发热，要使用寒温并用的方子。我经常把附子和石膏合在一起用，大家不容易理解。实际上肿瘤引起发热的病机，一部分是阳气弛张，还有就是阳虚发热，寒温并用既不损耗阳气，又能鼓动正气。

贾海忠：李老师说的经验我深有同感。我们返回去再看《伤寒论》，会发现单纯补益、单纯温阳、单纯散寒的方子很少，大概百分之九十的方子都是寒热并用、补泻兼施。

赵进喜：我们要虚心向古人学习，但也不能迷信古人，或者是肤浅地理解古人。《医学衷中参西录》中认为消渴病就是西医讲的糖尿病，认识到胰腺和糖尿病的关系，提出"渴而多饮多溲"的症状皆起于中焦，创立了玉液汤、滋膵饮，常用黄芪、山药、天花粉、葛根等治疗。这些认识与之前上消、中消、下消的三消辨证模式已经有了明显的区别，是其突破与创新。但如果有人想把山药、葛根等当成降糖药，通过服食山药粥、葛根粉达到快速降低血糖的效果，不仅不可能，而且常常是适得其反。由此可以看出，中医治疗的作用层次可能更深。从长远来看，中医治疗能够改善胰岛素抵抗，调节糖脂代谢，保护靶器官，虽然我们不知道具体是哪一方面起的作用，但一定不是直接降糖那么简单。我们一方面要理解古人立方的用意是什么，另一方面也要了解药物的药理作用。张锡纯认为生鸡内金冲服可以治疗闭经，但适应证讲得并不是特别明确，我用了好几次也没发现有特别好的疗效，可能是用的剂量不够，或者有其他原因。所以我们应该在临床中不断地去实践，去体会。

贾海忠：赵老师刚提出来一个很好的观点，糖尿病应用山药以后出现血糖升高的这个现象，的确不能说明山药治疗糖尿病就无效。我们把这几个问题合起来，上升到一个理论高度来看。有一种情况，我们用胰岛素降糖，睡前用了足量的胰岛素，结果夜间出现了低血糖，第2天早晨就会发现血糖非常高；还有另一种情况，前一天血糖升高了，到第2天早晨发现血糖降低了。就像用降压药，有时候越是降血压，血压反而越高，这是因为原来的这个血压升高是有积极意义的，是要保证组织供血；血压下来了，组织的灌注特别是肾脏的灌注降低了，反而导致血压更不容易降下来。同理，当组织的糖供应更加充分的时候，有可能反而能起到后续的降糖作用。所以说，我们的认识不能停留在以西医指标来判断中医成熟经验对错的层次上。如果再出现了问题，不是要怀疑我们的经验，而是要怀疑我们的研究方法。因为古人是治病，而不是治指标，要着眼于长远的疗效。

李忠：其实很多西医的指标与中医的认识是不匹配的，比如中医的血瘀证与西医的高凝状态就不是一回事。但现在的研究往往用西医所认识的高凝状态来对应中医的血瘀证，拿西医的标准来做中医的实验，最后得出了中医的活血化瘀药能促进肿瘤转移的结论，这是有问题的，实际上表现为血瘀证的不一定有高凝状态。我们看到肿瘤标志物水平升高了就赶紧降，其实降下去也未必是好事，而且不一定能降下去。曾经有一位卵巢癌的患者，当时西医做化疗的时候检查肿瘤标志物是2000个单位左右，而且越做越高，吃中药2天肿瘤标志物水平就从2000个单位跌到200个单位，这是因为患者的正气恢复了，指标自然就下来了。

肖永华：刚才老师们提到肿瘤患者发热后肿瘤相关症状可以减轻，我碰到过类似的情况。骨性关节炎、类风湿关节炎出现关节疼的患者，来就诊的时候膝盖不能弯、腿不能直，治疗之后开始出皮疹、过敏，但是随着皮疹的出现，关节症状就越来越轻，而且我看到的不是个例。很多内科病都涉及这样一个病位的问题，像骨关节病、风湿病涉及骨头这个层次，皮疹涉及皮毛的层次，病位有一个从深层到浅层的问题。

赵进喜：我老母亲就患有晚期硬皮病，也出现一个规律，她老人家胃痛或是喘严重的时候，手脚的症状肯定就轻；但是遇上某一年喘、胃痛的毛病不犯了，手就烂得严重了。这个过程就跟《金匮要略》上描述的一样，浸淫疮从内脏往四肢走为好，从四肢往内脏走为恶。

肖永华：我在学习张锡纯的过程中体会到，近代以来没有人像张锡纯一样思路这样开放，学问这样扎实，疗效又那么好。而且他的处方、用药和具体的剂量都登在报上，全国的医生看到就用，用完后给他很多的反馈，无私分享。他就是这样的一位大家。

赵进喜：张锡纯的成就也有特殊的时代背景。在那个时代西医很不发达，中医在维护中国人民健康方面起了主要作用，因此他获得实践的机会非常多。现在中医在医疗体系中承担不到20%的作用，所以很多疑难病例、危重病例我们没有那么多的机会去实践、去发挥作用，影响了专家水平的提高。

下面我们请中国中医科学院信息所的孙晓峰老师来讲一下吧！孙老师跟我们也有非常好的合作。

孙晓峰：《医学衷中参西录》是一部真正能够将思辨说理与具体实践方法相结合的书。对于理法方药的运用，书中载有详细而可靠的临床病案，为我们采用数据分析的方法进行研究提供了可能。由于张锡纯对于药物有许多切实而独到的认识和运用，所以我们可以研究其药物的运用规律，将药物的具体用法、用量、主治疾病及临床表现之间的关系挖掘出来，这样的研究应该对我们的临床工作有所裨益。

我结合自己的专业，从药物的角度总结了张锡纯对于石膏的应用。我是按两个维度来组织的，第一个维度就是石膏的主治病证，具体到药物的使用剂量，第2个是张锡纯对石膏的使用原则。我的原始材料是原著和研究张锡纯使用石膏的30篇文章。关于主治，原文上讲治"汗出而喘，无大热"，这时候石膏和麻黄的比例是2：1；治疗"温病无汗而热重"的，"石膏之分量恒为麻黄之十倍"，比例是10：1；然后治疗白喉、烂喉痧，麻黄用一钱，石膏恒用二两，比例是20：1。至于为什么是这个比例，我们认为首先应该是有效，然后再来研究为什么。先研究张锡纯对于石膏的用法，然后在这个基础之上可以再结合古今文献去验证，去发现张锡纯不完善、不充分的地方，再结合其他大家的经验，就可形成一个使用石膏的法则。还可以继续再研究石膏与人参、粳米、山药、代赭石等的配伍，这就是更复杂的一个研究。对于石膏的用量，张锡纯说治疗外感实热，轻症也一定要用到一两左右；如果是实热炽盛，恒用至四五两到七八两。然后他的服法也很特别：浓煎取三四个小茶杯的量，然后分四五次徐徐温服下。特殊服药方法的原因，张锡纯也做了解释。张锡纯使用石膏还有一个特点：对于阳明热盛兼呕吐和便结，他说生石膏末比煎汤效果更好，清解之力更强，而且还说石膏末一钱之力相当于煎生石膏一两之功。张锡纯认为生石膏是清阳明实热的圣药，无论外感内伤用之皆效；虽系石药，实为平和之品，产后妇女都可以大剂量使用石膏，大人与小孩的用量区别也不大，小孩也有用到四两、六两的时候。张锡纯以生石膏煎汤与阿司匹林合用，取阿司匹林退热发汗之力，生石膏的清热之功。在关于石膏的56个验案里，有很多是单用石膏，所占比例也特别大。

所以我觉得从数据分析的角度，一个是总结法则的对错，一个是总结剂量的问题，应该是很有意思。各位老师都是临床大家，从临床角度看这个研究设计的合理性有多大，希望听听各位老师的宝贵意见。

贾海忠：这个研究要和临床能紧密结合，一定不能忽略临床适应证，要在适应证的基础上再谈具体的用法和用量。首先要强调临床表现是什么，在什么情况下使用，然后是用的什么办法，用了多大的量，而不是要去概括这个药有多少种用法。研究的出发点应该是适应证的临床表现，应围绕着如何去解决这个临床表现来进行研究。

肖永华：要尽可能最大限度地反映出当时这个患者所有的症状、体征的信息，越全越好，然后再去用各种工具分析。

李忠：一定要抓住症状，抓住这个病的表现，抓住证候学的特征，有这个特征就用这个药物，而不是单独地孤立地谈一个药物的使用。我们的研究一定要建立在有效的基础上，比如说现在总结了很多文章来对胃癌的用药进行频次分析，这种研究实际上没什么用。

赵进喜：再次感谢各位老师的无私分享！机会难得，在座的同学们有什么问题想向各位老师提问？

申子龙：刚才老师们谈到石膏的使用，张锡纯讲了一个医案，说是他们四五个人一起坐火车着凉了，发热，但是不出汗，使用了石膏粳米汤，然后就汗出而热退。《温病条辨》里吴鞠通讲的白虎四禁之一是汗不出则不能予白虎汤，并且讲白虎汤是辛凉重剂，汗大出、脉洪大才可用白虎汤。因此想请教老师们，使用石膏的时候，汗出、不汗出，在临床怎么去把握？第二个问题是：一般认为立夏后、立秋前才可用白虎汤，立秋后到正月、二月、三月尚凉，不可予白虎汤，予之则呕利而腹痛。想问各位老师，临床上应该怎么把握石膏的运用和用量？

贾海忠：《医学衷中参西录》是张锡纯个人实践经验的总结，与《温病条辨》不同，《温病条辨》是吴鞠通对前人书籍经验进行整理而写成的，不全是他个人的经验。所以不要拘泥在《温病条辨》的文字上，因为这本书本来就是从文献中来的，某些观点就可能存在问题。

赵进喜：清瘟败毒饮是不是要比白虎汤力度大？《疫疹一得》论清瘟败毒饮，在无汗的时候、脉沉细的时候都可以用，不口渴的也能用。再说张仲景的《伤寒论》讨论白虎汤的原文里也没有说白虎汤一定要出现高热、烦渴、大汗出、脉洪大才能应用。

贾海忠：我们学中医，如果听到什么情况下该用什么，这个需要记住；但如果听到什么情况下不能怎么用的时候，这个要谨慎地去听，因为有可能讲这个的人也是传承之前的说法，自己也没用过。

赵进喜：确实是这样。所谓的白虎汤秋冬不能用也是如此，完全是先入为主，自己先那么认为了，所以就不敢用了，然后就告诉别人也不要那么用。实际上具体能用不能用，还是根据临床表现来决定。不管冬天还是夏天，比如冬温、伏暑，真出现白虎汤证了，该用的还得用。同学们一定不要先入为主，一见年过四十就说阴气自半，一见老头儿就说肾阳虚，一见受凉就认为是风寒感冒，一见做手术了就说虚，一见受了外伤就说血瘀，这样是不对的。冬天发病肯定是寒吗？在北方，因为冬天家里暖气热，所以可有燥邪，可有温热，可有伏热，可有温毒。所以不要想当然，都得从临床表现出发。不管是伏邪还是新感，中医讲究审症求因。中医最基本的思维方式，就是通过外在的表现来推测内在的病因病机，脱离不开具体的脉证。据时辰、时间用方，也能取得非常好的疗效，能做到这一点的都是高手，不是一般人能达到的，不是青年学生一开始所能达到的。青年学生开始学的时候，一定要全面理解中医的内涵，一定要理解中医"司外揣内"的思维方式。外在的表象症状尽量多地去了解，不厌其烦地问诊，形、神、纳、眠、便都要问，然后加上舌象、脉象四诊合参。那天我讲外感病临床思维的课，最后有一个医案，是肺部感染，三阳合病，少阳症状比较突出，处方是柴胡汤合麻杏石甘汤。有一位同学说要用小柴胡汤加干姜、五味子，他背的是《伤寒论》里咳嗽的加减法。但是并不是说只要咳嗽都可以加干姜、五味子，那只适用于感冒还有寒邪伤肺的咳嗽。这个肺部感染三阳合病的，就不适合了。所以学习知识不是死搬教条，不是所有的咳嗽都用干姜、五味子。

同学：首先感谢老师们的讲解，非常有收获。想向李老师请教，您常用的梅龙散的组方思路是什么？就是乌梅、地龙、威灵仙、苏梗、天花粉等药物组成的方子。第2个问题是您在什么情况下会使用虫类药？第3个问题是您临床中用的哪些中药是借鉴了现代药理研究成果来治病？因为现在中药现代药理研究比较热门，临床各科都在借鉴现代药理研究的一些成果。谢谢老师！

李忠：这几个问题我合到一起回答吧。虫类药物在治疗肿瘤临床中确实有独到的优点，在散结、消瘤方面有很大用处。过去讲的五毒包括蝎子、蜈蚣、蛇、蟾蜍、壁虎，具体用于不同的患者和不同的情况。比如全蝎、蜈蚣，对于头部肿瘤，例如脑瘤，有很好的临床疗效，我们用得非常多；对于消化系统肿瘤，包括食管癌、胃癌、肝癌、胰腺癌等，我们常用守宫、水蛭。

西医认为提高免疫功能就能改善肿瘤、预防肿瘤，所以我们现在的研究和治疗就都跟着西医走，临床上也跟着用补益的药物。从药理作用分析，补益的药物就是具有增强免疫功能的药物，比如人参、虫草之类的，西医认为用这样的中药就能控制好肿瘤，实际上这种观点是错误的。对肿瘤来说，单纯使用补益药物是没有作用的。20世纪70年代中医临床工作者就开始研究扶正培本治疗肿瘤的方法，到现在还是没有取得满意的成果，因为追着西医的研究成果而得出的中医治疗思路是有问题的。在肿瘤的治疗中，我提出一个"固摄"的观点。"正气存内，邪不可干。"只有正气能够内守，才能有力地抵御外邪。但是肿瘤的发展是一个正气外泄的过程，单纯扶正没有解决外泄的问题，所以正气始终扶不起来。之所以选择乌梅，实际上就是取其固摄的作用。《伤寒论》的乌梅丸本身就是一个以杂治杂的非常好的方子。肿瘤的病机特点与厥阴病非常相似，那就是寒热错杂、虚实并见。乌梅丸是大剂量使用乌梅，而且用醋泡增加其酸收之力，实际上酸收就属于固摄的一种方法，所以临床中我常用一些具有固摄作用的药物，包括乌梅、龙骨、牡蛎和一些碳化药物，都能够起到固摄以扶正的作用，比单纯的扶正效果会更好。所以使用乌梅是来源于我提出的"固摄扶正"的观点。

刚才提到的梅龙散，实际上运用了所有与肿瘤治疗相关的理论。威灵仙是软坚散结的好药，过去有"铁脚威灵仙，糖醋和酒煎，一口吞下去，铁棒软如棉"的说法；天花粉是一个治疗疮疡的好药，仙方活命饮里就有，仙方活命饮是融"消、托、补"三法为一体的中医外科名方。

在临床上针对肿瘤治疗选用药物也是基于我们前期提出的理论，也就是肿瘤的主要病位在厥阴，包括手厥阴心包经和足厥阴肝经，特点是"阴阳气不相顺接"。"阳化气，阴成形"，肿瘤的产生属于化气不足、成形有余，是在阴阳转化过程中从阴到阳的这个环节出了问题，所以我们临床的治疗思路也是围绕这个病机得来的。

同学：您刚才讲到了固摄，那怎么理解您也经常使用羌活、独活一类的药物呢？

李忠：羌活、独活的使用是风药使用的问题。风药与肝的关系密切，风药与补药合用能辅助补益的药物，与疏肝的药物合用能帮助疏利肝气。所以这些药物用量小，我的用量都是6g，8g这个水平。

赵进喜：让我们再次感谢各位老师的无私讲解。咱们这次的讨论就到这里，欢迎大家下次再来参加！

结语：张锡纯乃近代中医学界之大家，《医学衷中参西录》作为其代表作，集其一生治学与临证经验之大成。研读《医学衷中参西录》，首先要深刻体会其注重实证、衷中参西的治学思想，同时更要虚心学习其创立的经验良方，传承其独到的用药经验。最终要通过临床实践，反复验证，不断深化认识，积累经验，学以致用，为提高临床疗效服务。

（整理者：赵翘楚　刘鑫源　倪博然）